日本生体医工学会編
ME教科書シリーズ B-8

循環系のバイオメカニクス

医学博士 神谷 瞭 編著

コロナ社

日本エム・イー学会
教科書編纂委員会

委員長　佐藤　俊輔（藍野大学）
委　員　稲田　紘　（兵庫県立大学）
（五十音順）
　　　　金井　寛　（東京電機大学）
　　　　神谷　瞭　（日本大学）
　　　　北畠　顕　（医療法人社団 カレスサッポロ）
　　　　楠岡　英雄（国立病院機構 大阪医療センター）
　　　　戸川　達男（早稲田大学）
　　　　鳥脇純一郎（中京大学）
　　　　野瀬　善明（九州大学）
　　　　半田　康延（東北大学）

（所属は初版第1刷発行当時）

刊行のことば

　医療は理工学領域で開発された技術を導入し，めざましい発展をとげた．いまから100年ほど前1895年に，レントゲンによって発見されたX線は人体内部の透視に応用され診断に大いに役立った．1900年代にはいってハンス・ベルガーは人の頭皮上で脳の電気現象が記録できることを発見した．これらは20世紀の医療の性格を象徴する発見であった．さらに生体材料の開発，X線CTやMRIなどの計測・診断機器や，各種治療機器の導入により，診断や治療技術は急激な発展をとげた．医療はME機器の支援なくしては成立しえない状況にある．理工学でも医学から発掘されたテーマが重要な研究対象になってきている．この分野には新技術のシーズが豊富なことが認識されてきたのである．

　日本エム・イー学会[†]設立に時を同じくして，大学でも医用生体工学の教育や研究がさかんになってきた．最近になって，理工系学部・大学院を中心に，医用生体工学を専門とする専攻や学科が設立されはじめた．これらの学部，学科や大学院専攻で行われている教育・研究は医学部での工学技術の教育とともに，MEの将来を支える人材を育成し，技術を開発するために極めて重要である．

　日本エム・イー学会では，教育の一貫として，臨床工学技士のための教育書として「臨床工学シリーズ」を監修し，コロナ社から刊行中である．ところが，理工系大学あるいは医学部の学部，大学院の学生向けのMEに関する適当な参考書や教科書は，以前コロナ社から刊行された「ME選書」や「医用工学シリーズ」を除けば皆無である．それらもすでに品切れになって入手できないものや，または内容が古くなっているものもある．大学・大学院の教育の現場では，適切なMEの教科書がないために，教官が経験から講義や演習をしている状態である．日本エム・イー学会の教育委員会が同評議員に対して行った講義に関するアンケートからも，横断的かつ基礎的な教科と，最新の発展に関する部分とを適当にミックスした教科書シリーズの編纂が期待されている．この期待に応えるために日本エム・イー学会では，教科書シリーズを編纂することになった．

　この教科書シリーズは，大きく分けて

　　　生体計測関係
　　　生体システム・バイオメカニクス関係
　　　生体情報処理関係
　　　医用画像関係
　　　生体物性・材料，機能代行関係
　　　医療機器・情報システム関係

[†] 2005年4月，「日本エム・イー学会」は「日本生体医工学会」に名称変更になりました．

からなる。各巻とも基礎から最近の研究の状況までを簡潔に教科書としてまとめたもので，大学高学年から大学院修士課程での半期（半年）の講義で教える程度の内容にしてある。もちろん，参考書としても使える。内容はなるべく視覚的に理解できるようにつとめた。この企画は，現時点でのME教育あるいは学習に必要な内容を網羅するようにつとめた結果であり，国際的にみてもこれに匹敵するものはない。できるだけ多くの教育の現場で使っていただければ幸いである。

1999年3月

日本エム・イー学会教科書編纂委員会

まえがき

　生体内の種々の機械的応力の分布とその変動，あるいはそれらの応力に対するさまざまな生体組織の反応を研究するバイオメカニクス（biomechanics）は，この30年ほどの間に急激な発展をとげ，生体医工学（biomedical engineering）の領域の中でも確固たる地位を占めつつある。機械的応力が，生体の構築に重要な働きを持ち，機能を最適化する作用を持つ場合が多いことが知られるようになったからである。事実，このME教科書シリーズでもすでに数冊が，バイオメカニクスに関して刊行されている。

　それでは，本書が循環系のバイオメカニクスと銘打って編纂される理由は何か。それは，この分野の活動が，分子細胞生物学に代表される現代の生物学の中で，きわめて新しい研究スタイルを具体化しつつあると考えられるからである。

　分子生物学では，対象が細分化され，分子・細胞レベルで機能が分析される。一方，循環系のバイオメカニクスでは，システム解析の手法が導入され，統合的に機能が把握される。すなわち，血液循環系を血液，心臓，血管系，毛細血管網などのサブシステムに分け，その主要な役割である酸素輸送に関して，それぞれの機能効率を推定する数理モデルが導入される。これらを用いて，通常の生理的状態を評価すると，機能効率がつねに最大になるように最適制御が行われていることが示される。この適応制御系の構成を検討してみると，特定の物理的因子（機械的応力その他）が制御因子となり，設定値との差が特異的な細胞に対する刺激となって，組織全体の適応反応がおこる。負性帰還（negative feedback）の機序がはたらくと，制御因子が設定値に維持されることになる。その設定値が精妙に選択されているため，機能が最適化される。これが，上に挙げた循環系各サブシステムの共通した特性であり，多分，他のバイオメカニクス現象においても，類似の様式が認められるものと思われる。

　このようなシステム特性の巨視的解析は，分子生物学的な微視的分析と決して相容れないものではない。むしろ，さまざまな要素が複雑に包含された適応制御系の中で，各要素の正確な機能を同定するためになくてはならない分析手段である。特に本書の中心的主題である，流れずり応力に対する血管内皮細胞の反応では，ずり応力の検知機能，細胞内情報伝達方式，遺伝子発現を含むさまざまな細胞反応機序，他の血管細胞・組織に対する適応反応の誘導機構など，種々の局面の分析において，分子生物学的手法の分析が決定的役割を果たしている。これらはまた，機械的応力に対する細胞の分子レベルでの反応を示すものであって，細胞のバイオメカニクス（cellular biomechanics）の分野で，主要な研究成果となっている。いずれにせよ，循環系のバイオメカニクスは，生体のシステム特性と分子レベル機能とが深く関与し合っていることをうかがい知る，よい範例であるともいえよう。

適応制御系のフィードバックループの中に分子レベルの反応を書き込み，これを眺めることは，システム特性と細胞のバイオメカニクスの双方の研究に有用な示唆を与えることにもなる。細胞反応の知見は，制御系各要素の理解を深めるとともに，フィードバックループの見直しや拡大を助ける。同時に，制御ループの中で，分子生物学的研究の不足している部分を見いだすことも容易である。また，とかく散発的になりがちな分子生物学的知見を整理して，それらを全体的に把握することも可能となる。巨視的および微視的研究の双方に相乗効果を及ぼしうることが，本分野の特徴である。

循環系のバイオメカニクスは，システム特性と細胞反応のみで理解できるわけではない。両者を結ぶものとして，組織学的検索や解剖学的計測がきわめて説得力のある知見を提供する。機械的応力負荷による形態変化は，心血管系では古くからの研究課題であったが，流れずり応力に対する血管壁組織の適応性反応は，近年特に注目を浴びている分野である。医学・生物学においては，あらゆる理論的・実験的推論は形態学的根拠によって本当の現実性（reality）を獲得する。循環系のバイオメカニクスもその例外ではない。

血液のレオロジーや微小循環も，この分野に深い関連を持つ。流れずり応力に直接関係する血液の粘性は，バイオレオロジーの究極の研究テーマであり，かつ循環系のバイオメカニクスにおいても本質的な要素である。一方，微小循環系の生理機能については，血中の酸素分圧に興味が集まっている。細動脈近辺での血中酸素分圧が，大動脈のそれに比べて有意に低下しており，この事実を説明する機序が，微小循環系の物質交換のみならず，循環系全体の制御機構やバイオメカニクスに深く関与している可能性が高い。

本書の執筆分担は下記のようになっている。各自それぞれのテーマに関して，国際的にも著名な研究業績を挙げている研究者であり，必ずや読者の興味を満たしてくれるものと思われる。

2005 年 10 月

神 谷　　瞭

編著者・執筆者一覧

編著者
　　神 谷　　瞭　（日本大学）

執筆者（執筆順）
　　神 谷　　瞭　（日本大学，1 章）
　　安 藤　譲 二　（東京大学，2 章）
　　増 田　弘 毅　（秋田大学，3 章）
　　柴 田　政 廣　（東京大学，4 章）
　　辻　　隆 之　（東京大学，5 章）
　　佐久間 一郎　（東京大学，5 章）

（2005 年 10 月現在）

目　　次

1. 循環系のシステム生理学

1.1　は じ め に ……………………………………………………………… 1
1.2　酸素輸送体としての血液 ………………………………………………… 2
1.3　心臓のポンプ機能 ………………………………………………………… 7
1.4　血管系の分岐構造 ………………………………………………………… 9
1.5　毛細血管-組織系の酸素供給機能 ……………………………………… 13
1.6　ミトコンドリア内燃料電池のATP産生機能 ………………………… 18
1.7　静脈帰還と循環平衡に関するシステム効率解析 …………………… 20
1.8　肺における酸素摂取（外呼吸）……………………………………… 26
1.9　お わ り に ……………………………………………………………… 28

2. 血管内皮細胞のバイオメカニクス

2.1　血管内皮細胞の働き …………………………………………………… 30
　2.1.1　物質透過性の調節 ………………………………………………… 30
　2.1.2　血管のトーヌスの調節 …………………………………………… 31
　2.1.3　血液の凝固・線溶の調節 ………………………………………… 32
　2.1.4　血管新生とリモデリング ………………………………………… 33
　2.1.5　他の細胞との相互作用 …………………………………………… 33
2.2　内皮細胞が受けるメカニカルストレス ……………………………… 34
　2.2.1　血流刺激（壁ずり応力）………………………………………… 35
　2.2.2　血圧刺激（伸展張力と貫壁性圧力）…………………………… 37
2.3　メカニカルストレス負荷実験法 ……………………………………… 37
　2.3.1　流れ負荷装置 ……………………………………………………… 37
　2.3.2　張力負荷装置 ……………………………………………………… 39
2.4　ずり応力に対する内皮細胞応答 ……………………………………… 40
　2.4.1　形態・配列の変化 ………………………………………………… 40
　2.4.2　細胞骨格の変化 …………………………………………………… 41
　2.4.3　内皮再生能 ………………………………………………………… 43

2.4.4 内皮増殖能 ……………………………………………………… 45
2.4.5 内皮透過性 ……………………………………………………… 46
2.4.6 血管のトーヌス ………………………………………………… 47
2.4.7 抗血栓活性 ……………………………………………………… 53
2.4.8 増殖因子とサイトカイン ……………………………………… 54
2.4.9 血管新生 ………………………………………………………… 54
2.4.10 アポトーシス …………………………………………………… 55
2.4.11 酸化ストレス …………………………………………………… 56
2.4.12 白血球との接着 ………………………………………………… 58
2.4.13 ずり応力に対する内皮細胞の時間別応答 …………………… 59
2.4.14 定常流と拍動流の効果 ………………………………………… 59
2.4.15 乱流と動脈硬化 ………………………………………………… 60

2.5 ずり応力に対する遺伝子応答 …………………………………………… 62
2.5.1 ずり応力応答遺伝子 ……………………………………………… 62
2.5.2 遺伝子発現調節のメカニズム …………………………………… 67

2.6 伸展張力に対する内皮細胞の応答 ……………………………………… 74
2.6.1 形態・配列 ………………………………………………………… 74
2.6.2 細胞増殖 …………………………………………………………… 75
2.6.3 血管のトーヌス …………………………………………………… 75
2.6.4 線溶活性・酸化ストレス ………………………………………… 76
2.6.5 細胞外マトリックス ……………………………………………… 76
2.6.6 遺伝子発現 ………………………………………………………… 76
2.6.7 ずり応力と伸展張力の同時負荷の効果 ………………………… 77

2.7 ずり応力の情報伝達 ……………………………………………………… 77
2.7.1 情報伝達の仕組み ………………………………………………… 77
2.7.2 ずり応力で動く情報伝達因子 …………………………………… 78
2.7.3 増殖因子受容体の活性化 ………………………………………… 80
2.7.4 カベオラ …………………………………………………………… 80
2.7.5 カルシウム説 ……………………………………………………… 82
2.7.6 細胞膜説 …………………………………………………………… 86
2.7.7 インテグリン説 …………………………………………………… 87
2.7.8 テンセグリティモデル説 ………………………………………… 89
2.7.9 その他のずり応力センサー分子 ………………………………… 90

2.8 伸展張力の情報伝達 ……………………………………………………… 90
2.8.1 形態・配列変化 …………………………………………………… 91
2.8.2 生理活性物質産生 ………………………………………………… 91
2.8.3 内皮増殖能 ………………………………………………………… 91
2.8.4 転写因子の活性化 ………………………………………………… 91

3. 血流負荷による血管組織変化

- 3.1 生体内の血流 …………………………………………………………… 92
- 3.2 生体内で血流を変化させる実験 ………………………………………… 93
  - 3.2.1 動静脈吻合あるいは大動脈静脈吻合を用いた実験的血流増大 …… 93
  - 3.2.2 頸動脈の結紮あるいは狭窄を用いた実験的血流変化 ……………… 108
  - 3.2.3 AVF と AVF 閉鎖を用いた実験的血流変化 ………………………… 111
  - 3.2.4 総頸動脈の結紮と AVF を用いた脳動脈の実験的血流変化 ……… 115
- 3.3 血流増大による動脈の組織形態変化 …………………………………… 115
  - 3.3.1 動脈拡張リモデリングにさきがけて生じる内皮細胞の増殖 ……… 116
  - 3.3.2 内弾性板ギャップの発生 ………………………………………………… 119
  - 3.3.3 内弾性板ギャップ内の内皮細胞の増殖 ……………………………… 119
  - 3.3.4 内皮細胞と平滑筋細胞の接触 ………………………………………… 120
  - 3.3.5 中膜平滑筋細胞のリモデリング ……………………………………… 120
- 3.4 血流減少による動脈の組織形態変化 …………………………………… 121
- 3.5 血流増大によりリモデリングした動脈の血流減少による組織形態変化 … 121
- 3.6 血流増減による形態変化 ………………………………………………… 121
- 3.7 実験をもとにしたヒト動脈病変の解釈 ………………………………… 122
- 3.8 血流増大による動脈リモデリングの意義 ……………………………… 122
- 3.9 新しい地平 ………………………………………………………………… 123
  - 3.9.1 "急速に増殖する内皮細胞"の発見 …………………………………… 124
  - 3.9.2 "内弾性板ギャップ"は"急速に増殖する平滑筋細胞" ……………… 125
  - 3.9.3 血流増大動脈リモデリングの仮説 …………………………………… 126
  - 3.9.4 今後の課題 ……………………………………………………………… 127

4. 微小循環と物質交換

- 4.1 はじめに …………………………………………………………………… 128
- 4.2 微小循環の概念 …………………………………………………………… 128
- 4.3 微小循環系血管の分類 …………………………………………………… 130
  - 4.3.1 細動脈 …………………………………………………………………… 130
  - 4.3.2 毛細血管 ………………………………………………………………… 130
  - 4.3.3 細静脈 …………………………………………………………………… 132
  - 4.3.4 短絡血管 ………………………………………………………………… 132
- 4.4 微小循環での物質移動 …………………………………………………… 132

4.4.1　水分の濾過吸収および小さな水溶性物質の透過 ……………………… 132
　　4.4.2　大きな水溶性物質の透過 ……………………………………………… 134
　　4.4.3　酸素輸送と組織への酸素供給 ………………………………………… 135
4.5　微小循環の生体顕微鏡観察 …………………………………………………… 136
　　4.5.1　慢性的変化の観察法 …………………………………………………… 136
　　4.5.2　微小循環の三次元観察法 ……………………………………………… 139
4.6　骨格筋の微小循環と酸素輸送 ………………………………………………… 140
　　4.6.1　骨格筋微小循環の観察 ………………………………………………… 140
　　4.6.2　骨格筋微小循環の血流調節 …………………………………………… 141
　　4.6.3　毛細血管血流と組織酸素分圧 ………………………………………… 141
　　4.6.4　酸素輸送の動的解析 …………………………………………………… 143
　　4.6.5　微小循環酸素分圧の計測 ……………………………………………… 145
　　4.6.6　細動脈から組織への酸素供給 ………………………………………… 148
　　4.6.7　細動脈血管壁での酸素消費 …………………………………………… 152
4.7　お わ り に ……………………………………………………………………… 155

5. 人工臓器を応用した新しい血液・血漿粘度計測法

5.1　ホローファイバー人工肺を用いた血液粘度計測法の原理 ………………… 156
5.2　方　　　　　法 ………………………………………………………………… 156
5.3　血液粘度計測への応用 ………………………………………………………… 159
5.4　本手法の特徴 …………………………………………………………………… 159

引用・参考文献 …………………………………………………………………… 161
索　　　　　引 …………………………………………………………………… 190

1

循環系のシステム生理学

1.1 はじめに

　動物系における血液循環の役割は多様である。表1.1は，Schmidt-Nielsen[1]による分類をもとに，その主要な役割を記載したものである。酸素や炭酸ガスなどの気体，栄養物や代謝産物，老廃物の運搬のほか，各種ホルモンや熱，あるいは白血球，リンパ球，血小板など血球成分の輸送が一般的な役割といえる。力（圧力）として働く場合もあり，毛細血管壁を介する水分の濾過・再吸収や腎糸球体の限外濾過（ultrafiltration）には，静水圧（hydrostatic pressure）として機能する。さらに動物生理学的な特殊な例として，血液の貯留（うっ血）は，ミミズの移動，甲殻類の脱皮，雄性性器や二枚貝サイフォンの怒張，クモ類の脚の伸展などに働く。普遍的には，内部環境（milieu interior）の維持（homeostasis）に大切な働きをしている。

表1.1　動物における血液循環の主要な動き[1]

1)	栄養物の消化管から組織への運搬（貯蔵部を経る場合も）
2)	代謝産物の運搬（例えば，筋肉内乳酸の肝臓への輸送）
3)	組織内老廃物の，ときに合成器官を経た，排泄器官への運搬，（尿素の場合，組織内蛋白分解物より肝臓で合成され，腎臓で排泄）
4)	気体（酸素，炭酸ガス）の呼吸器官と組織の間の輸送
5)	ホルモンの輸送（昆虫では気体の運搬はせず，これが主役）
6)	非呼吸性細胞（白血球など）の輸送
7)	深部臓器から体表面（皮膚）への熱の運搬
8)	力への変換（例えば，ミミズの移動，甲殻類の脱皮，雄性性器の怒張，二枚貝サイフォンの伸張，クモの脚の伸展，毛細血管における限外濾過，など）
9)	血液凝固（血液の損失を防ぐ内因性機構）
10)	内部環境の維持（細胞のpH，イオン，栄養物の調整）

　これらの中で，生命維持に直結する重要な仕事として，酸素の輸送（oxygen transport）が挙げられる。アデノシン三リン酸（adenosine triphosphate, ATP）はすべての生命活動のエネルギー源であるが，これは細胞内小器官であるミトコンドリア（mitochondria）の燃料電池（fuel cell）様機能によって，輸送された酸素と糖分の加水分解で得られた水素（NADH）を使って作られる（ミトコンドリアのATP生成機能については，後述）。酸素は生体内で最も多量に消費される分子であり，また，水に溶けにくい性質（非水溶性，water-insoluble）で体

内に貯蔵され難いため，需要量を常時，外界から細胞内まで運ぶ必要がある。

図 1.1 に，生体内の酸素輸送経路の概略を示す（例外は昆虫類で，酸素は皮膚の気孔から気管支系を経て，組織に直接供給される）。陸棲動物においては，大気から肺へ，水棲動物においては水中から鰓を経て，血液に溶け，心臓のポンプ機能によって血管系を流れ，全身の毛細血管網に至る。そこで，血液との酸素分圧差に従って組織に拡散した酸素は，細胞内ミトコンドリアの ATP 産生に供される。じつは，図中の各コンパートメントについて個別のシステム解析を行うと，ほとんどすべてにおいて，機能効率が最適化された状態で作動していることがわかるが[2]，本文では，循環系を中心に，血液，心臓，血管系，毛細血管-組織系の酸素輸送に関する機能効率（functional efficiency）と適応制御（adaptive regulation）機構について概略を記したい。また，細胞内ミトコンドリアの ATP 産生機能（内呼吸），静脈帰還（venous return）と循環平衡（circulatory equilibrium）および肺における外呼吸についても，システム分析の要点を述べる。

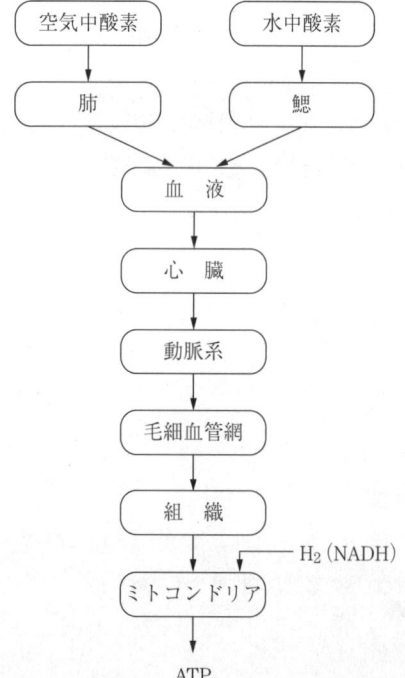

図 1.1 コンパートメント化された生体内酸素輸送経路

1.2 酸素輸送体としての血液

哺乳動物の血液は，ほぼ同一サイズの赤血球に同量のヘモグロビン（hemoglobin, Hb）（赤血球 1 個当りの原形質 100 μm^3 中に 30 ng ほど）を含んでいる。血液中の赤血球容積の比率（ヘマトクリット；hematocrit, Ht）も，動物によらずほぼ均一（40～50 %）で，ヒトでは，男性で 48 %，女性で 45 % 近くであること

が知られている。赤血球の寿命は100〜120日であり、つねに骨髄から補充されている。

図1.2に、正常状態のHbの酸素解離曲線と血液の酸素溶存度を示す。図中の点線で示されたHb-freeの溶液と比較すると、血液がいかに有能な酸素輸送体（oxygen carrier）であるかがわかる。酸素分圧（P_{O_2}）100 mmHgの飽和状態では、両者の酸素含有量の差は、約70倍に上る。それでは、血液中のHtが多ければ多いだけ有利かというと、そうではない。血液の粘性（viscosity）が増えるからである。

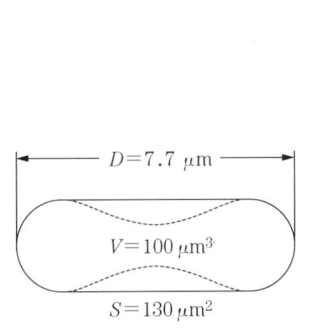
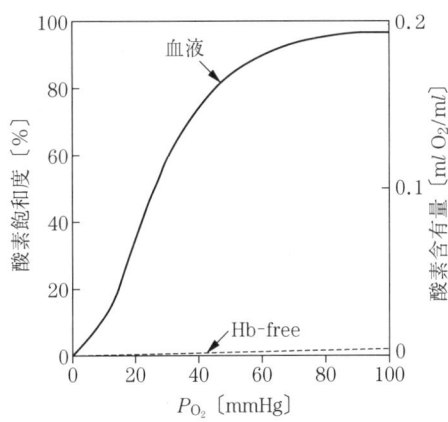

（a）赤血球の大きさ　　（b）酸素分圧（P_{O_2}）に対するHbの酸素解離曲線および血液中の酸素溶存度（点線は水中での酸素溶存度）

図1.2　赤血球の大きさと酸素輸送機能

液体の粘性は、含有物質間の分子間引力によって生じる。密度が高く、大きな粒子が含まれるほど、粘性は高くなる。事実、水の粘性は、常温でほぼ1 cP（= 10^{-2} dyn·s/cm^2）であるが、蛋白質を多く含む血清では2 cP弱、血球成分が半分を占める血液では4 cP前後である。

流体の粘性は、流れに対する抵抗および流体のエネルギー消費に直接関与する。流体力学において、粘性μは、層流中の流線に沿ったずり応力（fluid shear stress）τとそれに直交する方向の流速勾配（ずり速度；shear rate）$\dot{\gamma}$との比例係数として定義され（$\tau = \mu\dot{\gamma}$）、流路管壁上のずり応力（壁ずり応力；wall shear stress）τ_wの総和が、流体の駆動力に対する抗力となるからである。一般に流量Fに対して、流路に沿った圧力降下ΔPと流体のエネルギー消費Wは

$$\Delta P = \mu K F, \qquad W = \Delta P F = \mu K F^2 \tag{1.1}$$

で与えられる。Kは構造因子（structural factor）で、μKは粘性抵抗（viscous resistance）である。円筒管内定常層流（ポアズイユ流れ；Poiseuille's flow）では、内半径R、長さLの管について

$$K=\frac{8L}{\pi R^4}, \qquad \tau_w=\mu\dot{\gamma}_w=\frac{4\mu F}{\pi R^3} \tag{1.2}$$

であることがよく知られている。$\dot{\gamma}_w$ は壁面上のずり速度である（誘導については文献2), 3) などを参照）。

図1.3は，1933年に Whittaker & Winton[4] によって報告された，さまざまな Ht に対する血液粘性 μ の測定値を示す。図中，glass viscometer とあるのは，内径1mmϕ のガラス管を用い，ΔP, F の測定値から式 (1.1), (1.2) により計算されたものである。hind limb とあるのは，イヌ後肢の循環系を灌流して得られた ΔP, F の測定値から，構造因子 K を一定とし，Ht＝0のときの粘性をガラス管の値に一致させて得られている。いずれの曲線も，Ht が増加すると μ は増大するが，ガラス管の値がつねに後肢灌流の値よりも高い。後肢の血管系には，内径数 μm の末梢血管が含まれているため，一見 paradoxical であるが，この謎を解明するために，バイオレオロジーの領域が発展したといえる古典的データである。現在では，粘性の管径依存性（Fahraeus-Lindqvist 効果）やずり速度依存性（shear rate-dependency）が知られ[5]，末梢循環中の血液が，血行路の構造や流速に対応して，複雑な粘性特性を示すことが明らかにされている。

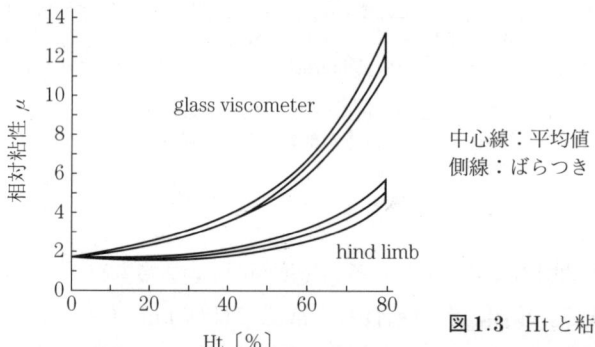

図1.3 Ht と粘性 μ の関係[4]

ところで図1.3の μ-Ht 曲線は，血液の酸素輸送効率を知る上でも重要である。横軸の Ht は，単位血流量によって運搬される酸素量に比例する。一方，縦軸の μ は，式 (1.1) から，血流を駆動する機械的エネルギー消費（心臓の負担）に対応する。したがって，両者の比（Ht/μ）は，血液の酸素輸送効率 η_b を測るよい指標となる[6]。

$$\eta_b \propto \frac{\text{Ht}}{\mu} \tag{1.3}$$

なるべく多くの酸素を，少ないエネルギー消費で運べた方が効率的だからである。

図1.3の μ-Ht 関係から得られた Ht/μ の計算結果を，図1.4に示す。ガラス管のデータから，効率の最大値は Ht が 30％ 前後に現れるが，後肢灌流の場合は，Ht が 45〜50％ のときに効率が最大となる。後者の値は，前述した Ht の正常値によく一致する。この結果は，われわれの血液が，実際の循環状態において，酸素

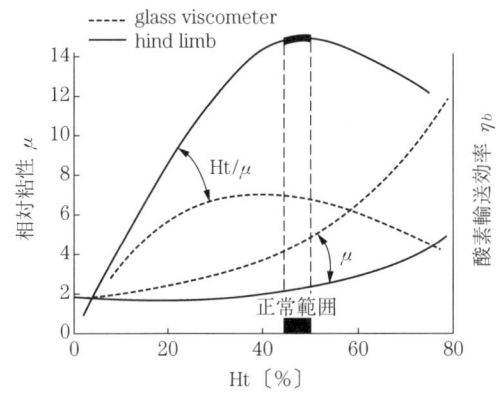

図1.3の中心線から計算された，血液の酸素輸送効率（Ht/μ）曲線（後肢灌流のデータの場合，Ht値40～45％で効率曲線が最大になることに注目）

図1.4　Ht-μ 関係

輸送効率を最大にするように最適制御されていることを示す。

Htの適応制御系を考えると，骨髄における赤血球産生を促進させる生理活性蛋白，エリスロポエチン（erythropoietin，EPO）の働きが主役となる。この腎臓内の血管細胞（尿細管近傍の毛細血管[7]といわれる）で生成されるホルモンの働きをブロック図に描くと，図1.5のようになる。すなわち，Htには適当な設定値 Ht_0 が存在し，Htが Ht_0 より低いと，腎血管細胞を刺激してEPOの分泌を促し，骨髄の赤血球産生が増加して，Htは設定値 Ht_0 に戻る。Ht_0 が適切に選ばれていれば，血液の酸素輸送能はつねに最適制御されることになる。

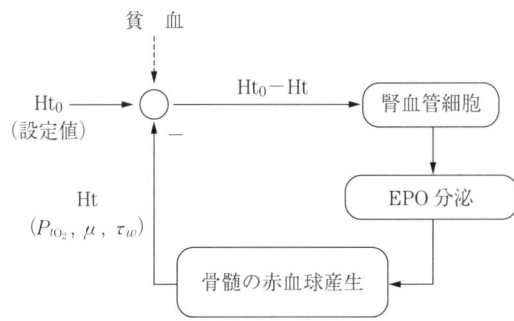

P_{tO_2}（組織内酸素分圧），μ（血液粘性），τ_w（壁ずり応力）は，Htに代わる直接的な制御因子の候補

図1.5　血中Htの適応制御図

この制御系は単純でわかりやすいが，血液の赤血球容積比率であるHtが，直接血管細胞を刺激することは考え難い。実際には，図中の括弧内に示されたようなHtに関連するファクター，例えば，腎臓の組織内酸素分圧（P_{tO_2}），血液の粘性 μ や血管壁のずり応力 τ_w などが，制御因子になると考えられる。以下に，根拠を説明する。

Htの減少（貧血；anemia）は，多かれ少なかれ，組織内酸素分圧（P_{tO_2}）の低下（hypoxia）を招来する。また，いくつかの実験的証拠は，腎臓の低酸素症が，血中のEPOレベルを上昇させることを示している[8]。さらにGoldbergら[9]は，ヒト肝臓腫瘍細胞の低酸素培養系において，EPO遺伝子発現の亢進を認めている。したがって，腎臓の組織低酸素がHt制御の要因になっている可能性は高い。しかし，制御の精度と双方向性の点で少し疑問が残る。例えば1.5節に述べるように，

組織の酸素分圧は種々の因子によって影響され，血液中の酸素濃度のみで決まるものではない．特に，Ht が正常値より高くなった場合，組織内酸素分圧がつねに上昇するとは考え難いからである．

Ht と μ の相関は，図1.3 より明らかであるが，EPO と μ との関連には，いくつかの病態生理学的根拠がある．Reinhart[10] によれば，血漿蛋白の生成異常を来す多発性骨髄腫（multiple myeloma）やマクログロブリン血症（Waldenstrome's macroglobulinemia）などで，血清蛋白濃度の上昇が血液粘性の高度増加をもたらした症例では，Ht は正常でも，血中の EPO 値が異常に低下するという．

ここで再び，粘性が直接，細胞刺激を行う可能性が少ないことを考えると，後の章で示される，血管内皮細胞への壁ずり応力 τ_w の効果が有力な候補として示唆される．特に腎臓のように血流量が一定に自己調節（auto-regulation）され，ずり速度の変化が少ない場合，壁ずり応力は血液粘性のよい指標となりうる．式（1.3）からわかるように，τ_w と μ は比例するからである．ただし残念ながら，ずり応力負荷による腎臓血管内皮細胞の EPO 遺伝子発現の抑制効果については，培養細胞を用いた in vitro 実験による直接的な証拠が得られていない．

☕ コーヒーブレイク ☕

システム分析における生理的データの選び方

生体システムの効率評価から，生理的意義を見いだそうとする場合，解析のもとになるデータの選び方が非常に大切である．図1.3 の Whittaker & Winton による μ-Ht 曲線[4] は，当初は学生講義の演習用にと，古い教科書（Ruch & Patton：Physiology and Biophysics, Saunders, 1965）から採ったものであるが，筆者自身が Ht/μ 比を計算してみてたいへん驚いた．後肢灌流データによる計算曲線のピークが，Ht の正常値とぴたりと一致したからである．振り返って，この μ-Ht 曲線が血管床における複雑な粘性特性を overall に反映したものであることを考えると，得られた結果の説得力は高い．血液中の Ht が，機能的に見て最適制御を受けている事実に確信がもてた．また，1933年に発表された古典的 μ-Ht 曲線の隠された生理学的意義を，上の効率解析がはじめて明らかにしたともいえる．その意味でも，感慨深く思われた．

次節に述べる心臓のポンプ機能の解析でも，左心室に関する覚醒時のデータ[12]が報告されていたことが幸運であった．これを利用して，正常の血圧と心筋の生理的収縮性との間の機能的な相関が，明らかにできたからである．

一般に，生体のいろいろな正常値は，ごく当たり前のものととらえられがちで，機能的な意味が明らかにされていない場合が多い．pH，体温など，然りである．しかし，これらのうちのいくつかは，機能効率上ぎりぎりに選択された意義深い定数である可能性が高い．読者諸士の挑戦を期待したい．

1.3 心臓のポンプ機能

心機能の energetics については，Suga ら[11),12)]の研究に負うところが大きい。要約するとつぎのごとくである。図1.6（a）は，模式的に描いた左心室内圧-容積（P-V）曲線である。点 A の収縮期末位相に始まって，A→B→C→D→A は拡張期，収縮期を伴う心周期を表し，その P-V 軌跡に囲まれた面積は，左心室の1拍動によって血液に与えられた機械的エネルギー（外的仕事量；external work, EW）を示す。

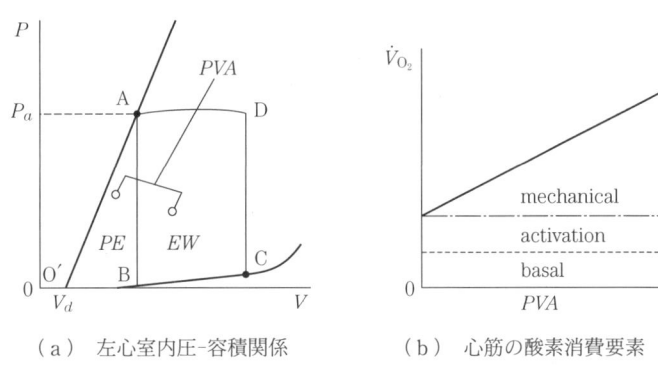

（a）左心室内圧-容積関係　　（b）心筋の酸素消費要素

図1.6 心室の energetics の概要[11)]

点 A における圧力 P_a を後負荷（afterload＝大動脈圧），点 C における圧力 P_v を前負荷（preload＝左心房圧）と呼ぶが，後負荷の変化に伴う点 A の軌跡はほぼ直線になる。この直線と V 軸との交点 O′ における容積 V_d は，心室拡張期の無負荷容積（unstressed volume）に一致する。直線 AO′ の勾配は，容積弾性率（volume elastic modulus, $E=P/(V-V_d)$）の最大値であるため，E_{max} と呼ばれるが，心筋の収縮性（contractility）が高いほど値は大きく，そのよい指標となる。

一方，点 A, O′, B を頂点とする三角形の面積は，弾性体の収縮/弛緩に伴う弾性エネルギー消費（内的仕事量；elastic potential, PE）に対応し，これと外的仕事量 EW との和が，心室の1心拍に伴う機械的な全エネルギー消費（pressure-volume area, $PVA=PE+EW$）となる。図1.6（b）に，その総仕事量 PVA と1心拍当りの心筋の酸素消費量 $\dot{V}_{O_2}$ の関係を示す。PVA と $\dot{V}_{O_2}$ との間にも直線関係が成り立つ。以上が，心室エネルギー学（ventricular energetics）[11),12)]の骨子である。

図1.6（a），（b）のグラフは，ほとんど直線近似できる上，それぞれの勾配や軸との交点は，実験的によく定量化されている。そこで，左心室の機能効率 η_{lv} を，心筋による酸素消費量当りの外的仕事量が多くなるよう

$$\eta_{lv} = \frac{EW}{\dot{V}_{O_2}} \qquad (1.4)$$

と定義し，後負荷 P_a の関数として計算することができる[2)]（他のパラメーターは

一定として，正常値を代入する）。

式 (1.4) による左心室の機能効率 η_{lv} の計算結果を，**図 1.7** に示す。図中，麻酔時とあるのは，麻酔下の急性実験で得られた通常の E_{max} 値（≈6 mmHg/ml per 100 g-LV）を用いた場合である。一方，覚醒時とあるのは，Nozawa ら[13] の慢性実験で得られた覚醒時の E_{max} 値（≈11 mmHg/ml per 100 g-LV）を採用した計算結果である。麻酔時のデータでは，η_{lv} のピークが，P_a 値 60 ～ 70 mmHg で現れるのに対して，覚醒時の最大効率は 85 ～ 90 mmHg で達成される。後者の P_a 値は，実験動物（イヌ）の平均血圧によく一致する。ちなみに，右心室の機能効率 η_{rv} を，その E_{max} の測定値[14]（≈2.2 mmHg/ml per 100 g-RV）で計算すると，25 mmHg 前後でピークを示し，肺動脈圧と対応する。

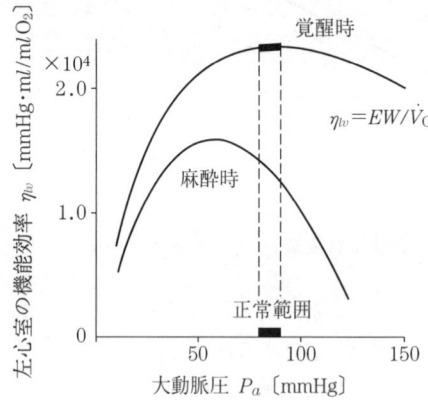

覚醒時の効率最大点が，生理的な大動脈圧領域内で達成されていることに注目

図 1.7 麻酔時，覚醒時の E_{max} データを使って計算された，大動脈圧 P_a に対する左心室の機能効率（$\eta_{lv} = EW/\dot{V}_{O_2}$）曲線

以上の結果は，正常の心筋では収縮性（E_{max}）が後負荷に対してうまく適応しており，心室の機能効率を最大にするような最適制御系が働いていることを示唆する。

心筋は，骨格筋同様，収縮時の後負荷の上昇/下降に対して適応性にリモデリングし，心筋線維の肥大/萎縮（hypertrophy/atrophy）を起こすことが知られている[15]（ちなみに，胎生時を除いて，心筋細胞の増殖（hyperplasia）は起こらない）。そこで，適応制御系をブロック図にすると**図 1.8** を得る。心筋の収縮要素に働く引張応力 σ_{ce} には，一定の設定値 σ_{ceo} があり，応力値が設定値より高いと，心

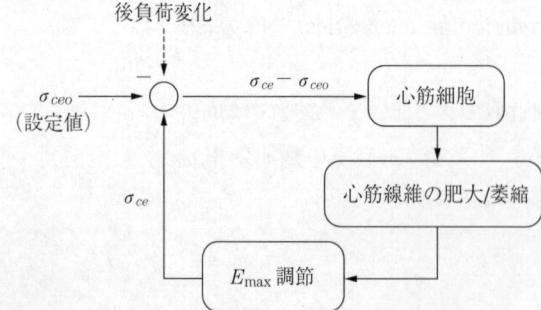

心筋の収縮要素に働く引張応力 σ_{ce} には設定値 σ_{ceo} があり，応力値が設定値を上回ると，心筋線維の肥大と収縮性（E_{max}）の上昇が起こり，フィードバックされて，設定値に戻る。

図 1.8 心室機能の適応制御図

筋細胞を刺激して筋線維が肥大し，収縮性は増加する。同時に応力値（力/断面積）はしだいに下がって，設定値に戻る。設定値が適当に選ばれていれば，P_a と $E_{\max}$ とは，機能効率を最大にするよう連動することになる。

収縮時の負荷応力に対する心筋細胞のリモデリング反応には，上の図式を支持するいくつかの研究成果がある。例えば，心室内の乳頭筋（papillary muscle；心室壁と流入弁を連結する筋）を腱索で切断した上で，大動脈を狭窄して後負荷を増大させると，他の心筋の明瞭な肥大と対照的に，負荷のかからない乳頭筋の肥大は認められないという[15]。培養心筋細胞を用いた *in vitro* 実験の結果もいくつか報告されている。連続電界刺激法（continuous electric field stimulation）[16]により3日以上ペーシングし，収縮負荷を行ったラット新生児の心室細胞では，細胞の大きさと線維構造に劇的な増大が認められ[16]，筋線維の構成蛋白であるミオシン軽鎖（myosin light chain-2，MLC-2），ミオシン重鎖（myosin heavy chain，MHC），アクチン（α-actin）などの遺伝子の mRNA 発現亢進[17,18]とともに，ミトコンドリアの増殖などが報告されている[19]。心筋の静止張力負荷に対する細胞反応も多数報告されているが[20]，これらは拡大性の反応と考えられ，肥大性の適応制御とは直接関係しない。

1.4　血管系の分岐構造

血管系の分岐構造（branching structure of the vascular system）には，樹木や気管支系と同様，フラクタル（fractal）性があるといわれる[21]。すなわち，cm サイズの太い枝と μm オーダーの細い枝との間に，枝分れ構築の相似性がある（scale-independent similarity）。事実，大きな血管系の多数の分岐について，親枝の内半径 R_0 と娘枝の半径 R_1，R_2 を測り，$R_0^m = R_1^m + R_2^m$ として，m の最尤度値を求めてみると，太い枝と細い枝で m の数値はあまり変わらない。その値は，血管系の種類により多少変わるが，動脈系では $m = 2.6 \sim 3.2$ 程度と報告されている[2]。m が2より大きいため，血流速度は末梢にいくほど遅くなり，毛細血管での物質交換に有利となる。

m の値が3に近い理由を説明するものとして，Murray[22] の最小仕事モデル（the minimum work model）がある。1本の血管について，血流量 F（ポアズイユ流）が与えられたとき，流れを維持する機械的エネルギーと内部の血液を最適 Ht に保つ化学的エネルギーとの和を評価関数 CF とすると

$$CF = \Delta PF + \lambda V_b = \frac{8\mu L F^2}{\pi R^4} + \lambda \pi R^2 L \tag{1.5}$$

と書ける（V_b は内容積＝血液量，λ は比例定数）。CF を最小にする条件を，$\partial CF/\partial R = 0$ から求めると

$$\frac{F}{R^3} = \frac{\pi}{4}\left(\frac{\lambda}{\mu}\right)^{1/2}, \qquad \tau_w = \frac{4\mu F}{\pi R^3} = (\lambda\mu)^{1/2} \tag{1.6}$$

となる。λ, μ は定数であるから，流量と半径の3乗の比が保存され（3乗則），$m=3$ を得る。血管系は，最小仕事モデルに近い構築をもつことがわかる。

式（1.6）はまた，最適条件下で壁ずり応力 τ_w が一定に維持されることを示す。血液粘性 μ と Zamir[23] による化学エネルギー定数 λ の推定値から計算すると，応力の最適値 τ_{wo} は 15～25 dyn/cm² と推定される。血管壁のずり応力を一定に制御する生体機構としては，ずり応力に対する血管の局所内径反応が考えられる。その推定機序を図 1.9 に示す。血流 F が上昇すると，ずり応力 τ_w も比例して増加する。これが血管壁を刺激して，内径 R を拡大するような適応反応を起こせば，応力はしだいに減少して，元のレベルに戻ることになる。

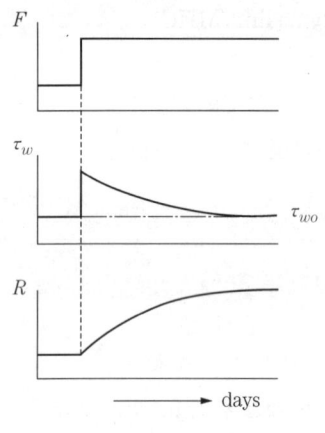

$\tau_{wo}=15\sim20$ dyn/cm²

慢性的に血流量が増加すると，当初，壁ずり応力 τ_w は比例して上昇するが，これが血管壁を刺激して，内径拡大を起こす。応力値はしだいにフィードバックされて，最適設定値 τ_{wo} に戻る。

図 1.9 血流量 F の変化に対する血管内径 R の適応反応に関する作業仮説

Kamiya & Togawa[24] は，この作業仮説を検証するため，イヌの頸動静脈吻合を用いた慢性実験を行い，予測どおりの実験結果を得た（**図 1.10**）。保存される壁ずり応力値も 15～20 dyn/cm² で，τ_{wo} の推定値と一致していた。

上のようなずり応力に対する血管径の適応反応は，内皮層を剥離すると起こらない（endothelium-dependent）[25],[26]。これら *in vivo* 実験の結果から，培養内皮細胞に流れ負荷を行う *in vitro* 実験が数多く行われるようになった。最近では，内皮細胞の対ずり応力反応について，多数の分子細胞生物学的知見が得られているが，詳細は既刊の文献[2],[27]，あるいは本書の2章に譲る。また，内皮細胞のずり応力反応を中心にした適応制御系のブロック図についても，毛細血管網の場合とともに，次節に示す（図 1.17 参照）。

ところで，血管分岐系の最適モデルについては，昔から議論の多いところである[28]。例えば，前出の Murray[22] のモデルは1本の血管についてのモデルであるが，多数の端末をもつ分岐系には，別の考察が必要となる。通常，動脈系でも静脈系でも，末端点の位置，圧力，流量は生理学的に規定されていると考えてよい。す

1.4 血管系の分岐構造

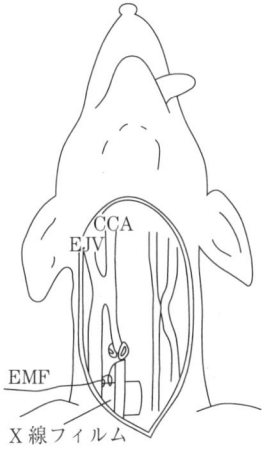

(a) イヌの総頸動脈 (CCA) と外頸静脈 (EJV) 間に吻合を作り，電磁流量計 (EMF) および血管造影法 (X-ray film) で計測した吻合動脈の血流量 f_s と内径 r_s の慢性的変化

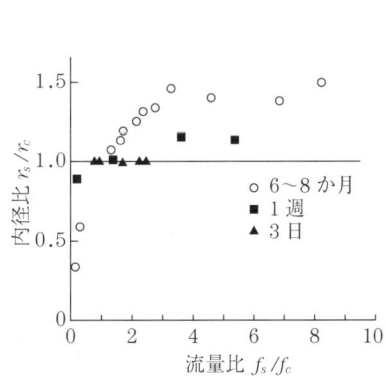

(b) 対象側との流量比 (f_s/f_c) に対する内径比 (r_s/r_c) の測定結果（吻合作成後 3 日，1 週，数か月のデータ）

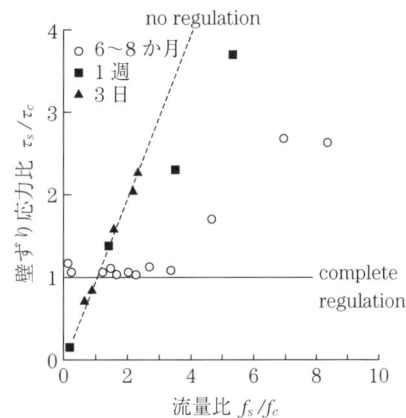

応力比が最初，流量比に比例した状態 (no regulation) から，しだいに 1 に近い状態 (complete regulation) に移ることを示す。

(c) 流量比と内径比の測定データから，式 (1.6) で計算された壁ずり応力比 (τ_s/τ_c)

図 1.10 図 1.9 の作業仮説を実証するために行われた動物実験[24]

ると，機械的エネルギーコストは一定になるので，式 (1.5) の評価関数における最適条件は，系全体の内容積を最小にすることにほかならない。そのような考えから，Kamiya & Togawa[29] は，多端末分岐系についての最小容量モデル（the minimum volume model）を提唱した。この場合，半径の 6 乗と流量の比の和が保存される（6 乗則）が，特に n 個の末端点の原点からの圧力降下 ΔP_t，流量 F_t，半径 R_t が均一のとき，最小容積 V_b は

$$V_b = \frac{n\kappa \Delta P_t R_t^6}{F_t}, \quad \left(\kappa = \frac{\pi^2}{8\mu}\right) \tag{1.7}$$

で与えられる。

☕ コーヒーブレイク ☕

高血圧のバイオメカニクス

中高年の人で，血圧が高く，高血圧症（最高血圧 140 mmHg 以上，最低血圧 95 mmHg 以上が目安）の治療を受けている人は少なくない。忙しい現代人の成人病の一つである。ところで，これらの患者の本当の病名は，ほとんどが本態性高血圧症（essential hypertension）となっている。本態性とは，病理学的用語で，原因のはっきりしないことを示し，他の原因のはっきりした，腎性あるいは副腎皮質性などの高血圧症と区別される。この本態性といわれる高血圧症の病因について，スウェーデンの生理学者，Folkow の生体適応性病態論[33] がある。読者には，すでにお聞き及びかもしれないが，循環系のバイオメカニクスとしても興味あるテーマと考えられるので，ここに紹介しておきたい。

血管の物理的応力に対する適応反応としては，最近の流れずり応力に対する内径反応[24] より，管壁円周方向の引張応力に対する壁厚反応の方が古くから知られている。半径 R の血管において，内圧 P に対する円周方向の引張張力を T, 厚さ h の管壁内の平均応力を $\bar{\sigma}$ とすると，ラプラス（Laplace）の式から

$$T = RP, \quad \bar{\sigma} = \frac{T}{h} = \frac{T}{h/R}$$

となる。

現代人の生活のように，何かとストレスの多い状態では，一過性に血圧が上昇する場合が多い。この血圧上昇が頻繁にあるいは長期間続くと，引張応力の上昇に対して血管壁の適応反応が起きる。上の式からわかるように，P の増加に対応する $\bar{\sigma}$ の上昇を抑える手段としては二通りある。すなわち，壁厚 h を厚くするか，内径 R を小さくするかである。実際，血管の内圧上昇には，壁厚の増大と内径の減少，すなわち，求心性壁肥厚（concentric wall thickening）が起こることが知られている。この反応は一見合理的に見えるが，思わぬしっぺ返しを食うことがわかる。血管の内腔狭窄が広範に起これば，Hagen-Poiseuille の式 (1.1) を見るまでもなく，血管抵抗の増大を来し，血圧自体が上昇してしまうことは明らかである。さらに求心性壁肥厚が続き，血圧はますます上がる悪循環が起こることになる。

Folkow の循環生理学に関する教科書[33] は，1971 年に出版されたものであり，この病態論が発表されたのは 1960 年代のことである。その論旨は，血管壁のバイオメカニクス的適応反応を中心とした，現在でも十分理解しうる合理的な考えに基づいている。しかし，臨床医学的にはあまり理解されていないのか，いまだに本態性高血圧の病名が広く使われている。いずれにせよ治療法は血管拡張剤の投与が基本となるので，病因そのものはあまり問題にならないともいえよう。

さらに，式 (1.6) では，どの場合も均一なずり応力値しか与えない。しかし，実際のずり応力値は血管の部位によって異なり，例えば血流量の同じ伴走動/静脈間でも，10倍近い違いがある（動脈＞静脈）[30]。動脈系でも，末梢にいくほど応力レベルが高くなるという報告もある[31]。この差を説明するには，最適応力値に，内圧，管壁伸展応力，血液酸素分圧などが関与する図式を導入する必要があろう。また，評価関数にも変更を要する。例えば，血管緊張に要する血管平滑筋の酸素消費を考慮に入れ

$$CF = \dot{V}_{O_2} = \lambda_1 \Delta PF + \lambda_2 V_b + \lambda_3 W_m$$

とすることもできる。W_m は，内圧に抗して血管平滑筋が収縮することに伴う時間当りの機械的仕事量で，λ_1, λ_2, λ_3 は酸素消費率に換算するための比例定数である。面白いことに，ΔPF と W_m とでは数値的に後者がはるかに大きいが，λ_1 と λ_3 とでは，λ_3 の方がきわめて小さいことが推測される[32]。少し複雑な計算が必要かと思われるが，今後の検討が必要なところである。

1.5 毛細血管-組織系の酸素供給機能

血管系を通って毛細血管網に至った血液中の酸素は，組織との酸素分圧の差によって拡散し，供給される。図 1.11 に示す毛細血管（capillary）の断面図[33]は，その構造が酸素供給に都合よくできていることを示す。毛細血管は，管壁が1層の内皮細胞と基底膜のみに囲まれた，直径 4～6 μm，厚さ 0.1～1 μm の細く薄い円管である。血流速度も 0.1～2 mm/s と遅く，十分なガス交換が可能である。はじめに述べたように，酸素は炭酸ガスとともに脂溶性（lipid-soluble）物質であり，脂質二重層でできた内皮細胞膜の全面を通って素早く拡散する。これは，水，電解質，糖分，蛋白質など水溶性（water-soluble）物質の場合とは事情が大いに異なる。これらの水溶性物質は，内皮細胞の接合部の小孔（small pore, 4～5 nmφ）や細胞膜の陥没によりできた小窩（caveola）の接続部を受動的に通過するか，特異的なレセプター結合を介して能動的に通行するが，その透過量はガス交換に比べ限られている。

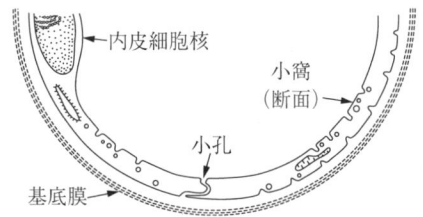

図 1.11　毛細血管断面の模式図[33]

毛細血管血流量は，自律神経による中枢性神経支配（central nervous control）のほかに，周辺の組織酸素分圧による局所代謝性調節（local metabolic control）を受け，状況に応じて変化する。毛細血管網に入る直前の細動脈（arteriole）にお

いて，血管平滑筋の収縮/弛緩が，末梢抵抗を劇的に変化させるからである。例えば，骨格筋の末梢血流は，安静時と運動時の酸素消費率と組織酸素分圧の変化に対応し，10倍以上変化する[33]。毛細血管網では，安静時には閉塞していた血管が動員されて全開となり（capillary recruitment），赤血球流速も激しく増加する現象が観察される[34]。

毛細血管を介する組織への酸素供給は，骨格筋をモデルにすることが多い。制御が上に述べたように劇的であると同時に，毛細血管網の構築が，**図1.12**に見られるように単純で，現象の分析に適しているからである。毛細血管は筋線維とほぼ平行に等間隔で走行するため，それぞれ単一の毛細血管の周りに同一半径の組織が取り巻いた，Kroghの組織円筒モデル（Krogh's tissue cylinder model）が適用できる。この円筒モデルで，血中の酸素が毛細血管壁を介して拡散し，組織内で均等に消費される場合の組織内酸素分圧（tissue oxygen tension）P_tの分布は，毛細血管動脈端からの距離zと円筒中心からの半径rとの関数として，つぎのように計算される（Krogh-Erlangの式）。

$$P_t(r, z) = P_c(z) - \frac{\dot{q}_{O_2}}{4\alpha_t D}\left[2R_k^2 \ln\left(\frac{r}{R_c}\right) - (r^2 - R_c^2)\right] \tag{1.8}$$

ここで，$P_c(z)$は，距離zにおける毛細血管壁上の酸素分圧，$\dot{q}_{O_2}$は，組織単位容積当りの酸素消費率，α_tとDは，組織内酸素溶解度と拡散係数，R_kとR_cは，それぞれ組織円筒と毛細血管の半径である（誘導は文献2)参照）。

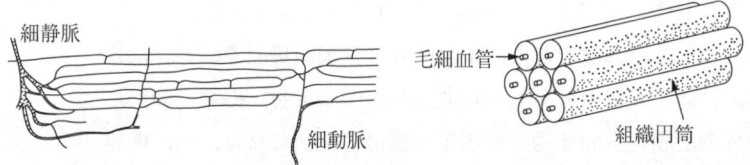

図1.12 骨格筋の毛細血管網（模式図）とKroghの組織円筒モデル

図1.13に，式(1.8)に基づいた組織内酸素分圧分布の計算例を示す。毛細血管内の酸素分圧は，組織に酸素を放出するため，動脈端から静脈端に向かって減少し，組織では酸素消費のため，外側に向かって減少する。組織内で最も分圧の低いところは，つねに細静脈（venule）端の円筒最外側の部分で，毛細血管血流量F_cに対して酸素消費率$\dot{q}_{O_2}$が高すぎると，この部分から分圧がゼロに接近する（致死領域，lethal corner）。あるいは，両パラメーターが与えられると，この領域のP_t ≥0を満たす栄養可能な最大組織半径R_mを数値計算しうる[2]。

著者らは，このモデルと前節に紹介した式(1.7)の最小容量モデルを使って，毛細血管-組織系の酸素供給効率について，計算機シミュレーションを試みた[35),36]。骨格筋の総血流量F_mと組織酸素消費率$\dot{q}_{O_2}$は，生理学的な正常値が与えられる。毛細血管の本数nを変数とし，毛細血管血流量（$F_c = F_m/n$）が決まると，栄養可能な総組織量M_mが求められる。組織量$M_m(n)$は，nが増えると増加

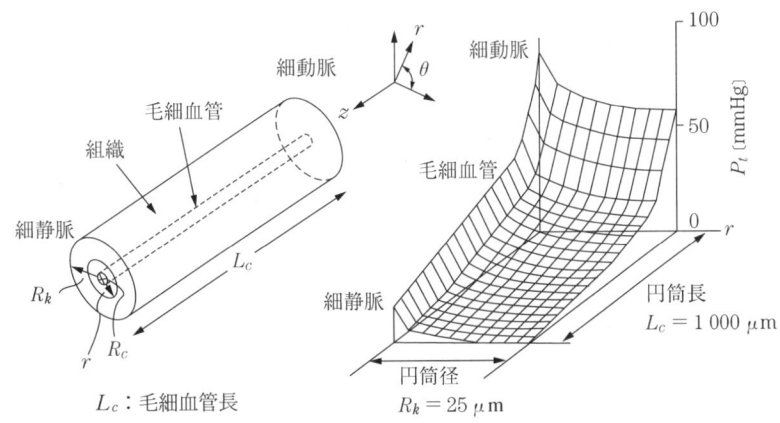

図 1.13 Krogh の組織円筒モデルと Krogh-Erlang の式 (1.8) に従って計算された組織内酸素分圧 P_t 分布の一例

するが，R_m がしだいに減少するため，一定値に漸近する。

一方，最小容量モデルで血管系の評価関数 $CF(n)$ を式 (1.5) から推定すると，端末数 n の増加は，$CF(n)$ の二次関数的増大をもたらす。そこで，この系の効率 $\eta_c(n)$ を，なるべく少ないコストでたくさんの組織に酸素を供給できるよう

$$\eta_c(n) = \frac{\dot{q}_{O_2} M_m(n)}{CF(n)} \tag{1.9}$$

と定義すると，効率曲線は，n の関数としてピーク点をもつ。この点の毛細血管数 n_o を最適毛細血管数とする[35]。

哺乳動物は，体重数グラムのトガリネズミから数トンのゾウに至るまで，基礎代謝と血流量が，体重の 3/4 乗に比例する，べき乗則 (allometric law) に従うことが知られている[37]。骨格筋の酸素消費率と血流量も同様で，多数の文献から種々の哺乳動物の計測値を収集すると，安静時と運動時のデータについて，それぞれのべき乗則を推定することができる。これらを入力データとして，体重に対応した効率曲線を計算すると，**図 1.14** に示すような結果を得る。安静時と運動時では異なった体重依存性の最適毛細血管数が存在することが認められる[36]。

最適毛細血管数を体重 100 g から 100 kg まで求め，対応する筋組織量 $M_m(n_o)$ と最大組織円筒半径 $R_m(n_o)$ を計算して，実測値と比較したのが**図 1.15** である。哺乳動物の筋重量は体重の約 40 % であるが[37]，これと運動時のデータから計算された最適筋重量とはよく一致する。また，運動時の最大筋円筒半径と，報告された毛細血管間隔から求めた円筒半径の実測値とも，ほぼ合致する。どの哺乳動物でも，骨格筋の毛細血管-組織系は，酸素消費の一番多い運動時に，酸素供給効率が最大になるよう構築されていることがわかる。

毛細血管網についても，末梢血流の増大に伴う壁ずり応力の上昇が，静脈端からの毛細血管新生をもたらす，適応性のリモデリング反応が知られている[38]。図

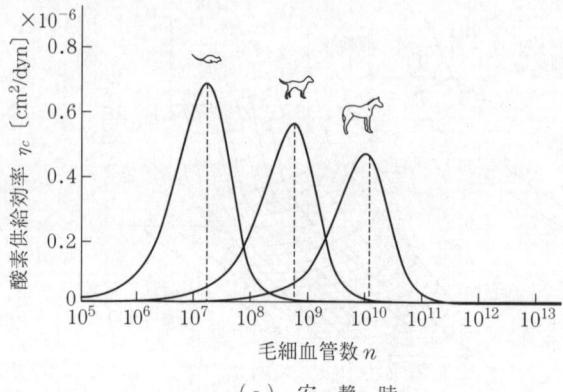

(a) 安 静 時

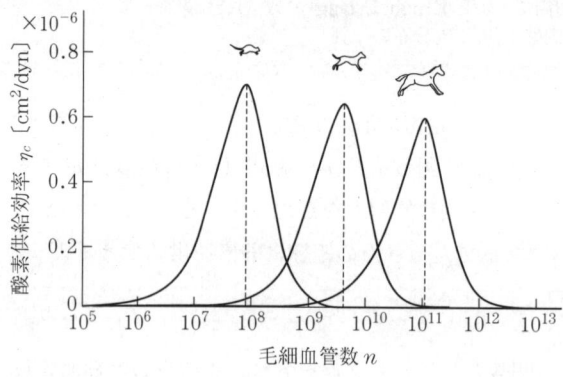

(b) 運 動 時

図1.14 体重300 g（ラット），30 kg（イヌ），700 kg（ウマ）についてのデータを用いて計算した骨格筋における毛細血管-組織系の酸素供給効率 η_c 曲線[36]

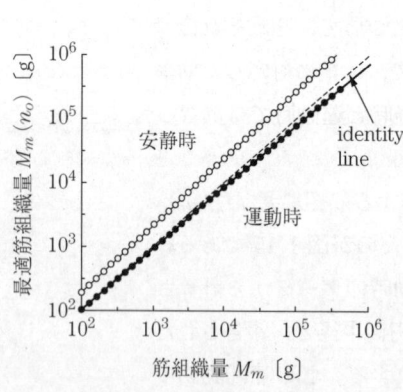

(a) 最適筋量と実測筋量（体重の40%）の関係

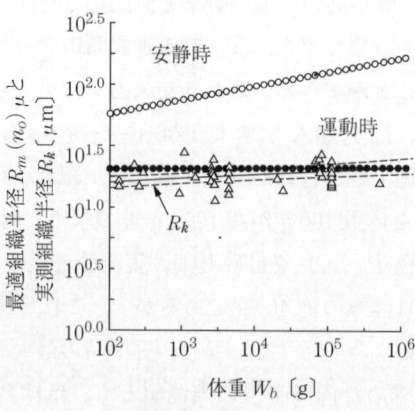

(b) 最適組織円筒半径と実測組織半径

図1.15 100 gから1 tまでの体重について，各最適毛細血管数 n_o から計算された結果[36]
（いずれも，運動時の計算結果が実測データによく一致する）

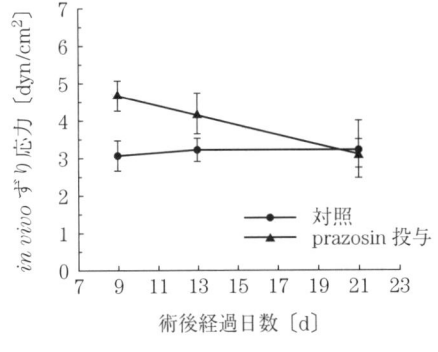

ほぼ一定の応力値を示す無処置対照群に対して，prazosinの経口投与による血流負荷群では，初期に上昇した応力値がしだいに減少して，対照値に戻ることが認められた（$n=8$）。図1.9の適応反応との類似性が示された。

図1.16 家兎耳介憩室内の末梢血管新生過程において計測された，細静脈（直径約30 μm）の壁ずり応力の慢性変化[39]

1.16に，家兎耳介憩室（rabbit ear chamber）を用い，血管拡張剤prazosin投与の毛細血管新生に対する効果を観察した慢性実験において[39]，細静脈（$\approx 20\,\mu\mathrm{m}\phi$）の壁ずり応力の時間変化を計測した結果を示す。ずり応力変化が，図1.9の適応反応と同じパターンを示すことがわかる。したがって，毛細血管網についても，壁ずり応力に対する内皮反応が中心となった適応制御系の存在が示唆される。

前節の血管分岐系と毛細血管網の適応制御系をブロック図にまとめると，**図1.17**のようになる。局所血流による壁ずり応力 τ_w には，設定値 τ_{wo} が選定されていて，τ_w が慢性的に τ_{wo} を超えると内皮細胞を刺激し，通常の血管では内径拡大を，毛細血管網では新生による数（密度）の増加を来して，応力を設定値のレベル

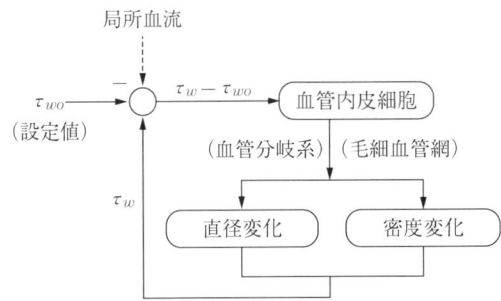

図1.17 血管分岐系および毛細血管網の壁ずり応力 τ_w に対する適応制御系ブロック図

☕ コーヒーブレイク ☕

細動脈血中の酸素分圧

毛細血管-組織系における酸素供給効率の計算で，安静時の最適組織量は，実際の組織量の2倍近い結果が得られた。ここで，毛細血管動脈端の血中酸素分圧は，通常の動脈血と同じく100 mmHgとしている。しかし，Shibataら[40]のリン光酸素プローブを用いた最近の計測で，安静時の骨格筋細動脈中の酸素分圧は40～60 mmHgであることが示された。この血中酸素分圧の降下（多分安静時のみの）がどのような機序に由来するものか議論の盛んなところである（4章参照）が，後者の値を図1.14のシミュレーションに導入すると，安静時の組織量についても，最適値と実際値の間によい一致が見られるのではないかと思われる。

に戻す働きをする。設定値が適正に選ばれているため，血流の変化にかかわらず，最適機能が局所的に維持される仕組みである。

1.6 ミトコンドリア内燃料電池のATP産生機能

図1.1に示した経路で，血液とともに毛細血管まで輸送されてきた酸素は，組織内に拡散し，細胞の原形質内にあるミトコンドリアでATP（アデノシン三リン酸）の生成に用いられる。前にも述べたように，ATPはすべての生体活動のエネルギー源であり，その産生は生命維持に不可欠な機能である。

ミトコンドリアは，幅および長さが$0.5～1.0\mu m$程度の細胞内小器官で，構造を略図で示すと，図1.18のようになる[41]。表面を覆う外膜は，普通の細胞膜と同様の脂質二重膜で，酸素，炭酸ガスや水分の通過する膜であるが，ミトコンドリアの機能の主役は，その内側にある内膜である。内膜は複雑に折れ曲がって，クリステと呼ばれる突起を多数もつため，表面積は外膜に比べて格段に大きい。外膜と内膜の間は膜間腔といい，内膜の内側をマトリックスと呼ぶ。マトリックスには，グリコーゲンなど糖分の脱炭酸と，脱水素酵素NAD^+（ニコチン酸アミド）やFAD（フラビン）による脱水素で生じた水素が，NADHや$FADH_2$の形で蓄積される。

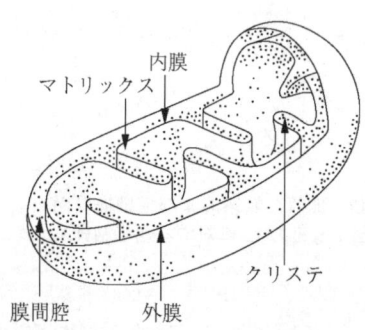

図1.18 細胞内ミトコンドリアの模式図[41]

一方，毛細血管から拡散してきた酸素は，膜間腔に集積する。この内膜の内側にたまった水素と外側の酸素が，燃料電池（fuel cell）における水素電極と酸素電極と同じ働きをし，内膜内外に電位差を生じる。この電気エネルギーを利用して，ADP（アデノシン二リン酸）とリン酸から，高エネルギー準位のATPが

$$ADP+P_i \rightarrow ATP+H_2O \quad (\Delta G=-7.3\,kcal/mol)$$

と生成される。ΔGは高リン酸結合の自由エネルギーである。この機構は，Mitchellの化学浸透説[42]と呼ばれるが，その生化学的機序の詳細は，成書[43]などを参照されたい。ここでは，燃料電池とのアナロジーについて，もう少し説明する。

燃料電池の原理は，図1.19に示すように単純である。水溶液中にプラチナなど

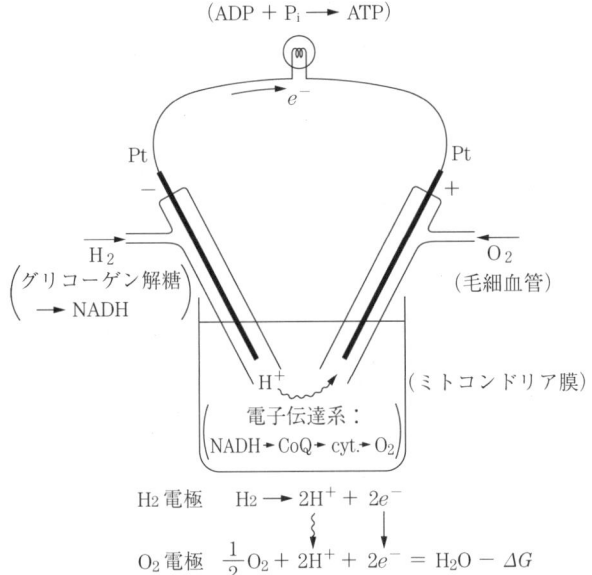

図 1.19 燃料電池の原理と
ミトコンドリア内ATP
産生とのアナロジー

の金属による2本の電極を入れ，一方の電極の周囲には水素ガスを充填し（陰極），他方には酸素ガスを満たす（陽極）。水素電極近傍で生じた水素イオン H^+ は，拡散が速いために即座に酸素電極周辺に到達し，酸素と結合して水となる。この際発生する自由エネルギー（$\Delta G = -65.1 \text{ kcal/mol}$）により両電極間に電位差を生じ，両者をリード線で外部負荷に結べば電池の働きをする。燃料電池の発電効率は，余計なエネルギー変換が少ないために，非常に高いことで知られていて，理論的には90％以上といわれる（化石燃料を使う火力発電では15％以下）。

ここで，電気回路共通のインピーダンスマッチング（impedance matching, 負荷整合）について，一番簡単な例で説明しておこう。燃料電池を含めて，一般に電池には内部抵抗があるが，その両端に外部抵抗を接続すると，電池電圧を E，内部抵抗を $\bar{r}$，外部抵抗を $\bar{R}$，外部抵抗両端の電圧を V，回路を流れる電流を i として

$$V = i\bar{R} = E - i\bar{r}$$

となる。したがって，外部抵抗で消費される電力 $\dot{W}$ は

$$\dot{W} = iV = \frac{E^2 \bar{R}}{(\bar{R} + \bar{r})^2} \tag{1.10}$$

である。$\partial \dot{W} / \partial \bar{R} = 0$ から，$\bar{R} = \bar{r}$ のとき $\dot{W}$ が最大になることがわかる。すなわち，電池から取り出せる時間当りの電気エネルギー（電力）は，外部抵抗が内部抵抗に等しいときに最大となる。これを，負荷整合の状態という。

また，$\bar{R} = \bar{r}$ の状態では $V = E/2$ となるので，回路の電力利用効率（$\dot{W}/iE = V/E$）も 1/2 である。

ミトコンドリアの場合の作用機序は，図 1.19 の燃料電池では水素イオンの溶液内拡散で起こった現象が，電子伝達系（electron transfer system）あるいは呼吸

鎖（respiratory chain）と呼ばれる特殊な生化学的機序を介した電子伝達に置き換えられたものと考えてよい。電子伝達系は，ミトコンドリアの内膜に存在し，前記のNADH，FADやCoQ（助酵素Q）などのように酸化還元に伴ってH^+を伝達するものと，シトクローム（cytochrome a，b，c）のように，鉄や銅など金属イオンの2価と3価の転換で電子の伝達をするものとが含まれる。この電子伝達系により，内膜の内側から外側に，標準酸化還元電位で$-0.32\,\mathrm{V}$のNADH層から$+0.82\,\mathrm{V}$の酸素層に至る電位勾配が生じることになる[41]。

ここで，ミトコンドリアの発電効率η_mに関する物理化学的計算を紹介しよう[43]。$NADH_2$が電子伝達系を介して，酸素により酸化される化学的過程は

$$NADH_2 + \frac{1}{2}O_2 \rightarrow NAD + H_2O$$

と書け，その標準自由エネルギー変化ΔG_0は，$\Delta G_0 = -52.6\,\mathrm{kcal/mol}$である。一方，$NADH_2$の酸化によるATPの合成を生化学的に見ると

$$NADH_2 + 3ADP + 3P_i + \frac{1}{2}O_2 = NAD + 3ATP + 4H_2O$$

で，そのときの標準自由エネルギー変化$\Delta G_0'$は，$\Delta G_0' = -3 \times 7.3\,\mathrm{kcal/mol}$となる。したがって，ミトコンドリアの燃料電池による発電効率η_mは

$$\eta_m = \frac{\Delta G_0'}{\Delta G_0} = \frac{21.9}{52.6} = 0.42$$

と計算され，$\eta_m = 1/2$に近いことがわかる。

上述のミトコンドリア内の燃料電池に関する発電効率の推定η_mと，一般の電気回路の整合状態で$V/E = 1/2$を求めた計算とは，ほぼ同等とみなしうる。したがって，内膜の電子伝達系を介して働く燃料電池は，インピーダンスマッチングに近い状態で作動し，かなり効率のよいパワー出力状態が実現しているものと考えられる。

ミトコンドリアは固有のDNAをもち，ATP需要の慢性的増減に応じて，細胞内で自己増殖/消滅することが知られている[41],[43]。この事実は，増殖反応を含んだ何らかの適応制御系がミトコンドリアに存在し，機能効率の高い作動条件を維持していることを示唆するが，その詳細について知られるところは少ない。

1.7 静脈帰還と循環平衡に関するシステム効率解析

Guytonら[44]による，静脈帰還（venous return, VR）曲線を用いた循環平衡（circulatory equilibrium）の解析は，安静時や運動時，心不全や出血時など，さまざまな循環状態における心拍出量（cardiac output, CO）や静脈圧（venous pressure, P_v），動脈圧（arterial pressure, P_a）などを図式的に提示しうる優れた手法である。この解析法の基本は，多数の複雑な要素から構成された循環系をいくつかに大きくまとめられた因子でモデル化（lumped parameter model）し，心

機能とそれ以外の末梢部分の特性とを対比させて，血流量の平衡を論じるところにある。

このような循環平衡の考え方は，電気回路の端子分析によく似たところがある。血流，血圧を電流，電圧に置き換えると，心臓のポンプ機能は，電池や増幅器など，内部抵抗をもつ能動素子に類似する。また，これに接続する動静脈系は，外部抵抗などの受動素子回路に対応すると考えてよい（ただし，血液循環系では，血液量が保存されているところが，接地されている電気回路とは異なる）。ここで，前節でも述べた負荷整合（impedance matching）の考えが改めて注目される。実際の血液循環回路で負荷整合が成り立っているかどうかを検証することは，心血管系全体の機能的調和と効率を考える上で重要である。いささか煩雑なところがあるが，いくつかの生理学的な実測データをもとに，安静時と運動時について，モデル解析を行ってみる。

図1.20 に循環系全体のモデル化の一例を示す。右と左の心臓および体循環，肺

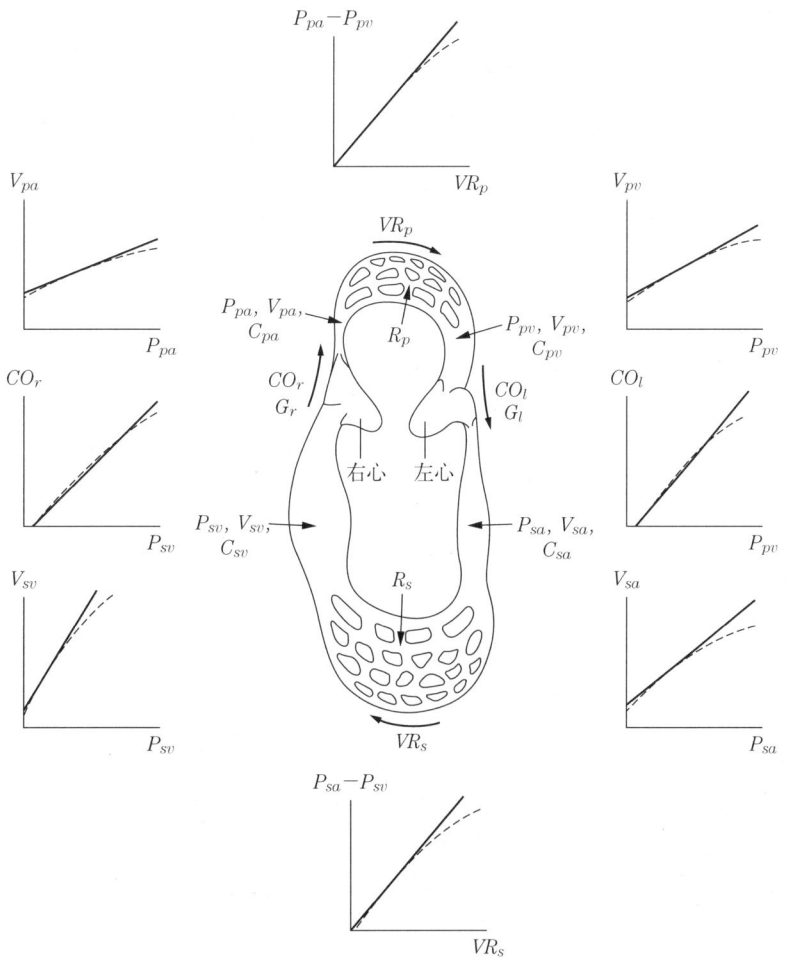

図1.20 循環平衡の解析に用いられる全循環系のモデル因子

循環から構成され，各要素は，図に示されるように線形化される。心臓のポンプ機能は，後負荷効果を無視して，Starlingの心拍出量（CO）曲線によって代表される。右と左の心拍出量 CO_r, CO_l は，体および肺静脈圧 P_{sv}, P_{pv} によって

$$CO_r = G_r(P_{sv} - P_{v0}) \tag{1.11}$$

$$CO_l = G_l(P_{pv} - P_{v0}) \tag{1.12}$$

と書ける。ここで，G_r, G_l は，右心と左心のコンダクタンスである。P_{v0} は心拍出量がゼロとなる静脈圧で，主として胸腔内圧に支配される。

体および肺循環回路を流れる血流（＝静脈帰還）を VR_s, VR_p とすると

$$VR_s = \frac{P_{sa} - P_{sv}}{R_s} \tag{1.13}$$

$$VR_p = \frac{P_{pa} - P_{pv}}{R_p} \tag{1.14}$$

となる。P_{sa}, P_{sv}, R_s は，体循環系の動脈圧，静脈圧，末梢抵抗，P_{pa}, P_{pv}, R_p は，肺循環系のそれぞれである。一方，体循環，肺循環の血液量 V_s, V_p は，おのおのの動・静脈血液量の和であるが，これらもつぎのように近似できる。

$$\Delta V_s = V_s - V_{s0} = C_{sa}P_{sa} + C_{sv}P_{sv} \tag{1.15}$$

$$\Delta V_p = V_p - V_{p0} = C_{pa}P_{pa} + C_{pv}P_{pv} \tag{1.16}$$

ここで，ΔV_s, ΔV_p は無負荷血液量（unstressed volume）V_{s0}, V_{p0} を超えた有効血液量（excess volume）を示す。C_{sa}, C_{sv}, C_{pa}, C_{pv} は，体，肺循環の動脈系，静脈系コンプライアンスである。ここで，通常の循環状態では，毛細血管壁からの水分の濾過量は無視しうるので，全血液量は一定に保存される。

$$\Delta V = \Delta V_s + \Delta V_p = \text{一定} \tag{1.17}$$

なお，$\Delta V_p / \Delta V_s$ の比は，1/10以下と小さい。

Guytonら[44]が最初に循環平衡を取り扱った簡易モデルでは，$\Delta V_p / \Delta V_s \approx 0$ と仮定され，肺循環と左心の機能が無視される（heart-lung through model）。

$CO_r = VR_p = CO_l$，および，式 (1.11)，(1.15) から

$$P_{ms} = \frac{\Delta V_s}{C_{sa} + C_{sv}} \tag{1.18}$$

として，体循環の静脈帰還 VR_s は

$$VR_s = G_s(P_{ms} - P_{sv}), \qquad G_s = \frac{1 + C_{sa}/C_{sv}}{R_s} \tag{1.19}$$

と書ける。P_{ms} は，体循環の入口と出口を同時に遮断したときの平衡圧で，平均充満圧（mean systemic pressure）と呼ばれる。G_s は体循環のコンダクタンスである。上の VR_s を，式 (1.11) の CO_r と比較すると，体静脈圧 P_{sv} にかかる係数の符号が正負反対である。そこで図1.21のように，両者を P_{sv} に対してプロットすると，両曲線には交点があり，総血流量 F と体静脈圧 P_{sv} の平衡値が得られる（循環平衡の図解法）。

$F = CO_r = VR_s$ として，式 (1.11)，(1.19) から平衡値 F を求めると

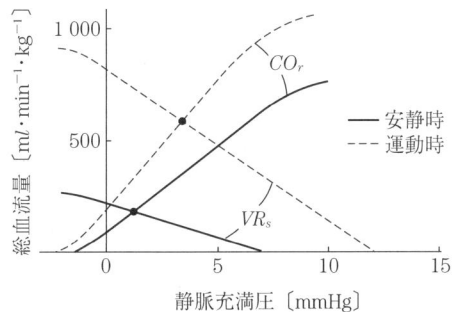

図中の黒丸で示された平衡点の血流量と静脈圧値，ならびに両曲線の勾配や切片は，安静時，運動時ともに，実測値あるいは推定値によく一致している。

図 1.21 右心拍出量（CO_r）曲線と体循環静脈帰還（VR_s）曲線を用いた簡易モデルによる循環平衡の図解法

$$F = \frac{P_{ms} - P_{vo}}{1/G_r + 1/G_s} \tag{1.20}$$

を得る。したがって，この簡易モデルの等価回路は，**図 1.22（a）**で与えられ，インピーダンスマッチングの条件は

$$\frac{1}{G_s} = \frac{1}{G_r} \tag{1.21}$$

となる。なお，図 1.21 中の血流量，静脈圧の平衡値，CO_r および VR_s 曲線の勾配や切片は，安静時，運動時ともに，実測値およびその推定値とよく一致している[43]。

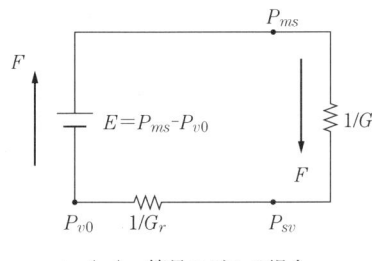

（a）簡易モデルの場合

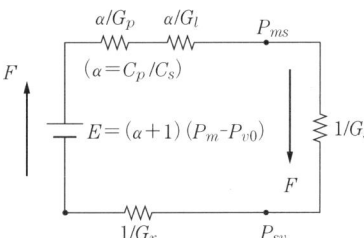

（b）複合モデルで体循環を外部抵抗とした場合

図 1.22 血液循環系の等価回路

つぎに，肺循環，左心機能を無視しない，より完全な循環平衡の複合モデルを考える（$\Delta V_p / \Delta V_s \neq 0$）。この場合，肺循環の静脈帰還 VR_p は，上の VR_s と同様

$$P_{mp} = \frac{\Delta V_p}{C_{pa} + C_{pv}} \tag{1.22}$$

として

$$VR_p = G_p(P_{mp} - P_{pv}), \qquad G_p = \frac{1 + C_{pa}/C_{pv}}{R_p} \tag{1.23}$$

となる。P_{mp}，G_p は，肺循環の平均充満圧およびコンダクタンスである。さらに，式（1.17）は

$$C_s = C_{sa} + C_{sv}, \qquad C_p = C_{pa} + C_{pv} \tag{1.24}$$

とすると

$$\varDelta V = \frac{C_s + C_p}{P_m} \tag{1.25}$$

と書ける。P_m, C_s, C_p は,循環系全体の平均充満圧,体・肺血管系コンプライアンスを表す。全血流量の平衡値 F は,式 (1.11),(1.12),(1.19),(1.23) について

$$F = CO_r = CO_l = VR_s = VR_p$$

とおき,式 (1.24),(1.25) を用いると

$$F = \frac{(1 + C_p/C_s)(P_m - P_{v0})}{1/G_r + 1/G_s + (C_p/C_s)(1/G_l + 1/G_p)} \tag{1.26}$$

となる。したがって,複合モデルの等価回路は,図 1.22（b）のように描かれる。ここで,パラメーター α は,C_p/C_s を示す。この図から,体循環インピーダンス ($1/G_s$) を外部抵抗（terminal load）とすると,インピーダンスマッチングの条件は

$$\frac{1}{G_s} = \frac{1}{G_r} + \frac{C_p}{C_s}\left(\frac{1}{G_l} + \frac{1}{G_p}\right) \tag{1.27}$$

と書ける。式 (1.27) の結果は,式 (1.26) を用いて,パワー出力 ($\dot{W}_s = F^2/G_s$) を最大にする条件を,$\partial \dot{W}_s/\partial G_s = 0$ から理論的に求めても,得ることができる。

同様に,肺循環インピーダンス ($1/G_p$) を外部抵抗とみなした場合,インピーダンスマッチングの条件は

$$\frac{1}{G_p} = \frac{1}{G_l} + \frac{C_s}{C_p}\left(\frac{1}{G_r} + \frac{1}{G_s}\right) \tag{1.28}$$

で与えられる。

式 (1.21),(1.27),(1.28) を用い,実際の血液循環系においてインピーダンスマッチングの条件が満たされているかどうかを検証することができる。すなわち,それぞれの式に,該当するパラメーターの生理的正常値を代入して,右辺と左辺の大きさを比べてみればよい。関連パラメーターの推定は,文献検索のみからでは困難であるが,著者らが以前行った,つぎのような in vivo 実験[45]のデータが好便に利用しうる。

体重 10 kg 前後のイヌを用いた麻酔下の動物実験で,左右の心房にバルーンを挿入し,それぞれの急速な膨満/縮小に伴う,肺動脈・大動脈血流および中心静脈・肺静脈圧の過渡応答を計測する。右房バルーンの操作による肺動脈血流と中心静脈圧の変化から,右心コンダクタンス G_r と見かけの体循環コンダクタンス G_s^* を得る。同様に,左房バルーンの操作による大動脈血流と肺静脈圧の変化から,左心コンダクタンス G_l と見かけの肺循環コンダクタンス G_p^* を得る。G_s^*, G_p^* は,式 (1.19),(1.23) で定義された G_s, G_p とは明らかに異なる係数であるが,これらを用いると,両静脈圧の指数関数的な時間変化の時定数 T から,体・肺静脈コンプライアンス C_{sv}, C_{pv} を

$$C_{sv} = T(G_r + G_s^*), \qquad C_{pv} = T(G_l + G_p^*)$$

として計測しうる[45]。

これらに，Guytonら[44]による体動脈コンプライアンスC_{sa}の推定値，Shoukas[46]による肺動脈コンプライアンスC_{pa}の測定値を加え，体・肺血管系コンプライアンスC_s，C_vを計算すると，両者の比$a=C_p/C_s$が決まる。さらに，両循環の総末梢抵抗R_s，R_pを，それぞれの動静脈差圧と心拍出量から計算すると，真の体・肺循環コンダクタンスG_s，G_pを，式(1.19)，(1.23)から求められる。こうしてインピーダンスマッチングの検証に必要なG_r，G_l，G_s，G_p，C_s，C_pの推定値を得る。各パラメーターの値を，**表1.2**の安静時の欄に示す。

表1.2 インピーダンスマッチング条件の検証に用いられるパラメーター値

	安静時	運動時
肺・体循環コンプライアンス比（$a=C_p/C_s$）	0.173	0.191
体循環コンダクタンス G_s 〔ml・min^{-1}・mmHg^{-1}・kg^{-1}〕	31.4	61.9
肺循環コンダクタンス G_p 〔ml・min^{-1}・mmHg^{-1}・kg^{-1}〕	29.7	68.9
右心コンダクタンス G_r 〔ml・min^{-1}・mmHg^{-1}・kg^{-1}〕	78.0	119.0
左心コンダクタンス G_l 〔ml・min^{-1}・mmHg^{-1}・kg^{-1}〕	21.3	33.9

運動時のパラメーター値については，図1.22の循環平衡図などが参考になる。まず，運動時の肺・体循環の末梢抵抗R_s，R_pは，両循環の動静脈差圧の報告値[47,48]および心拍出量の計測値[47]より推定できる。運動時の右心コンダクタンスG_rは，図1.22に見られる心拍出量曲線の勾配の変化から得られる。同時に，同じ増加率で左心コンダクタンスG_lも推定しうる。また，同図中の静脈帰還曲線の勾配変化から，筋肉圧迫（muscle pump）と交感神経興奮による10％前後の体静脈コンプライアンスC_{sv}減少が推察され，これを加味して，$a=C_p/C_s$の値を決める。得られた各係数のデータを，表1.2の運動時の欄に示す。

これらの推定値をもとにして，循環系のインピーダンスマッチングについて検討した結果を**表1.3**に示す。表1.2中の各データを，式(1.21)，(1.27)，(1.28)に代入して，各式の左辺および右辺の値を計算し，両者の比（左辺/右辺）をマッチング係数（matching index, λ）として表示してある。まず，簡易モデルの場合，

表1.3 インピーダンスマッチング係数λの計算結果

（a）簡易モデル

体循環インピーダンス負荷

	$1/G_s$	$1/G_r$	λ
安静時	3.18×10^{-2}	1.28×10^{-2}	2.48
運動時	1.62×10^{-2}	0.84×10^{-2}	1.92

（b）複合モデル

肺循環インピーダンス負荷

	$1/G_p$	$1/G_l+(C_s/C_p)\times(1/G_r+1/G_s)$	λ
安静時	3.37×10^{-2}	29.7×10^{-2}	0.11
運動時	1.45×10^{-2}	15.8×10^{-2}	0.09

体循環インピーダンス負荷

	$1/G_s$	$1/G_r+(C_p/C_s)\times(1/G_l+1/G_p)$	λ
安静時	3.18×10^{-2}	2.66×10^{-2}	1.20
運動時	1.62×10^{-2}	1.68×10^{-2}	0.96

式 (1.21) の左辺は右辺よりかなり大きく，λ は安静時で 2.48，運動時で 1.92 に達するので，マッチングが得られているとは考えられない。複合モデルで肺循環を外部負荷とした場合，式 (1.28) の左辺は右辺よりはるかに小さく，λ の値は 0.1 前後にしかすぎないため，やはりマッチングが得られているとはいえない。一方，複合モデルで体循環を外部負荷とした場合，λ は安静時で 1.20，運動時で 0.96 となり，特に後者はきわめて 1.0 に近い。これらの結果から，心血管系は，運動時に活動度の高い体循環系へのエネルギー供給が最大になるよう最適制御が達成されていると考えられる。しかし，その適応制御機構については，現在のところ明らかでない。

1.8 肺における酸素摂取（外呼吸）

図 1.1 の酸素輸送系のシステムとしては，外呼吸の項が最初に記載されるべきであるが，本章は循環系のバイオメカニクスが主題であるので，最後に補遺として触れることにする。

陸棲動物の多くが肺呼吸により酸素摂取（oxygen uptake）を行い，水棲動物の鰓呼吸と対照をなす。もちろん，いろいろなバラエティーがあって，昆虫類では，気管支の数 μm の細分枝が細胞に直接，酸素を供給する。水棲に見えても，哺乳類のクジラやイルカなどは肺呼吸であるし，肺魚は肺呼吸を行う。両棲類は皮膚呼吸も併用する。

肺呼吸と鰓呼吸の機構の違いは，空気と水（海水，淡水）に含まれる酸素の量と粘性の差による。空気は酸素を 21 % も含むのに対して，水は常温で 0.7 % しか含んでいない。水の粘性は空気の粘性の 100 倍近くあり，それだけ取込みにエネルギーがかかる。水中からの酸素摂取の方がよほど困難で，鰓の機構もそれだけ精密である。すなわち，鰓の末端構造において，鰓細板（gill lamella）上の血流の向きと，その間を流れる水流の向きが対向しており（対向流システム，counter current system），血中への酸素摂取率を，そうでない場合の数倍に上昇させている。

哺乳類の肺呼吸は，**図 1.23**[1] にあるように，気管支の末端にある盲管状の肺胞において行われる。肺胞の膨張・縮小に伴って，空気が流入・流出して換気され，

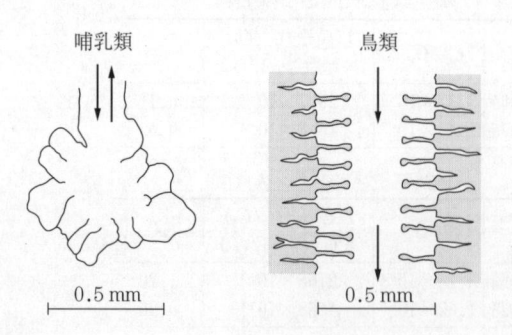

図 1.23　哺乳類と鳥類の肺胞形態の相違[1]

取り囲んだ肺毛細血管網から酸素が取り込まれる．しかし，恐竜の末裔である鳥類では，肺の前後にいくつかの気嚢をもち，肺胞内の空気は一方通行流れになっている．酸素摂取の効率は，明らかに鳥類型の方が勝っている．

なぜ哺乳類は，盲管状の肺胞に空気を入れたり出したりするような，効率の悪い方式をとっているのであろうか．特に安静時には，吸気中の酸素量の約 1/3 しか血液に摂取されない．多分その理由は，地上で生活していく上で酸素摂取以外に満たすべき生理学的要求，すなわち，外呼吸による熱や水分の喪失を抑制することからきたものと思われる．哺乳類の気管支系は，血管系と同様にフラクタル分岐をしていて，末端の分枝数が多く，気管支系の総表面積もかなりの広さになろう．ここで，あまり効率のよい換気とガス交換が行われると，気管支壁および肺胞からの熱量および水蒸気の発散量が無視しえない域を超えてしまうことが考えられる．酸素摂取との間に何らかの妥協が成り立っている可能性が示唆される．いずれにせよ，分岐系のフラクタル特性を利用した，きちんとした定量的分析が必要である．

肺胞の表面積はほぼ体重に比例していて，ヒト（成人）で約 $100\,m^2$ といわれる広い面積をもつ．この広さは，安静時酸素消費量（$0.25\,ml/min$）の 15 倍にも及ぶ運動時の消費量（$3～3.5\,l/min$）を賄うに十分な大きさである．1.5 節で示したように，運動時の酸素消費量もほぼ体重に比例する[35]．もちろん，分時換気量も，ヒトで $6～8\,l/min$ から $7～10$ 倍増え，$50～60\,l/min$ 前後になる．

呼吸運動による換気には，呼吸筋の仕事が必要である．吸気相における横隔膜と肋間筋の収縮は，胸郭の下方および前方への拡大を起こし，肋間腔の陰圧を増加させて，肺胞の拡大と外気の流入をもたらす．呼気相におけるこれら呼吸筋の弛緩は，筋の受動的伸張（passive recoil）に伴う胸郭の縮小から，逆方向の肺胞の縮小と呼気の流出を起こす．このような呼吸運動は，呼吸筋収縮による酸素消費を伴う．図 1.24 に，ヒトの肺換気量に対する呼吸筋の酸素消費量の測定値を示す[49]．測定値は，報告者によってかなりばらつくが，換気量増大につれて，酸素消費量が増加する傾向は一様である．

図 1.25 に，ヒトの肺換気量の変化に対する全酸素摂取量[49] A と呼吸筋による酸素消費量 B（図 1.24 の中央の 2 曲線を目安にした）の変化を示す．さらに，両者の差 $C\,(=A-B)$ は，正味の体組織酸素消費量であり，これと呼吸筋酸素消費量の比 $G\,(=C/B)$ が，酸素摂取に関する利得（gain）となる．利得曲線の最大点を見ると，換気量 $50～60\,l/min$ のところにあり，運動時のそれとほぼ一致する．この結果は，肺呼吸による酸素摂取も，その利得から見て，運動時に最適になるように調整されていることを示す．なお，図の左下端にある四角は，安静時の換気量と酸素摂取を示すが，この場合の利得 G も，それほど低いものではない．

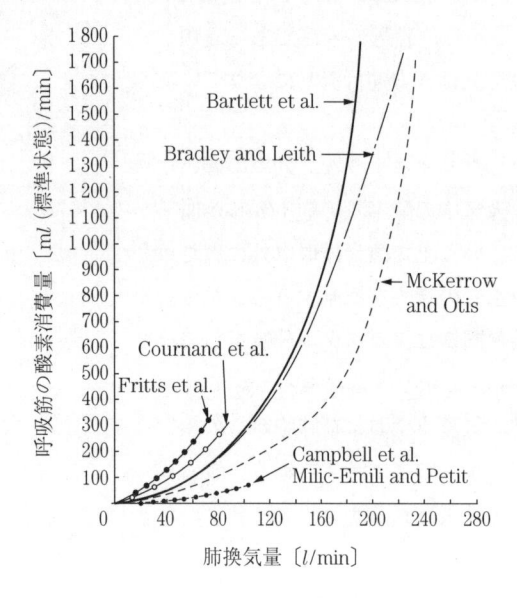

図1.24 ヒトの肺換気量（ventilation）に対する呼吸筋の酸素消費量（oxygen consumption）の測定値（文献49）より一部改変，図中の報告の原典については文献49）を参照）

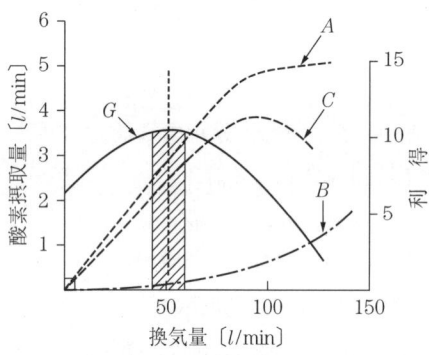

図1.25 ヒトの肺換気量に対する全酸素摂取量 A と呼吸筋による酸素消費量 B（図1.24の Bartlett et al. および Bradley and Leith による曲線より）の関係

1.9 おわりに

　以上述べてきた，酸素輸送に関連する各システムの中で，血液，心臓，血管系，毛細血管-組織系については，その機能効率と適応制御方式にいくつかの共通点がある．まずどの系においても，生理的条件下，特に運動時に酸素輸送の機能効率が最大になる状態で作動していることが挙げられる．この状況は，細胞内ミトコンドリアや循環平衡，肺呼吸についてもいえることである．図1.1に戻って考えると，直列につながった各サブシステムが，すべて機能的に最適化していることになる．この精緻な効率化は，取りも直さず，外界から細胞内部への酸素輸送が，生体にとっていかに重要な機能であるかを物語っている．ATPが，すべての生命活動のエネルギー源であることからもうなずけよう．

　第二の共通点は適応制御系の様式である．図1.5，図1.8，図1.17に見るように，制御系の中心は，特異的な応力（あるいは物理的因子）に対する固有の細胞の反応で，細胞反応がフィードバックループを構成して，応力その他の因子を設定値

に収束させる。設定値が適当に選ばれているため，システム機能が最適化される。これが共通の図式で，細胞のバイオメカニクス反応を巧みに利用している。

これらの共通した最適化制御系は，循環系の正常値の深い意味を示唆する。血液の赤血球容積 Ht，心室の収縮性 E_{max} や血圧，あるいは血流量やずり応力値などが，単なる当り前の値ではなく，機能効率を高めるために選び抜かれた特別な数値であることが示された。このような分析が，pH や体温など他の正常値についても進めば，生体の恒常性の維持（homeostasis）の重要性が，天下りでなく，より具体的に示される可能性がある。維持される正常値が機能的に重要な意義をもち，それからの変異が，機能上の重大な劣化を意味することが明示されるであろう。生理学の新しい領域として，生命の尊厳や健康の貴重さを示す一分野ともなりえよう。

最後に，生体のバイオメカニクス（力学特性と応力応答）について，最近は骨，腱，靱帯，骨格筋，心筋，血管，血球などに関するさまざまな研究が進んでいる[3]。特に細胞反応については，培養系を用いて，膨大な量の分子生物学的知見が集積しつつある。これらの知見をわかりやすく分類するため，上の適応制御図を利用すると便利な面がある。**図 1.26** に，血管内皮細胞のずり応力反応系（図 1.17）を利用した情報集積の一例を示す。内容の詳細な点は次章に譲るが，応力の検知，情報伝達，遺伝子を含む細胞内小器官反応，細胞間作用など，最新の情報を含めてファイルすることができる。これは，関心の研究領域の情報検索に役立つだけでなく，その進捗状態を俯瞰的に理解する上でも有用である。また，分子レベルの情報を集めて組織，器官レベルのシステム機能にまで統合しようとする，フィジオームプロジェクト（physiome project）[50] の推進にも，役立つものと考えられる。

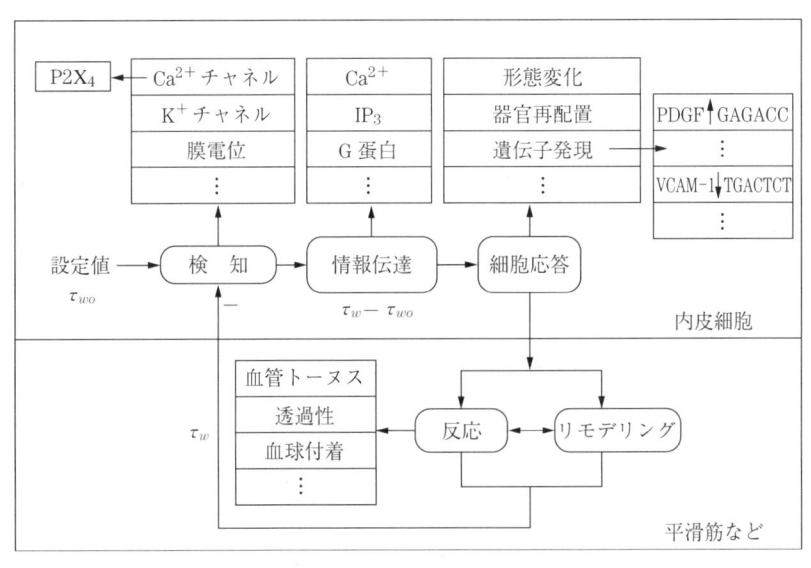

図 1.26 流れずり応力に対する血管内皮細胞の適応反応を利用した分子生物学的情報の集積図（shear-endotheliome）の一例

2

血管内皮細胞のバイオメカニクス

血管内面を覆う内皮細胞は多彩な機能を発揮して循環系の機能の恒常性の維持に中心的な役割を果たしている。内皮細胞の機能は従来，ホルモン，サイトカイン，ニューロトランスミッターなどのいわゆる化学的刺激によって調節されると考えられてきた。しかし，近年，機械的刺激に対する細胞応答を解析するバイオメカニクス（生体力学）研究により，内皮機能が血流や血圧に基づく機械的（力学的）刺激によっても調節を受けることが明らかになってきた。内皮細胞には血流に起因するずり応力（流れずり応力；fluid shear stress）や血圧による伸展張力（circumferential strain）を刺激として感知し，その情報を細胞内部に伝達して細胞応答を起こす性質が備わっているのである。こうした血流や血圧の変化に対する内皮細胞の応答は循環系の機能を生理的状態に保つ上で必須であり，その応答に障害が起こると高血圧，血栓症，動脈瘤，粥状動脈硬化といった血管病の発生につながる。また，血流の変化に対する内皮細胞の応答は血管の発生・分化や，血管系の成長・再構築（リモデリング）にも重要な役割を果たすと考えられている。

内皮細胞のバイオメカニクス研究には実験動物の血管を用いた $in\ vivo$ あるいは $ex\ vivo$ での検討のほかに，培養した内皮細胞に装置を使って定量的なずり応力や伸展張力を作用させる $in\ vitro$ の実験も行われてきた。その結果，ずり応力や伸展張力に対する内皮細胞の感知・応答に関する多くの情報が集積してきている。

2.1 血管内皮細胞の働き

血管内面を覆う上皮を血管内皮といい，血管内皮は1層の内皮細胞からなる（図2.1）。従来，血管内皮は血管内腔を流れる血液と組織とを区分けする単なる内張りと考えられてきたが，近年の血管内皮に関する研究の結果，内皮には生体にとって非常に重要な機能が備わっていることがわかってきた[1]。

2.1.1 物質透過性の調節

血管内皮には血液中の物質をむやみに血管外に出さないようにする，言い換えれば選択的に物質を透過させる働きがある。これには，内皮が細胞間隙の広さを変えて，そこを通る比較的低分子量の物質透過を調節する機能と，高分子量の物質を食

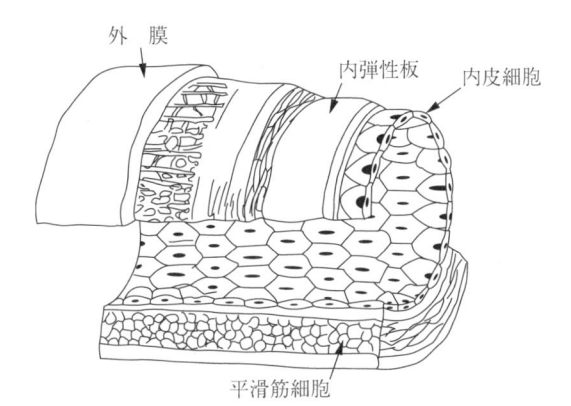

図 2.1 血管を構成する細胞

胞作用で細胞内に取り込み，運搬して内皮下へ分泌する機能（transcytosis）がある。

2.1.2 血管のトーヌスの調節

血管壁にある平滑筋が収縮あるいは弛緩すると，血管のトーヌス（tonus；緊張度）が変化する。血管のトーヌスは血圧ならびに組織への血流供給の調節に直接かかわっていて，その異常は高血圧や冠動脈の攣縮（spasm）による虚血性心疾患といった病気の発生につながる。内皮細胞は血管平滑筋を弛緩あるいは収縮する物質を産生・放出して，血管のトーヌスの調節に中心的な役割を果たしている（図 2.2）。

内皮は平滑筋弛緩物質として一酸化窒素（nitric oxide；NO），プロスタサイクリン（prostacyclin），C型ナトリウム利尿ペプチド（C-type natriuretic peptide；CNP），アドレノメデュリン（adrenomedulin），内皮由来過分極因子

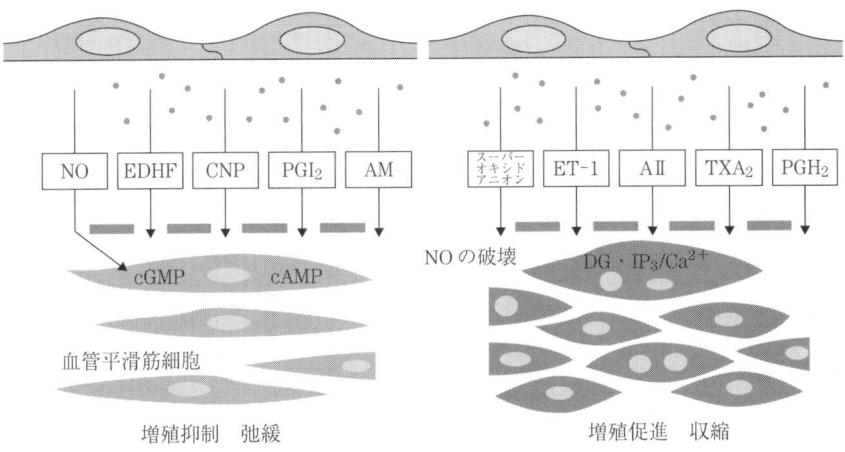

NO：一酸化窒素
EDHF：内皮由来過分極因子
CNP：C型ナトリウム利尿ペプチド
AM：アドレノメデュリン
PGI$_2$：プロスタサイクリン
ET-1：エンドセリン-1
AII：アンギオテンシンII
TXA$_2$：トロンボキサンA$_2$
PGH$_2$：プロスタグランジンH$_2$
DG：ジアシルグリセロール
IP$_3$：イノシトール1, 4, 5-三リン酸

図 2.2 内皮細胞による血管のトーヌスの調節

(endothelium-derived hyperpolarizing factor；EDHF) を，平滑筋収縮物質としてはエンドセリン（endothelin；ET）やトロンボキサン A_2 を分泌する。また，内皮はアンギオテンシンⅠを血管収縮作用のあるアンギオテンシンⅡに変換させるアンギオテンシンⅠ変換酵素（angiotensin-Ⅰ converting enzyme；ACE）を細胞膜に発現している。

2.1.3 血液の凝固・線溶の調節

血管内では血液が凝固することなく流れているが，これには血流と接する内皮が大きく貢献している。内皮には血液の凝固を促進する働きと抑える働きがある。血管が破れて出血するときには血液を凝固させ止血する方向に，一方，普通の状態では血管内で血栓を作らない方向に働く。こうした機能には多くの蛋白分子がかかわっている。

図 2.3 のように内皮の抗血栓活性は，① 内皮が血液凝固作用のあるトロンビンを不活化するトロンボモジュリン（thrombomodulin；TM）を産生し，それを細胞表面に発現する，② プロテオグリカン（ヘパラン硫酸）を発現し，それが血液中の抗トロンビンⅢと結合してトロンビンを不活化する，③ プラスミノーゲンを活性化して血栓（フィブリン）溶解作用のあるプラスミンに変えるプラスミノーゲンアクチベーター（tissue-type or urokinase-type plasminogen activator；tPA or uPA）を産生・分泌するなど多くの分子の働きによって支えられている。

また，内皮は tPA や uPA の働きを阻害する plasminogen activator inhibitor (PAI) を産生したり，あるいは内皮細胞膜上に tPA 受容体（tPA receptor；tPAR）を発現して，結合した tPA を活性化するなど幾重にも線溶活性を制御する機能を有している。

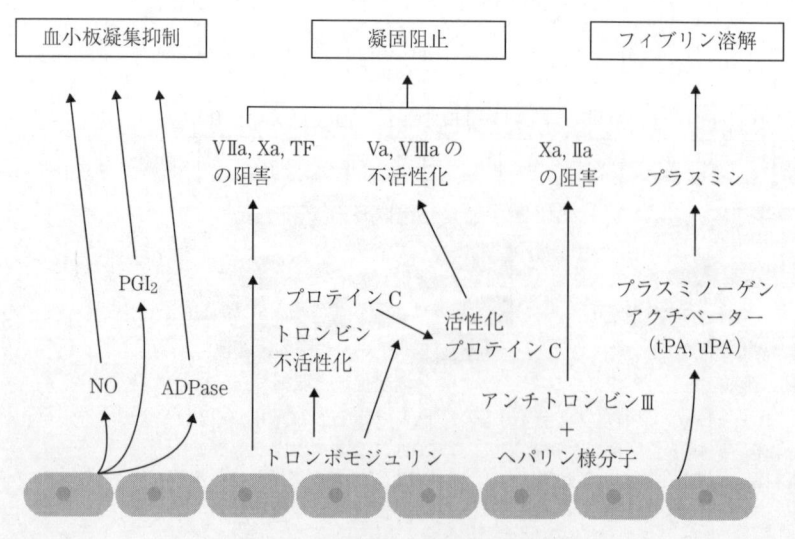

図 2.3 内皮細胞による血栓の制御

2.1.4 血管新生とリモデリング

内皮は個体の発生や成長に伴って起こる血管新生や環境条件の変化に対応して生じる血管の再構築（リモデリング）に中心的な役割を果たしている。内皮は血管組織の形成に必要な細胞増殖因子を産生する。その種類は多く、血小板由来増殖因子（platelet-derived growth factor；PDGF），塩基性線維芽細胞増殖因子（basic fibroblast growth factor；bFGF），ヘパリン結合性上皮増殖因子様増殖因子（heparin binding-epidermal growth factor；HB-EGF），血管内皮増殖因子（vascular endothelial growth factor；VEGF）などがある。

血管新生因子のVEGFは下垂体の星状濾胞細胞の培養液から血管内皮細胞の増殖を促進する物質として抽出された蛋白で，腫瘍細胞が分泌する血管透過性因子（vascular permeability factor；VPF）と同一の遺伝子からRNAのスプライシングの違いにより産生される。内皮はVEGFの受容体として *fms*-like tyrosine kinase-1, -4（Flt-1, Flt-4），fetal liver kinase-1（Flk-1）を発現している。VEGFには血管新生のときに基底膜や間質の細胞外マトリックスを消化するプロテアーゼ（tPA, uPA, コラゲナーゼ）の産生を促進する作用もある。

2.1.5 他の細胞との相互作用

内皮は接着分子や細胞外マトリックスあるいはサイトカインを介して白血球と相互作用を行い組織の炎症や免疫反応に関与する。生理的に起こるリンパ球のホーミング現象や病的状態で起こる組織の炎症や免疫反応では，白血球が血管内皮と接着し，内皮間隙を遊走して組織に出ていく。最初に起こる接着は，両者の細胞表面に発現する接着分子の特異的結合を介している（図2.4）。内皮細胞が発現するinter-cellular adjesion molecule-1（ICAM-1），vascular cell adhesion molecule-1（VCAM-1），E-セレクチンにはおのおの白血球側のlymphocyte-function associated antigen-1（LFA-1），very late activation antigen-4（VLA-4），sialyl Lewis Xなどが結合する。

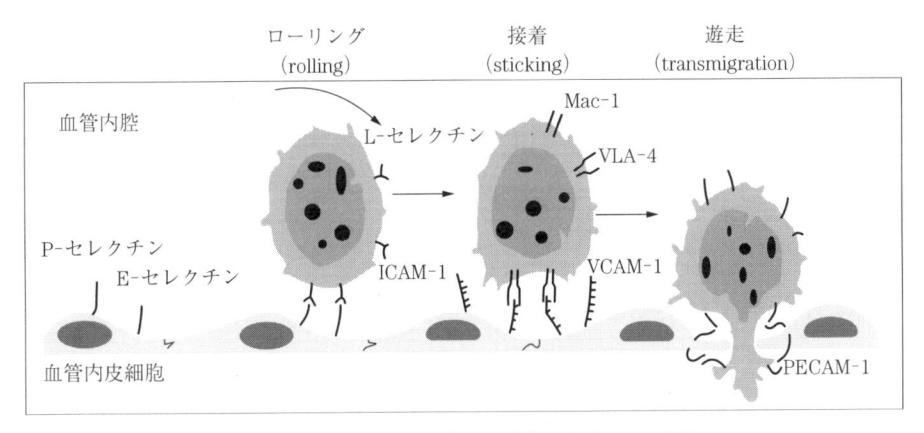

図2.4 白血球の血管内皮への接着，内皮下への遊走

内皮細胞は基質と接着した状態で機能が発揮できる anchorage dependent cell であり，かつ血流にさらされる環境に置かれていることから多くの細胞外マトリックスを産生・分泌して基底膜と強固に接着しようとする。これには細胞膜基底膜に発現する接着分子インテグリンと細胞外マトリックス分子（コラーゲン，フィブロネクチン，ラミニン，ビトロネクチン，フィブリノーゲンなど）がかかわる。また内皮はインターロイキン（interleukin-1, -6, -8；IL-1, IL-6, IL-8），腫瘍壊死因子（tissue necrosis factor；TNF），トランスフォーミング増殖因子（transforming growth factor-β；TGF-β），血小板活性化因子（platelet activating factor；PAF）などのいわゆるサイトカインを分泌し，これらの受容体を有する細胞を刺激する。

2.2　内皮細胞が受けるメカニカルストレス

血管壁には血流に起因する壁ずり応力（shear stress），血圧に基づく法線応力（伸展張力；細胞を円周方向に引っ張る力）と貫壁性圧力（細胞を押しつぶす力）などの機械的刺激（メカニカルストレス）が作用する（図 2.5）。

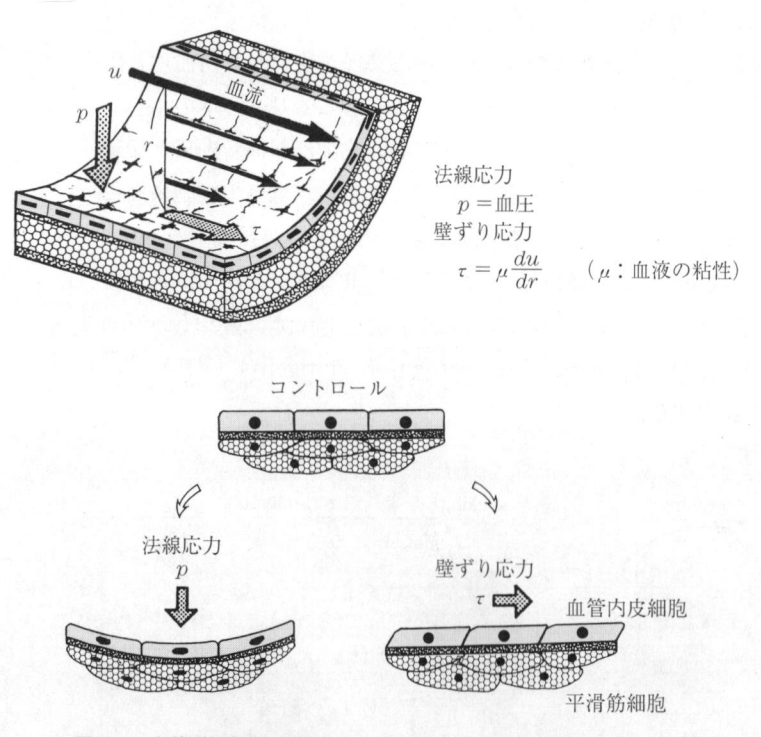

法線応力
$p = $ 血圧
壁ずり応力
$\tau = \mu \dfrac{du}{dr}$　（μ：血液の粘性）

図 2.5　血管壁に作用するメカニカルストレス（血行力学的応力）

2.2.1 血流刺激（壁ずり応力）

壁ずり応力は血管壁の内面を覆っている内皮細胞を血流の方向に歪ませる刺激となる。Liuら[2]は壁ずり応力を作用させたときの培養内皮細胞の形状変化を微分干渉顕微鏡で観察し、流れの方向に細胞が実際に歪むことを確認している。

半径rの血管内を粘度μの血液が定常的に流れているとき、血管壁に近い血液は粘性によって引き止められて、血流が中央に比べて遅くなる。そのため、血流の速度分布は流れの軸からの半径方向の距離rの二次式で表される放物線となる。この速度分布に現れる勾配、いわゆる速度勾配Dは血液をニュートン流体と仮定し、血流速度をuで表すと

$$D = -\frac{du}{dr}$$

となる。この速度勾配をもつ血液の流れは、血管壁を流れの方向に押しやる力、すなわちずり力を血管に及ぼす。単位面積当りのずり力を、ずり応力あるいは接線応力あるいは剪断応力と呼んでいる。血液がニュートンの粘性法則に従うとすると

$$D = -\frac{1}{\mu}\tau$$

の関係が成り立つ（ここでμは流体の粘性、τは壁ずり応力）ので、τの大きさは流体の粘性と速度勾配（ずり速度）の積

$$\tau = \mu\frac{du}{dr}$$

として表すことができる[3]。このことは、ある径の血管壁に加わる壁ずり応力の強さは、血管の粘性および流速に依存することを意味している。通常、壁ずり応力の単位はdyn/cm^2が使われる。1 dynとは質量1 gの物体に働いて$1\ cm/s^2$の加速度を与えるような力の大きさで、$1\ dyn/cm^2$は$1\ cm^2$につき1 dynの圧力をいう。ときに、壁ずり応力の大きさがパスカルで表現されることがあるが、その関係は1パスカル（Pa）=1ニュートン（N）=$10\ dyn/cm^2$である。

内皮にかかるずり応力は血管の部位により異なっている。それは、血管径や血流速度が部位により異なるためである。**表2.1**はKamiyaら[4]が計算した、血管部位別のずり応力の値を示している。ヒトの生理的条件下の大動脈では$10 \sim 20\ dyn/cm^2$、一方、静脈では$1 \sim 6\ dyn/cm^2$の壁ずり応力が血管壁に作用する。実際の血流は心臓の収縮・拡張に伴って拍動性に変化しているので、壁ずり応力も1心拍内で増減するが、ここに示す値は平均血流量から算出した平均値である。

血管内皮に作用する壁ずり応力をおおまかに推定することはできるが、厳密に決定することはたいへん難しい[5],[6]。その理由は、血管はまっすぐな導管ではなく三次元的に複雑な形態をとり、かつ弾性があるからである。血管は湾曲したり、分岐するため、血液の流れが非常に複雑化し血管壁にかかる壁ずり応力の分布も込み入っている。

2. 血管内皮細胞のバイオメカニクス

表 2.1　血管部位別のずり応力の値[4]

血　管	血管径〔cm〕	血流速度〔cm/s〕	ずり速度〔s⁻¹〕	粘　性〔P〕	ずり応力〔dyn/cm²〕
大 動 脈	1.0	50	400	0.03	12.0
中 動 脈	0.3	13	347	0.03	10.4
〃	0.3	19	525	0.03	15.8
〃	0.34	23	546	0.03	16.4
小 動 脈	0.1	8	640	0.029	18.6
終末動脈	0.06	6	800	0.028	23.0
細 動 脈	0.002	0.3	1 200	0.012	14.1
毛細血管	0.000 55				20.8
〃	0.000 53				26.1
〃	0.000 7				～10
細 静 脈	0.003	0.07	187	0.015	2.8
終末静脈	0.15	1.3	69	0.03	2.0
小 静 脈	0.24	1.5	50	0.03	1.5
中 静 脈	0.6	3.6	48	0.03	1.4
大 静 脈	1.25	33.0	211	0.03	6.3

図 2.6 のように，血流が湾曲部や分岐部にさしかかると血液が壁について流れることができなくなり，いったん壁から離れて再び壁につくようになる。これを流れの剥離（flow separation）と呼んでいる。流れの剥離の起こる場所では血流はよどんで，ゆっくり渦巻く流れが生じる。こうしたところでは血管壁にかかる壁ずり応力は小さく，その方向や強さが非定常となってしまう[7]。また，実際の血流は三次元的な旋回流となることもあるし，レイノルズ（Reynolds）数が大きくなると血管の形状に沿った素直な流れ（層流）ではなく，時間的にも空間的にも不規則な二次流や乱流が生じ，壁ずり応力の分布もたいへん複雑になる。

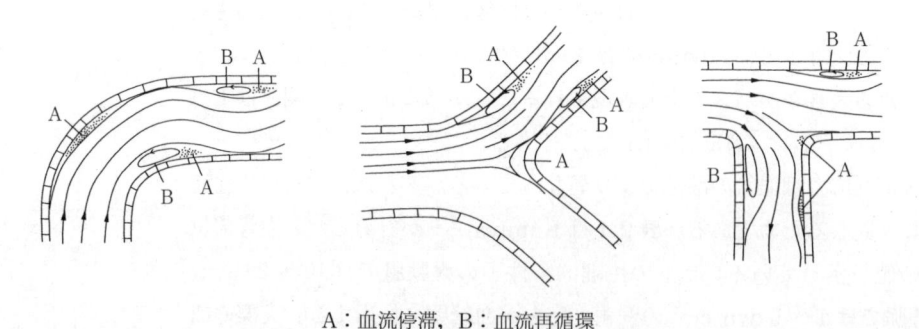

A：血流停滞，B：血流再循環
図 2.6　血管の湾曲部や分岐部の血流プロファイル

従来，壁ずり応力の計算は血管壁が平坦であることを前提としてきたが，実際には血管壁内面を覆う内皮細胞には高さ（数 μm）があり，微視的に見ると凹凸がある。山口[8]はこの問題を数値流体力学的に検討し，1 個の内皮細胞にかかる壁ずり応力は部位により異なり，一様とならないことを証明した。例えば，流れの方向が内皮細胞の長軸に対して直交するときは，最も背の高い細胞核部分の下流には渦が生じ，表面の壁ずり応力は最低と最高で数倍の開きができるという。

また，病的状態にある血管では壁ずり応力の大きさは変わる。例えば，血管に粥状動脈硬化（アテローム）による狭窄性病変が存在すると，狭窄部には非常に大きい壁ずり応力が発生する[9),10)]。Back ら[9)]は直径 3 mm の冠状動脈に 50 % 狭窄があり，血流量が 100 ml/min のときの壁ずり応力を Navier-Stokes の運動方程式から計算した。その結果，1 心拍内で瞬間最大 400 dyn/cm^2 の壁ずり応力がかかることがわかった。

また，細動脈レベルでは収縮・弛緩に伴い血管の形状が大きく変化するので，壁ずり応力の大きさも変わることが予想される。さらに，多血症や骨髄腫などで血液の粘性が異常に高まると内皮にかかる壁ずり応力も増加する。他方，出血などで血流速度が低下し，白血球が血管壁に付着するような状態では，血液の見かけの粘性が上昇し，血管壁にかかる壁ずり応力が 390 dyn/cm^2（径が 50 μm の細動脈）に達することが報告されている[11)]。

2.2.2 血圧刺激（伸展張力と貫壁性圧力）

血圧は心拍動に伴って周期的に変動するため，血管内皮も血管の円周方向に周期的に伸展され内皮細胞には伸展張力が発生する。また，内皮細胞は血圧と血管外の組織圧との圧較差による貫壁性圧力（transmural pressure）を受けて細胞が圧平される。心拍動に伴い血管径が伸展する割合はヒトの大動脈で 9 ～ 12 %，頸動脈で 1 ～ 2 %，大腿動脈で 2 ～ 15 %，肺動脈で 6 ～ 10 %，イヌの大動脈では 1 ～ 8 %，ネコの大動脈では 15 % 程度と報告されている[12)]。なお，貫壁性圧力で内皮細胞の変形がどの程度起きるかについてはよくわかっていない。

2.3　メカニカルストレス負荷実験法

2.3.1　流れ負荷装置

細胞に対するずり応力の影響を見る研究は，培養した細胞に定量的な流れを負荷する実験システムが導入されてから急速に進展した。これまで種々のタイプの流れ負荷装置が考案され実験に使用されてきた。そのおもなものは回転円盤型[13),14)]，平行平板型[15)～17)]，チューブ型[18),19)] である。

〔1〕 回転円盤型

ディッシュの底に培養細胞を直接付着させるか，あるいは細胞を付着させたカバースリップを設置し，ディッシュの中の培養液中に円盤を浸す。この円盤をモーターで回転させると培養液が同心円状に流れ，細胞にずり応力がかかる（図 2.7）。表面が平らな円盤を使うと，細胞にかかるずり応力の大きさはディッシュの中心からの距離に依存する（ディッシュの外側ほどずり応力は大きくなる）が，円錐板ではディッシュのすべての場所で一様なずり応力がかかる。ずり応力の大きさは，図中に示す計算式から算出できる。表面が平らな円盤では，回転速度および円盤とデ

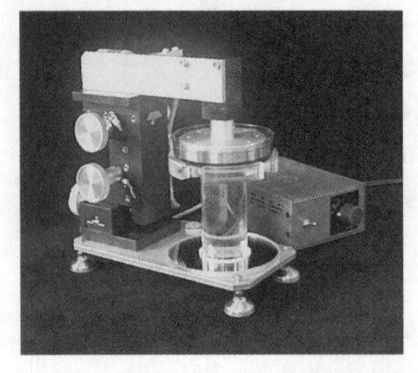

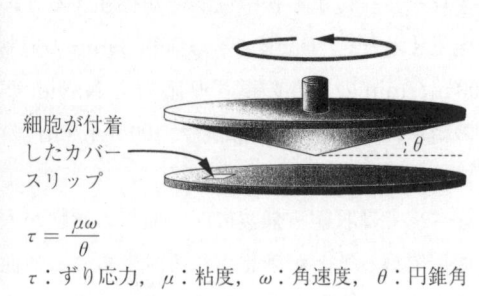

図2.7 回転円盤型流れ負荷装置

$\tau = \dfrac{\mu\omega}{\theta}$

τ：ずり応力，μ：粘度，ω：角速度，θ：円錐角

ィッシュの底との距離を変えることで，円錐板では円錐の角度と回転速度を変えることで，細胞にかかるずり応力の大きさを調節することができる。

また本装置は非層流性の流れを負荷することにも使われている。円錐の角度を大きくし，回転速度を高くすると円周方向の流れが円錐板の近くでは中心から外側へ，ディッシュの底面では外側から中心へ向かうようになる。このため，ディッシュ底面に付着している細胞層には場所によって作用するずり応力の大きさが不均一になり，また，流速のベクトルも時間的・空間的に非定常になる。

こうした流れは直管内のレイノルズ数が2 000以上の乱流や，動脈硬化病変が発生しやすい血管の分岐部で生じる流れの停滞・剥離・再循環などの二次流を伴う擾乱流（disturbed laminar flow）と同じではないが，便宜的に乱流として実験に用いられている。

〔2〕 平行平板型

プラスチックあるいはガラスでできた平板に対向してある厚さのガスケットを挟み，細胞の付着したカバースリップあるいはガラス板を置く。液の出口と入口をつけ，シリコーンチューブと連結し，リザーバーからポンプで液を灌流する（図2.8）。このとき流路の断面は長方形となり，細胞にかかるずり応力の大きさは図中の計算式で算出できる。細胞を付着させる平板を大きく設計すると，大量の細胞に負荷をかけることができる。

〔3〕 チューブ型

細胞付着性のよいシリコーンのチューブの内面に細胞を培養し，チューブの中に培養液を灌流することで細胞に流れ刺激を加える（図2.9）。シリコーンチューブは弾性があるので流れを起こすと内圧が増加しチューブが伸展し，細胞にはずり応力とともに伸展張力が働く。ポンプの出力を調節して拍動性に液を送ると，実際の生体の血管で見られる血流プロファイルを模擬した負荷を行うことができる。

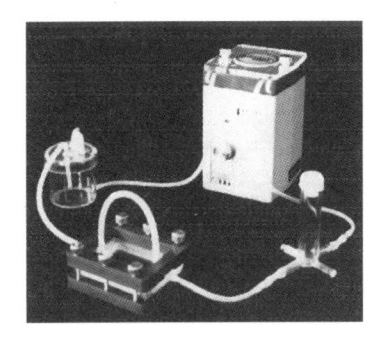

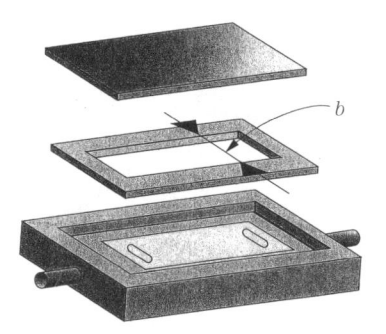

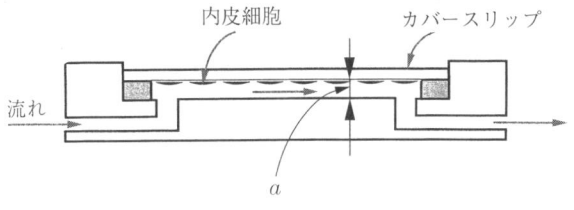

$$\tau = \frac{6\mu Q}{a^2 b}$$
τ：ずり応力，μ：粘度，Q：流量，a：流路高さ，b：流路幅

図2.8 平行平板型流れ負荷装置

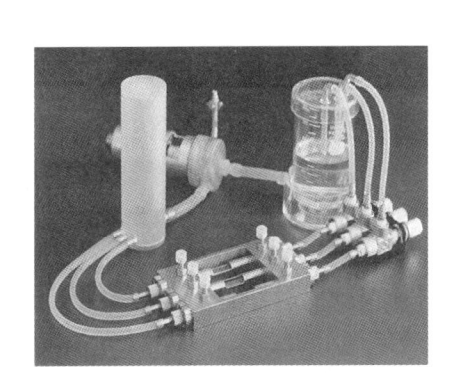

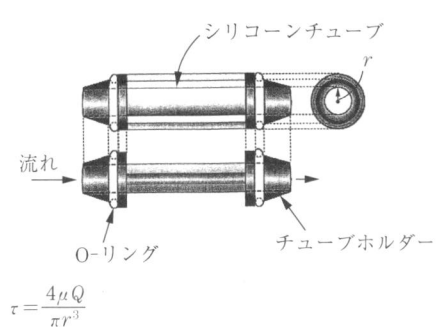

$$\tau = \frac{4\mu Q}{\pi r^3}$$
τ：ずり応力，μ：粘度，Q：流量，π：円周率，r：半径

図2.9 チューブ型流れ負荷装置

2.3.2 張力負荷装置

伸展張力の作用は内皮細胞を弾性膜上に培養し，それを引き伸ばして細胞の反応を見ることで検討できる。Sumpioら[20]はコンピュータ制御のできる伸展張力負荷装置（flexercell stress unit）を開発した（図2.10）。

底が親水性の弾性膜でできた円形ディッシュに細胞を培養し，ディッシュを装置に設置する。ディッシュの底に定量的な陰圧をかけると，弾性膜は一定の距離を伸びて細胞に伸展張力がかかる。陰圧を除くと膜は元の状態に戻るので，これを繰り返すと in vivo の血管に作用する周期的な張力刺激を細胞に与えることができる。

この装置の難点は，ディッシュの底の細胞に均一な張力がかからないことである。円形の弾性膜の辺縁はよく伸びるので細胞にかかる伸展張力は大きいが，中心

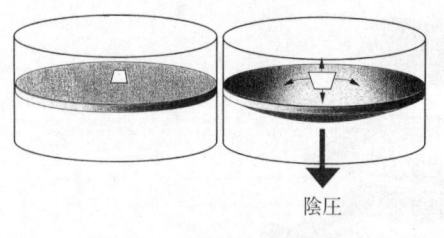

図 2.10 伸展張力負荷装置
(flexercell stress unit)

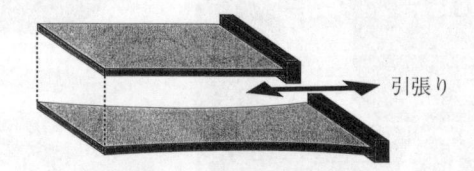

図 2.11 伸展張力負荷装置
(培養細胞伸展システム)

部はそれほど伸びず伸展張力は小さい。

この問題を解決する方法として，Naruse ら[21]は極薄シリコーン膜チャンバーを用い，細胞全体に均一な伸展刺激を加えることのできるシステムを開発した（図 2.11）。

2.4 ずり応力に対する内皮細胞応答

2.4.1 形態・配列の変化

生体内の内皮細胞の形態は血管の部位により異なっている。血流の速いところでは内皮細胞は長円形で，その長軸を血流方向に向けて配列している。一方，血管分岐部の血流が遅く，あるいは停滞するところでは類円形で，一定の配列方向を示さない[22]~[24]。この血管の部位による内皮細胞の形態・配列の差異の原因はずり応力にある。

内皮細胞はずり応力に反応して形態・配列を変える。図 2.12 はヒト臍帯静脈内皮細胞（HUVEC）に 15 dyn/cm^2 のずり応力を 24 時間負荷した前後の位相差顕微鏡写真である。コントロールでは類円形で一定の配列を示さない細胞が，負荷後は形が細長くなり，その長軸を流れの方向と平行（図（a））に配列するようになる。こうした培養細胞にずり応力を作用させて形態の変化を観察する実験は，すで

流れの方向 →

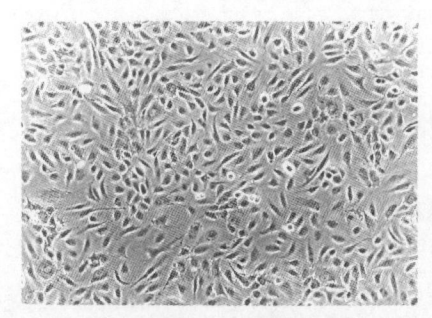

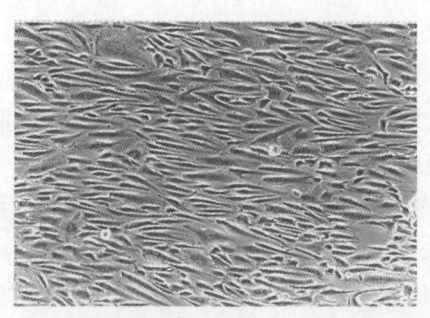

（a）コントロール：静的培養条件下　　（b）流れ負荷：15 dyn/cm^2 のずり応力，24 時間

図 2.12 ずり応力負荷による血管内皮細胞の形態・配列変化

に 1971 年の Krueger ら[25] の報告に見られる。

その後，Dewey ら[26] は回転円錐型の装置で，培養ウシ大動脈内皮細胞 (BAEC) に 1～5 dyn/cm^2 のずり応力を 8 日間負荷しても形態変化が起こらなかったが，8 dyn/cm^2 では 2 日目で細胞の形が円形から長円形に変わり，流れの方向を向く配列を示すことを観察した。流れの刺激により形態・配列変化を起こした細胞を静的培養条件に戻すと，3～4 時間後から形態が元に戻り始め，3 日でほぼ刺激前の状態と同じになったという。

Barbee ら[27] は原子間力顕微鏡（atomic force microscopy）を用いて，内皮細胞の形状に及ぼすずり応力の影響を検討した。原子間力顕微鏡は細胞の表面を微細な探針でなぞって走査し，コンピュータ処理でナノメータレベルの凹凸を立体的な画像にするものである。HUVEC に回転円錐型の装置で 12 dyn/cm^2 のずり応力を 12 時間負荷すると，細胞の高さが低くなり，1 個の細胞が受ける最大のずり応力が小さくなり，かつ場所による差も小さくなることを観察した。内皮細胞がずり応力の増加に対して，受けるずり応力の大きさ，および場所による差，すなわちずり応力の勾配（gradient）をできるだけ小さくするようにその形を変化させるのである。この反応は，増加したずり応力で細胞が剝離するのを防ぐ役割があると考えられている。

2.4.2 細胞骨格の変化

細胞骨格は内皮細胞の形態・接着・運動あるいは細胞間隙を介する物質の透過性の制御にかかわっている。細胞骨格を構成するのはアクチンフィラメント，微小管，中間径フィラメントである。この中でアクチンフィラメントは，内皮の形態の保持のほかに，内皮が傷害を受けた後の修復（再生能）にも重要な役割を果たす[28),29]。このアクチンフィラメントの構造や細胞内分布がずり応力で変化する。

内皮細胞におけるアクチンフィラメントの分布は血管の部位により異なっている。すなわち，局所の血流状態を反映したものとなっている。Kim ら[30] はウサギの大動脈の内皮細胞のアクチンフィラメントをローダミンファロイジンで染色し血管の部位による違いを検索した。腹部大動脈の分岐部で速い血流が作用する flow divider 直後の内壁の内皮では，血流方向に太いストレスファイバーが配列し，一方，血流が遅く再循環する分岐血管の側壁部では，アクチンフィラメントが細胞の辺縁部に分布し，ストレスファイバーは短くて細い。ストレスファイバーとはアクチンフィラメントが束状になったもので，ミオシンや α アクチニンを含んでいる。in vivo の血管では大きいずり応力にさらされる大動脈，心臓の左心室，大動脈弁にストレスファイバーをもつ内皮細胞が観察される[31),32]。

血流が増加するとストレスファイバーが増加する。Masuda ら[33] は実験的にイヌの総頸動脈と外頸静脈間に吻合を作成し，血流量を増加させて内皮のマイクロフィラメントの変化を透過電子顕微鏡で検討した。流速が 2 倍以上増加した動脈内皮

では，1週間で径が6〜7 mmのストレスファイバーが血流方向を向いて細胞内下部に増加し，2〜4週ではその数がさらに増加し，4〜7か月の慢性期では特に細胞間の接着部に増加してくるのを観察している。Kimら[34]はウサギの腹部大動脈に絹糸で径が60％減少する狭窄を作成し，2週間後，同部位を取り出し，内皮のアクチンフィラメントをローダミンファロイジンで染色した。狭窄部から離れたコントロール部の内皮では，アクチンフィラメントは細胞の輪郭を描くように辺縁に分布し，細胞中央には短く，薄いアクチンフィラメントの束が見られた。一方，大きい（コントロールの15倍）ずり応力がかかる狭窄部直上では，細胞辺縁部にはアクチンフィラメントは見られず，細胞中央に流れ方向に配列した長く太いストレスファイバーが観察された。また，ずり応力の大きさと方向が変動する狭窄部直下では，アクチンフィラメントは一定の分布を示さなかった。このことは，ずり応力が大きくなると細胞辺縁にあったアクチンが中心部に移動し，束となってストレスファイバーを形成し，内皮下マトリックスとの接合を強化するといった細胞骨格の再構成が起こることを意味している。

　こうした細胞骨格の反応は in vitro でも観察されている。Deweyら[26]はBAECに回転円錐型の装置でずり応力を作用させたところストレスファイバーが細胞内に現れ，流れの方向に配列することを報告した。Frankeら[35]はHUVECに回転円錐型の装置で2 dyn/cm²のずり応力を3時間負荷した後，ストレスファイバーの量が著明に増加するのを観察している。Wechezakら[36]はBAECに平行平板型の装置でずり応力（6または26 dyn/cm²）を2〜24時間作用させ，アクチンフィラメントが流れの方向に配列することを示した。Girardら[37]はBAECに30 dyn/cm²のずり応力を24時間かけると，図2.13のようにF-actinが流れの方向に向き，フィブロネクチン受容体（インテグリン $\alpha_v\beta_1$）の分布も変化することを観察した。

　ずり応力によりアクチンフィラメントの細胞膜終末端の接着斑（focal contact）およびその関連蛋白の分布も変化する[38],[39]。ウシの頸動脈の培養内皮細胞に平行平板型の装置で93 dyn/cm²のずり応力を2時間かけたときの接着斑とビンキ

← 流れの方向

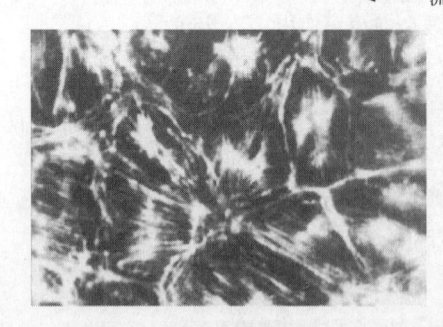

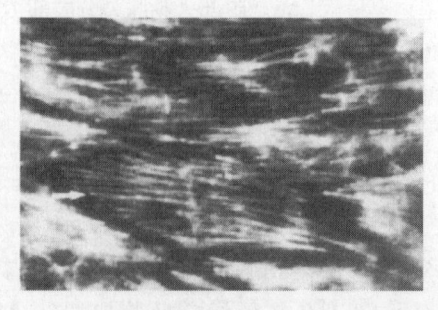

流れ刺激前　　　　　　　　　　　　流れ刺激後

図2.13　細胞骨格（アクチンフィラメント）の変化[37]

ュリン蛋白の分布を見ると，流れ負荷前では接着斑は内皮下にほぼ一様に分布しているが，負荷後は上流側に移動し，ビンキュリンも上流側の辺縁に集まって分布するようになる．このように，内皮細胞の骨格をなすアクチンフィラメントと，それが結合する接着斑の関連蛋白の分布はずり応力によりダイナミックに変化する．

ずり応力を受けた内皮細胞は固くなる．Satoら[40]はBAECに平行平板型の装置で10，30，85 dyn/cm² のずり応力を30分～24時間負荷し，細胞の固さの変化を測定した．マイクロピペット（先端の断面積 R）に陰圧 ΔP をかけ細胞膜に吸引し，ピペットの中に入る細胞の長さ L を測定して stiff parameter

$$K = \frac{R\Delta P}{L/R}$$

を算出した．その結果，ずり応力の大きさが大きくなるほど，また負荷時間が長くなるほど K が大きく，すなわち細胞が固くなった．ずり応力により細胞骨格，特にアクチンフィラメントの構造が変化したことが原因ではないかと考えられている．

2.4.3 内皮再生能

生理的状態の脳や骨格筋の毛細血管の内皮細胞はほとんど細胞分裂を起こさず，その turnover（新旧細胞が入れ替わる）に要する時間は約1 000日といわれている．培養状態で細胞数が増加したがいに密着して隙間がない状態（confluent）になると細胞増殖は止まる．これは細胞増殖に細胞どうしの接触による阻害（contact inhibition）がかかったと表現される．confluent な内皮層に傷害が加わりその一部が剝がれると，周辺の内皮細胞は遊走と増殖を開始し速やかに剝離部を修復しようとする．これを内皮の再生能と呼んでいる．ずり応力はこの内皮の再生を促進する．

ウシ胎児大動脈内皮細胞を円形ディッシュに培養し confluent に達した後，その一部を cell scraper で剝がし，周辺の細胞が剝離部へ遊走・増殖する様子を静的状態と流れの存在下（回転円盤型装置）で比較した．図2.14 は実験前後の位相差顕微鏡写真である．24時間で剝離部に遊走・増殖した細胞数と遊走した距離を写真上で測定すると，明らかに流れの存在下で剝離部の細胞数も多く遊走距離も長いことがわかる．特に流れの下流方向で顕著である（図2.15）[41]．

図2.16 は内皮細胞を propidium iodide で染色して得た DNA ヒストグラムである．DNA ヒストグラムには二つのピークが見られる．左はピーク細胞分裂周期の休止期とDNA合成準備期，右は細胞分裂準備期と分裂期の細胞が含まれる．ずり応力が加わると左のピークの細胞が減り，右のピークの細胞が増加している[42),43)]．このことは，ずり応力が内皮の再生過程において内皮細胞のDNA合成を刺激し，細胞分裂を促進することを示している．

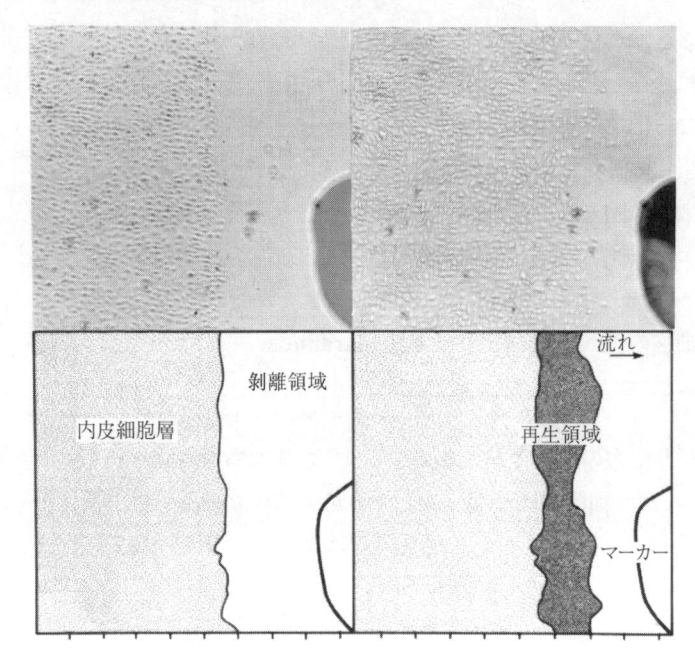

図 2.14　内皮細胞層一部剥離後に起こる再生過程に及ぼすずり応力の結果

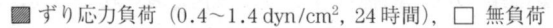

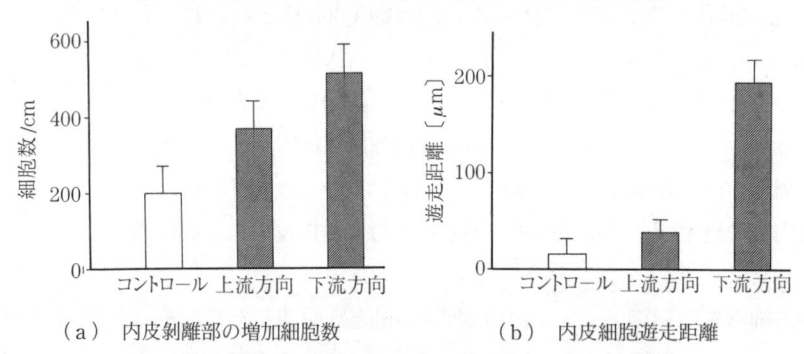

■ ずり応力負荷（0.4〜1.4 dyn/cm², 24時間），□ 無負荷

（a）内皮剥離部の増加細胞数　　（b）内皮細胞遊走距離

図 2.15　内皮再生に及ぼすずり応力の結果の定量的評価
（各12か所の平均±標準偏差）

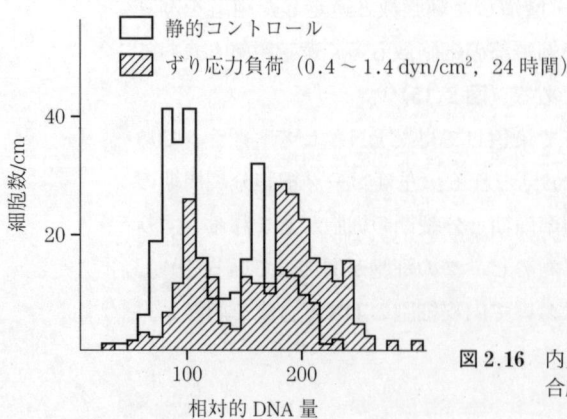

□ 静的コントロール
▨ ずり応力負荷（0.4〜1.4 dyn/cm², 24時間）

図 2.16　内皮再生過程におけるDNA合成に及ぼすずり応力の効果

2.4.4 内皮増殖能

Eskinら[44]は化学繊維でできた管の内面に培養したBAECにずり応力（約3 dyn/cm²）を作用させたところ1週間で細胞の数が1.4〜4.7倍に増加するのを観察した。イヌの頸動脈の吻合実験でもずり応力が内皮細胞の増殖を刺激することがMasudaら[45]によって報告されている。頸動脈と静脈との吻合後4週間，血流が約4倍に増加し，径の増大がまだ起こらない時点で内皮細胞の密度が約2倍に増加した。図2.17はその走査電子顕微鏡写真で，ずり応力が増加した血管では細胞が細く短くなり，核が長球状に突出し，単位面積当りの数も明らかに増加しているのがわかる。

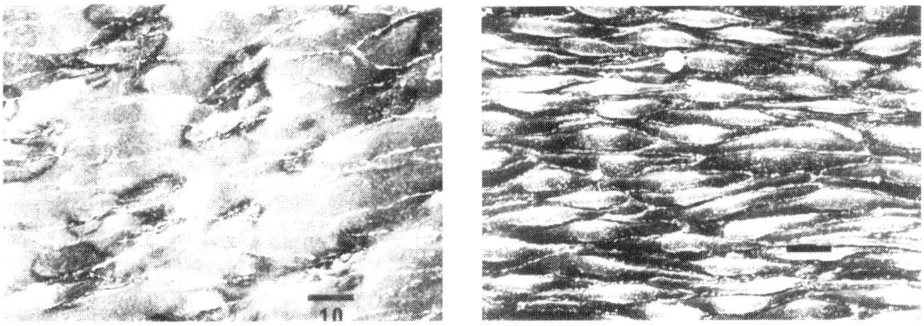

（a）コントロールの頸動脈　　（b）動静脈シャント作成による血流負荷後の走査電子顕微鏡写真

図2.17 イヌの頸動脈内皮の血流負荷による形態・配列変化[45]

一方，ずり応力が内皮細胞の増殖能に影響しない，あるいは逆に抑制するとの報告も見られる。Dewey[46]は回転円錐型の装置でBAECに1 dyn/cm²と5 dyn/cm²のずり応力を1週間かけたが細胞密度に変化が起こらなかったことを報告している。Levesqueら[47]の観察ではconfluentなBAECに平行平板型の装置で30 dyn/cm²のずり応力を24時間かけたが，³H-チミジンの取込みはコントロールと差がなく，一方，細胞が増殖しているsubconfluentな状態でずり応力を作用させると，30〜90 dyn/cm²の範囲でずり応力の大きさ依存性に細胞増殖が抑制を受けたという。Akimotoら[48]はBAECとHUVECでずり応力（5 dyn/cm²と30 dyn/cm²）が³H-チミジンの取込みを有意に抑制するが，この反応はずり応力がサイクリン依存性キナーゼ阻害蛋白であるp21を増加させた結果であることを報告している。概して*in vivo*や内皮細胞が増殖できるスペースがあるときにはずり応力は増殖を刺激するが，培養状態で細胞どうしが密に接着し，増殖のcontact inhibitionがかかっているときにはずり応力は増殖に影響しないか，抑制すると考えられる。

層流ではなく，乱流のずり応力の内皮増殖に及ぼす効果も検討されている。Daviesら[49]はウシの大動脈内皮細胞に回転円錐型の装置で層流と乱流を負荷し，³H-チミジンの取込みを測定した。その結果，層流の1.5あるいは14 dyn/cm²のずり応力を24時間負荷しても変化がなかったが，乱流の1.5 dyn/cm²では3時間

で³H-チミジンを取り込む細胞の比率が17％，14 dyn/cm² で44％増加した。すなわち，乱流のずり応力には内皮細胞の増殖刺激効果があることを示した。この乱流は24時間負荷すると細胞の剝離を起こし，密度がコントロールの89.5％に低下している。同様にDepaolaら[50]は回転円錐型の装置で細胞の付着したカバースリップの上流に流れを障害する物体を置き，流れの剝離や乱流が生じるようにした。こうした場所では内皮細胞が受けるずり応力の絶対値は小さいが，ずり応力の勾配は大きくなる。乱流を受けた細胞は下流へと遊走し，細胞密度が低下するが，残った内皮細胞はブロモデオキシウリジン（bromodeoxyuridine；BrdU）の取込みが亢進，すなわち細胞分裂が盛んになったという。

2.4.5 内皮透過性

毛細血管あるいは大血管の内皮の物質透過性は血流により修飾を受ける。Shibataら[51]は家兎のtenuissimus筋をショ糖とほぼ同じ分子量（342）のCr-EDTA（341）で染めて，毛細血管を介するクリアランスの様子を生体顕微鏡で観察し，血流速度を変えたときの透過性の変化を検討した。その結果，血流が速くなると水溶性の低分子の透過性が増加することが判明した。これには，毛細血管を通る赤血球が血管壁近傍にできる拡散境界層を壊す効果が血流速度の増加に伴って強くなるため透過性が高まる機序と，ずり応力が増大し内皮の透過性を亢進させる機序が考えられる。後者の機序に関しては，ずり応力により内皮細胞の収縮が起こり，細胞間隙が広がる可能性が考えられる。内皮細胞にずり応力が作用すると，細胞を収縮させる作用のあるヒスタミンが産生・放出されることが，ウサギの胸部大動脈の灌流実験およびBAECに流れを負荷する実験で観察されている。

DeForrestら[52]は平均ずり応力が22〜109 dyn/cm² の拍動流を1時間流し，血管組織のもつヒスチジンデカルボキシラーゼ活性（ヒスタミン合成に直結する）を測定し，ずり応力依存性に活性が上昇することを観察した。Rosenら[53]も長方体のチャンバーの中に細胞を培養したカバースリップをシリコーン糊で付着させてずり応力を1.5時間かけた。その結果，ずり応力2.8，4.6，6.2 dyn/cm² でヒスチジンデカルボキシラーゼ活性がそれぞれコントロールの2.8，2.3，3.7倍に増加することを報告した。

ずり応力により内皮の蛋白透過性が上昇することは，培養内皮細胞を使った in vitro の実験でも観察されている。Joら[54]はゼラチンとフィブロネクチンをコーティングしたポリカーボネート製のフィルターにBAECをconfluentに培養し，これを流れ負荷チャンバーに設置して細胞にずり応力をかけ，蛍光標識したアルブミンの透過量を測定した。その結果，ずり応力1 dyn/cm² では1時間で透過性が4.3倍に，10 dyn/cm² では30分で10.5倍に上昇した。流れ負荷を止めると上昇した透過性が元に戻るのが観察されている。ずり応力でアルブミンの透過が増した機序としては，内皮の食胞作用（エンドサイトーシス，トランスサイトーシス）を介し

た透過が促進される場合と細胞間隙が開く場合が考えられる。前者に関しては，Daviesら[55]がウシ大動脈内皮細胞にずり応力をかけるとホースラディシュペルオキシダーゼのエンドサイトーシスが促進することを確認している。1〜15 dyn/cm^2，2時間の範囲でエンドサイトーシスはずり応力の大きさと時間に依存して亢進した。しかし，8 dyn/cm^2，2時間での増加は190％程度であり，Joらの観察した10倍以上の増加のすべてをこの機序で説明することはできない。ずり応力により内皮細胞が収縮し，細胞間隙が開きアルブミンの透過が増加する機序の関与が大きいと思われる。

2.4.6 血管のトーヌス

生体は血圧を至適に保つ制御機構を有している。すなわち，血圧の変動を頸動脈の圧受容体や心房の伸展受容体などのセンサーがとらえ，その情報を脳（中枢）に伝達する。その応答としてホルモンや自律神経系を介した血管のトーヌス（収縮，弛緩）や循環血液量の調節が行われている。こうした中枢性の調節のほかに，内皮細胞や平滑筋細胞などによる局所的な調節系が存在する。

血管細胞による血管トーヌスの局所的調節には下記のような多くの系がかかわっている。

① NO系
② プロスタグランジン系
③ ナトリウム利尿ペプチド系
④ エンドセリン系
⑤ レニン-アンギオテンシン系
⑥ アドレノメデュリン系

これまでの研究でずり応力は内皮細胞のNOやプロスタサイクリンなどの平滑筋弛緩物質の産生を促進し，一方，血管収縮に働くET（エンドセリン）やアンギオテンシンII産生にかかわるアンギオテンシン変換酵素などの発現を抑制することがわかってきた。したがって，生体の血管は血流に起因するずり応力により，つねにそのトーヌスが低く抑えられているといえる。この内皮依存性の血管拡張性の調節が破綻（弛緩物質に対する平滑筋の感受性の障害も含む）すると血圧は上昇し，高血圧病態につながる可能性がある。

〔1〕 NO

血流が増加すると血管が急性的に拡張する現象が起こるが，これは内皮からの平滑筋弛緩因子の放出による。Pohlら[56]は *in situ* でイヌの大腿動脈の径変化を超音波でモニターしながら血流量を増加（4〜5倍）させると，明らかな径の増加，すなわち血管拡張が起こることを観察した。一方，内皮をバルーンで剝離すると血流が増加しても血管径は変わらない（図2.18）。このことは血流増加に対する血管拡張反応は内皮依存性であることを示している。

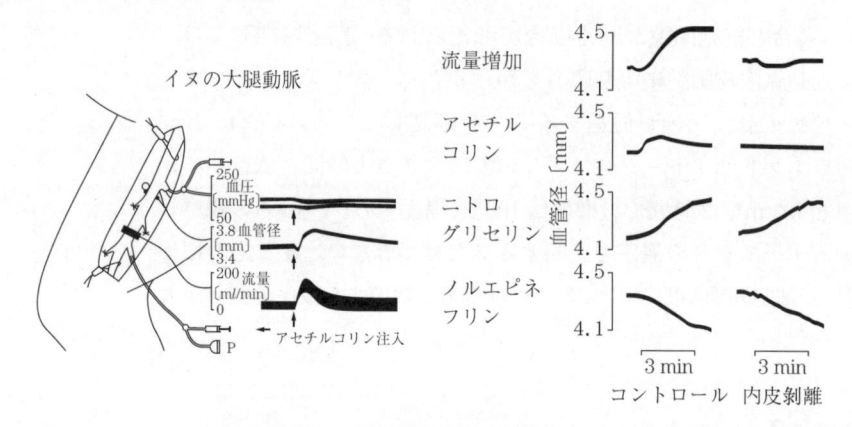

アセチルコリンは内皮に作用して血管拡張物質を産生させる。ニトログリセリンとノルエピネフリンは平滑筋に作用して，それぞれ血管拡張と血管収縮を起こす。流量増加による血管拡張は内皮依存性であることがわかる。

図 2.18　血流による内皮依存性血管拡張反応[56]

Rubanyiら[57]はイヌから摘出した大腿動脈を灌流する実験系で，灌流液をイヌの冠動脈切片にかけて張力の変化を測定した。灌流量を増やすと冠動脈切片の張力が明らかに低下した。灌流量が増えると大腿動脈からプロスタサイクリンの分泌量が増えたが，その阻害薬であるインドメタシンを投与しても，流量増加による冠動脈切片の張力低下はほとんど影響を受けなかった。このことから，流量増加に反応して大腿動脈内皮からプロスタサイクリン以外の血管拡張物質が放出されるとした。

同様に，Holtzら[58]は *in situ* のイヌの冠動脈で血流が増加して起こる拡張反応にプロスタサイクリン以外の因子が関与することを指摘した。

その後，Cookeら[59]はウサギから摘出した腸骨動脈で，流量を増やすと血管径が増大する現象を観察したが，この流れの効果はNOの合成を阻害するN^G-モノメチル L-アルギニン（L-NMMA）で消失することを証明した。すなわち，流れが血管内皮からのNO放出を刺激することを証明したのである。

ずり応力が内皮のNO産生を刺激することは *in vitro* の実験でも示されている。Korenagaら[60]はウシ胎児大動脈から培養した内皮細胞に，平行平板型の流れ負荷装置で定量的なずり応力を細胞に作用させてNO産生の変化を検索した。産生されたNOは，内皮細胞のグアニル酸シクラーゼを活性化し細胞内 cGMP 濃度を上昇させるので，cGMP量をラジオイムノアッセイで測定してNO産生の指標とした。内皮細胞にずり応力が作用すると細胞内 cGMP 濃度が上昇した。NO合成の特異的阻害薬である L-NMMA の存在下では，ずり応力による cGMP 上昇は完全に阻止され，一方，NOの基質となる L-アルギニンを加えると，この L-NMMA の効果が明らかに抑制された。このことは，内皮細胞にずり応力が加わると cGMP が上昇するが，それは産生された NO によることを示している。図 2.19 は内皮細胞に作用させるずり応力の大きさを変えて cGMP の上昇，すなわち NO 産生

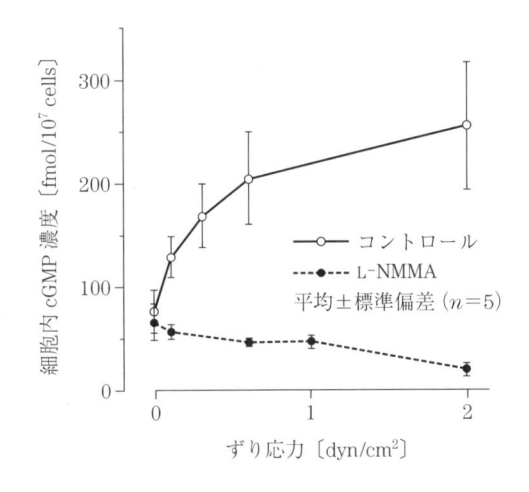

図 2.19 内皮細胞の NO 産生に及ぼすずり応力の効果

を見たものである。ずり応力の大きさ依存性に NO 産生が促進されることがわかる。ほぼ同様の結果が他の実験系でも得られている。

マイクロキャリヤビーズに培養した BAEC を生理食塩水の入ったガラス容器に入れ，マグネチックスターラーで攪拌しずり応力をかけると，容器中に置いたウサギの血管切片の張力が低下した[61]。この反応はあらかじめ NO を失活させるメチレンブルーやヘモグロビンで血管を処理したり，流れ負荷のときに容器に L-NMMA を入れると消失することから，ずり応力によりビーズ上の内皮細胞から NO が産生された結果であると考えられた。また，ビーズに培養した内皮細胞をカラムに詰め，灌流した液を肺動脈切片にかけて張力の変化を測定した実験では，ずり応力を 0.3, 1.0, 3.0 dyn/cm² と段階的に増加させると，張力も段階的に低下した[62]。この反応も NO の合成や活性を阻害する処理で消失することが確認されている。

Ohno ら[63]はペトリディッシュに BAEC を培養し回転円錐型の装置でずり応力を加え，ずり応力が 0～40 dyn/cm² の範囲で大きさ依存性に cGMP 濃度が上昇することを観察している。

（a）**NO 合成酵素の活性化**　ずり応力による血管内皮の NO 産生調節は NO 合成酵素（endothelial nitric oxide synthase；eNOS）を介して行われる。ずり応力による eNOS の調節には短期的（急性）機序と長期的（慢性）機序が働く[64]（図 2.20）。

（i）**短期的機序**　急性的にずり応力が変化した場合にはいくつかの異なる機序で eNOS の活性化が調節される。大きく分けて Ca^{2+} を介する経路と介さない経路がある。前者はずり応力が作用して数秒から 30 分以内に起こる NO の大量な放出にかかわり，一方，後者は，その後，ずり応力が作用している間中持続する少量の NO 放出にかかわると考えられている。

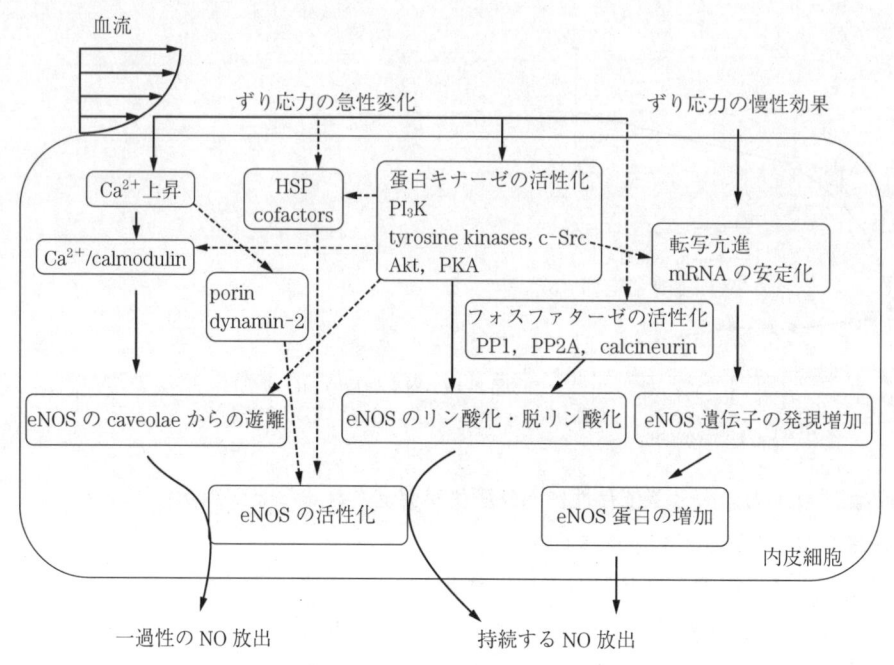

図 2.20 ずり応力による血管内皮 NO 産生の調節機序（破線は可能性のある経路）

(ii) Ca²⁺ 依存性機序　ずり応力が内皮細胞に作用すると細胞内 Ca²⁺ 濃度の上昇反応が現れる。細胞内 Ca²⁺ 濃度が上昇すると，Ca²⁺ とカルモデュリン（Ca²⁺ 結合蛋白質）の複合体が形成され eNOS が活性化される。不活化型の eNOS はカベオリンを介してカベオラに結合しているが，Ca²⁺/カルモデュリン複合体が結合するとカベオリンが外れ，カベオラから遊離して活性化型に変わる[65]。細胞内 Ca²⁺ 濃度の上昇は eNOS の近くに分布する dynamin-2（GTP 結合蛋白）[66] や porin（電位依存性アニオンチャネル）[67] と eNOS との相互作用を刺激して，eNOS を活性化する機構も存在する。

(iii) Ca²⁺ 非依存性機序　eNOS の活性化にリン酸化は重要な役割を果たしている。eNOS には少なくとも 5 か所のリン酸化部位がある（S 1179, S 635, S 617, T 497, S 116）。これらのリン酸化には多くの蛋白キナーゼとフォスファターゼが関与する。内皮細胞をチロシンキナーゼ阻害薬で処理するとずり応力による NO 産生反応が著明に抑制される[68),69)]。このことはチロシンキナーゼがずり応力による eNOS 調節にかかわっていることを示している。しかし，その作用機序はまだよくわかっていない。

チロシンキナーゼは直接 eNOS をリン酸化するのではなく，むしろ，eNOS の関連蛋白であるヒートショック蛋白（HSP 90），カベオリン，カルモデュリンとの相互作用にチロシンリン酸化依存性に影響を及ぼしている可能性が指摘されている[70]。eNOS には蛋白キナーゼ C によりリン酸化を受ける部位（T 497 と S 116）があるが，ずり応力が蛋白キナーゼ C を活性化することを示す証拠は得られてい

ない。ずり応力は蛋白キナーゼ B/Akt を活性化するが，これが eNOS の S 1179 と S 617 をリン酸化すること[71]，また，ずり応力で内皮細胞の蛋白キナーゼ A が活性化され eNOS の S 1179 と S 635 がリン酸化を受けることが知られている[72]。その他，eNOS のリン酸化にかかわる AMP-activated キナーゼとカルモデュリン依存性キナーゼ，あるいは eNOS の脱リン酸化にかかわるフォスファターゼ（PP 1，PP 2 A，calcineurin）がずり応力による eNOS 調節に関与しているかについては現在のところ不明である。

リン酸化以外の Ca^{2+} に依存しない機序として eNOS の活性を調節するいくつかの蛋白を介するものが考えられる。例えば，HSP 90 は最初，チロシンリン酸化された eNOS 関連蛋白（90 kD）として発見されたが，eNOS を活性化する作用があり，この作用がずり応力で促進を受けることが報告されている[73]。また，eNOS の活性はその局在，すなわちカベオラ，ゴルジ，細胞質のどこにあるのか，あるいは eNOS の細胞内移行に重要な脂質修飾（アシル化反応）や BH4，Fe，FAD，FMN，NADPH などの補因子（cofactors）によっても調節されている。これらにずり応力がどのような影響を及ぼすのかについてはまだ十分解析されていない。

(iv) **長期的機序** ずり応力の変化が長期的に持続すると eNOS の遺伝子発現レベルが上昇する[74]。ずり応力を負荷して 6 時間以内の eNOS mRNA の増加は転写を介しているが，それ以降続く増加は mRNA の安定化を介することが指摘されている[75]。転写制御の場合，ずり応力により転写因子 NFκB（nuclear factor kappa B）が活性化し，それが eNOS 遺伝子のプロモーターにある GAGACC の配列に結合することで転写が亢進する。この NFκB の活性化にはずり応力によるチロシンキナーゼ c-Src と extracellular-related kinase 1 and 2（ERK 1/2）の活性化が重要な役割を果たしている。この c-Src と ERK 1/2 の活性化により IκB のリン酸化が起こり，p 50/p 65 が核内に移行する。この GAGACC はずり応力で PDGF-B 鎖の遺伝子の転写が促進を受けるときに働くずり応力応答配列として報告されている[76]。mRNA の安定化に関しては，それにかかわる RNA 結合蛋白とその結合部位はまだ明らかになっていない。

(b) **ずり応力で産生される NO が果たす役割** ずり応力に反応して産生された NO が果たす役割で重要なものには，
① 血管拡張
② アポトーシス抑制
③ 血小板粘着抑制
④ 単球接着抑制
⑤ 抗動脈硬化作用
⑥ 血管新生

などがある。ずり応力には内皮細胞のアポトーシスを抑制する効果があるが，それに NO がかかわっている。NO はカスパーゼ-3，-6，-8 の働きを抑制するととも

に[77]，セラミド，ヒートショック蛋白（HSP 70），Bcl-2を増加させてTRADD（TNF-receptor associated death domain protein）の補充を抑制し[78]～[80]，さらにPI$_3$K-Akt経路を活性化することでアポトーシス抑制に働く[81]。単球接着に対するNOの作用機序は確定していないが，NOが転写因子NFκBを不活化して接着分子VCAM-1の遺伝子発現を抑制することで単球接着を抑える機構が考えられている[82]。これに加え，NOには酸化ストレスを取り除く効果や平滑筋の増殖を抑制する効果がある。これらはすべてNOの抗動脈硬化作用につながっている。血流の増加は血管新生を刺激するが，これにNOがかかわる可能性がある。VEGF（vascular endothelial cell growth factor）には内皮細胞のNO産生を増加させる作用があるが，このNO産生を阻害するとVEGFの血管新生効果が抑制を受けることが指摘されている[83]。

〔2〕 **プロスタサイクリン**

アラキドン酸からシクロオキシゲナーゼの作用で作られるプロスタサイクリンは強い血管拡張作用を有している。このプロスタサイクリンが血流に依存して産生されることがラットから摘出した肺の灌流実験で示された[84]。平衡塩類液を流すと流量に依存して直線的にプロスタグランジン$F_1\alpha$（プロスタサイクリンの安定した代謝物）が増加したのである。その後，流れ刺激で内皮細胞のプロスタサイクリン産生が促進されることが in vitro でも確認された[85]～[87]。すなわちずり応力によりBAECのプロスタサイクリン産生が増加し，2分以内にピークが現れ，その後はすぐ下降する反応が見られている。ずり応力の強さが強いほどピークも大きくなるが（**図2.21**），累積の産生量とは関係がなかった。この場合，流れのない状態（ずり応力がゼロ）から刺激する分泌が促進されるが，流れのある状態からずり応力を変化させてもあまり促進が起こらないという。

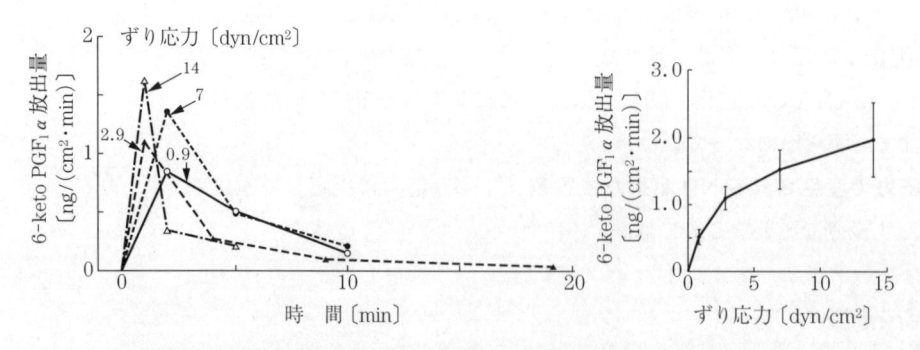

図2.21 内皮細胞のプロスタサイクリンに及ぼすずり応力の効果[86]

〔3〕 **CNPとAM**

NOと同様，平滑筋細胞の可溶型，膜型グアニル酸シクラーゼを活性化して平滑筋弛緩を起こすナトリウム利尿ペプチドファミリーの一つであるCNP（c-type natriuretic peptide），およびヒトの褐色細胞腫組織より発見され，プロスタサイク

リンと同じく平滑筋細胞の cAMP を上昇させて弛緩を起こす AM（adrenomedulin）の産生もずり応力で亢進することが知られている[88),89)]。Chun らは動脈レベルのずり応力である 15 dyn/cm² を培養 HUVEC に負荷し CNP，AM の mRNA レベルが上昇することを観察している。また，CNP は蛋白としての分泌量もずり応力で増加することが確認されている。

〔4〕 ET

1989 年，Yoshizumi ら[90)] はブタの培養内細胞に円錐型の流れ負荷装置で 5 dyn/cm² のずり応力を作用させたところ，時間とともに ET の産生量が直線的に増加することを観察した。このとき ET の mRNA は，ずり応力負荷 1～4 時間でピークを示す一過性の上昇を呈した。その後，この反応がずり応力により F-アクチンが G-アクチンに脱重合する現象と連鎖していることが示された[91)]。一方，Sharefkin ら[92)] は HUVEC に平行平板型の流れ負荷装置で 25 dyn/cm² のずり応力を 24 時間作用させて ET の蛋白の分泌量と mRNA レベルの変化を検討した。その結果，ずり応力が ET の分泌を抑制することが示された。Malek ら[93)] は BAEC に円錐型の負荷装置でずり応力をかけ，ET の放出が 1～2 時間で急激に減少し，20 時間以降は低下した状態が持続することを観察した。おそらく小さいずり応力の初期には ET の産生が促進されるが，比較的大きい（10 dyn/cm² 以上）ずり応力が長時間作用すると抑制を受けると考えられる。

〔5〕 ACE

内皮の ACE（angiotensin converting enzyme）産生がずり応力で抑制を受けることが報告されている。Rieder ら[94)] はウシの肺動脈の培養内皮細胞に 20 dyn/cm² のずり応力を 18 時間負荷したところ ACE mRNA レベルが 1/10 に減少し，また蛋白の活性は負荷開始 4 時間から低下し，18 時間で約半分になることを観察した。

2.4.7 抗血栓活性

血管内皮は血管内で血液凝固，血小板凝集，血栓形成が起こらないように高い抗血栓活性を発揮している。先に述べたずり応力で増加するプロスタサイクリンや NO はともに強力な抗血小板凝集作用を有している。また，内皮細胞表面には糖蛋白トロンボモジュリン（TM）が発現しているが，TM はトロンビンと結合して，トロンビンのフィブリノーゲン凝固活性や血小板凝集活性を失わせ，同時に凝固因子を不活化するプロテイン C を活性化することで強い抗血栓活性を発揮する。ずり応力がこの TM の発現を増強する[95)]。図 2.22 は HUVEC にずり応力を加え TM 蛋白量をフローサイトメトリーで測定した結果を示している。ずり応力負荷の時間および大きさ依存性にトロンボモジュリンが増加している。また，抗血液凝固作用のあるヘパラン硫酸の産生もずり応力（15，40 dyn/cm²，24 時間）で増加することが報告されている[96)]。さらに，内皮はフィブリンを溶解するプラスミンの産生にかかわるプラスミノーゲンアクチベータを分泌するが，この機能もずり応力

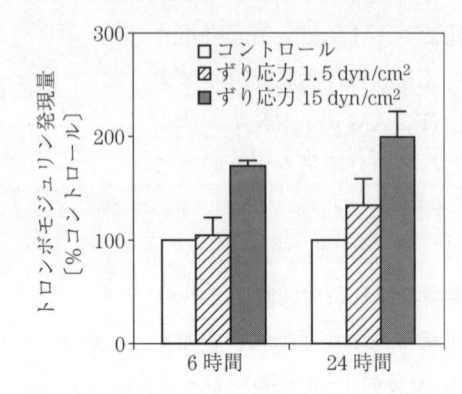

図 2.22 フローサイトメトリーで測定した内皮細胞のトロンボモジュリン発現に及ぼすずり応力の効果

により高まることが知られている[97]。このように，ずり応力は内皮の抗血栓活性を高める方向に作用する。

2.4.8 増殖因子とサイトカイン

内皮は細胞増殖因子を分泌するが，この機能がずり応力で変化する。PDGF，HB-EGF，bFGF，TGF-β の産生はずり応力で促進される。またサイトカインのIL-1，IL-6 も 6 dyn/cm^2 のずり応力でおのおの 48，24 時間後に産生が増加することが報告されている[98]。造血系のサイトカインである顆粒球マクロファージコロニー刺激因子（granulocyte/macrophage colony stimulating factor；GM-CSF）の産生もずり応力で増加する。こうしたずり応力による増殖因子やサイトカインの産生増加は血流依存性に起こる血管新生や血管のリモデリングにかかわっていると考えられている。

2.4.9 血 管 新 生

血流が血管新生に深くかかわることが指摘されたのは新しいことではない。19世紀後半に Thoma[99] がニワトリ胚の観察で，血流の多いところでは新しい血管の発芽が起こり，一方，血流の少ないところでは血管が退化してゆくことを報告している。その後，Clark ら[100] がオタマジャクシの尻尾で，Thoma の観察と同様に血流の多いところでは血管分岐が盛んに起こるが，血流の少ないところでは血管新生が起こらず，血流の停滞している血管は消失していくことを観察している。こうした血管新生に及ぼす血流の効果は血流に起因する機械的刺激であるずり応力が血管内皮細胞機能を修飾することにより生じていると考えられる。

個体の成長に伴う血管新生に血流が促進的に作用することは Thoma や Clark らの観察が示すとおりであるが，成長した個体においても血流増加が血管新生を促進する事実がとらえられている。運動や筋肉に電気刺激を行うと筋組織の血流が増加するが，それを1か月ほど続けると筋肉の毛細血管数が有意に増加することが観察されている[101]。また，ウサギの耳の一部を穿孔して作成した rabbit year chamber で微小循環を観察しながら血管拡張作用のある α_1-blocker（prazosin）を与えて

血流を増加させると，創部治癒過程における血管新生が明らかに促進されることが示されている[102]。さらに，ラットの大腿動静脈間にシャントを作成することで血流を増加させ，その血管ループを外側から人工真皮（ネオマトリックス）で包んでおくと，2～4週で著明な血管分岐の増加が生じるのに対して，シャントのないコントロールでは血管分岐の増加は起こらないことが示されている[103]。通常，内皮細胞のturnoverは遅く，脳や骨格筋の毛細血管内皮では1000日ほどかかるといわれているが，血管新生の際にはこの内皮細胞のturnover，すなわち増殖が亢進する。実際，イヌの頸動静脈のシャント実験で血流を4～5倍に増加させて1か月たつと内皮細胞密度が約2倍に増加したことが走査電子顕微鏡でとらえられている[104]。

このように，概してずり応力は血管新生にかかわる内皮機能を活性化する。しかし，実際の血管新生でずり応力による内皮機能変化がどの程度，またどのような順序で起こっているかはまだよくわかっていない。

最近，循環する血液中に骨髄由来の内皮前駆細胞（endothelial progenitor cell；EPC）が存在し血管新生にかかわることが指摘された[105]。EPCが既存の血管からつながる新しい血管の新生に動員されるほかに，EPCが血管外に遊走し組織内で管腔形成を起こし，それが既存の血管とつながる場合がある。前者では血流によるずり応力を，後者では組織液の流れによるずり応力を受けると考えられる。ずり応力がEPCの増殖，成熟した内皮細胞への分化，管腔形成を刺激することが報告されている[106]。したがってずり応力の血管新生を促進する効果にEPCを介した経路のあることが示唆される。

2.4.10 アポトーシス

アポトーシス（apoptosis）とは生理的条件下で細胞が自ら引き起こす細胞死のことである。細胞がアポトーシスを起こすと細胞核の断片化と染色体の凝集などが生じる。血流やずり応力が血管細胞のアポトーシスに影響を及ぼすことが知られている。出生時，胎盤が失われると多くの血管で血流が著明に減少するため血管のリモデリングが起こる。この過程で内皮細胞と平滑筋細胞のアポトーシスが出現する[107]。出生直後にヒトの臍帯静脈を静的条件で器官培養するとアポトーシスを起こす内皮細胞が増加するが，流れの存在下で培養するとアポトーシスが起こらなくなる[108]。培養細胞を用いた*in vitro*の検討でも，層流のずり応力がヒト臍帯静脈内皮細胞の増殖因子の除去や，TNFやH_2O_2で誘導されるアポトーシスを防ぐ効果のあることが観察されている[109]。

こうしたずり応力が内皮細胞のアポトーシスを防ぐ効果の機序に，①ずり応力により増加したNO[110,111]，②ずり応力によるserine/threonine kinase Aktのリン酸化がBcl 2ファミリーのBADやプロテアーゼのカスパーゼ9のアポトーシス促進作用の抑制[81]，③ずり応力によるグルタチオンの生合成，スーパーオキシド

ジスムターゼの発現亢進などを介した酸化ストレスからの防御効果[112]，④ずり応力によるインテグリンの発現増強[113]，⑤ずり応力によるカスパーゼ阻害蛋白IAP（inhibitor of apoptosis protein）の増加[114]，などの関与が知られている。

動脈硬化病変との関連では，ヒトの頸動脈に発生するプラークにおいて，小さいずり応力の作用するプラークの下流側に内皮細胞のアポトーシスが発生しやすいことが指摘されている[115]。回転円錐型の流れ負荷装置で乱流のずり応力をヒト臍帯静脈内皮細胞に作用させると，層流のずり応力とは逆にアポトーシスが惹起されることが観察されている[116]。最近，内皮細胞にアポトーシスに関与するTNF受容体ファミリーの一つであるFas（CD 95/Apo-1）受容体とそのリガンド（FasL）が発現していることが判明した。内皮細胞に発現するFasLは接着してくる白血球のアポトーシスを惹起し，不適切な白血球浸潤を制御する働きをしている。酸化LDLにより内皮細胞のFasLが自らのFas受容体に作用してアポトーシスが誘導されることが観察されている[117]。したがって，内皮細胞のFasLは通常は白血球の浸潤を抑制することで抗動脈硬化に働くが，酸化LDLが存在する条件では内皮自身のアポトーシスに関与して動脈硬化促進的に働く可能性がある。こうした内皮細胞のFas受容体やFasLの発現にずり応力がどのような影響を及ぼすかについてはまだ明らかになっていない。

2.4.11 酸化ストレス

酸化ストレスとは一般にsuperoxide（O_2^-），過酸化水素（H_2O_2），hydroxyl radical（$^\cdot OH$）および一重項酸素（$^1O_2$）などの活性酸素や，脂質過酸化物（酸化LDL）あるいは血管拡張物質として同定された一酸化窒素ラジカル（NO^-）など生物学的作用を有するものを指している。従来，酸化ストレスは炎症細胞での役割が中心と考えられていたが，血管内皮細胞や平滑筋細胞でも産生されて細胞障害性に働くだけでなく，細胞内情報伝達をつかさどる重要なセカンドメッセンジャーであることが明らかになってきた[118]（図2.23）[123]。血管で酸化ストレスが増えると内皮機能が傷害されるとともに平滑筋の増殖や遊走が活性化する。内皮細胞からのNOの産生が減少して血管が収縮し，組織因子が活性化して血栓が形成されやすくなる。また，接着分子の発現が亢進して炎症細胞の組織への侵入や細胞外マトリックスを融解する酵素が働いて血管のリモデリングが起こる。一方，生体には活性酸素を消去する酵素SOD（superoxide dismutase）と活性酸素のスカベンジャー（scavenger，不純物除去剤）として働くNOが働いて酸化ストレスによる細胞障害作用を防御する機構が備わっている。ずり応力は血管における酸化ストレス生成と消去に大きな影響を及ぼすことが知られている。

内皮細胞にずり応力が加わるとNADPH oxidaseが活性化しO_2^-，H_2O_2などのROS（reactive oxygen species）が産生される[119]。人臍帯静脈内皮細胞にずり応力を作用させるとROSが増加するが，この反応はずり応力負荷の30分前後をピ

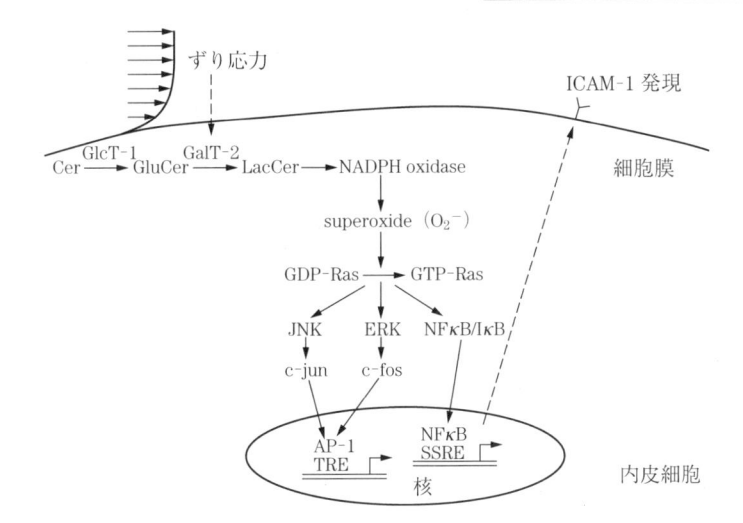

GlcT-1：glycosylceramide synthase，GalT-2：lactosylceramide synthase
Cer：ceramide，GluCer：glucosylceramide，LacCer：lactosylceramide

図2.23 酸化ストレスを介したずり応力の情報伝達[123]

ークとした一過性のものであり，24時間以上は持続しない。しかし，定常流ではなく，例えば1分間に60回振動するずり応力（±5 dyn/cm²）を作用させると24時間後でもROSの増加は続くとの報告がある[120]。ずり応力の性質の違い，すなわち定常的か拍動性か振動性かによってNADH oxidaseの*p22phox*や*p91phox*の発現に及ぼす効果が異なることが指摘されている[121],[122]。ずり応力によるNADPH oxidaseの活性化の上流にスフィンゴ脂質（lactosylceramide）や低分子量G蛋白のRac-1が働いていることが報告されている[123],[124]。細胞内にROSが産生されると蛋白キナーゼのチロシンキナーゼ（proline-rich tyrosine kinase）JNKやERKが活性化し，c-jun, c-fos, NFκBなどの転写因子が活性化して，それらの標的遺伝子の発現を修飾する[125]。例えば，接着分子ICAM-1の発現が増加する[126]。

ずり応力はROSの産生を起こす反面，それを不活化するSODの発現やNO産生を増加させる。ヒトの大動脈の培養内皮細胞にずり応力を作用させるとCu/Zn SODのmRNAレベルが上昇し，その蛋白量と活性も増加するとの報告がある[127]。ずり応力はカルシウムシグナリングやチロシンリン酸化によるeNOSの活性化を介する短期的なNO産生だけでなく，eNOSの遺伝子発現を増加させて長期的なNO産生を刺激する効果があり，産生されたNOがROSを消去する。H_2O_2は内皮細胞のアポトーシスを惹起するがずり応力はこれを防ぐ効果がある。この効果はグルタチオンの合成阻害剤やNOの合成阻害剤で消失することから，ずり応力はグルタチオン酸化還元サイクルやNO産生を通してH_2O_2によるアポトーシスを防ぐと考えられる[128]。

2.4.12 白血球との接着

流れの存在下で行う培養内皮細胞と白血球の接着実験で，流速やずり応力が増加するに伴って接着が抑制を受けることが定量的に示されている。例えば多核白血球を HUVEC 層の上に5分間流すと，ずり応力が 1 dyn/cm² では内皮層 1 mm² 当り 195±20 個接着するが，2 dyn/cm² では 42±6 個になり，さらに 4 dyn/cm² ではゼロとなる[129]。このように流れの存在下における内皮と白血球の接着は接着分子どうしの結合力とそれを剝がそうとする流れの力のバランスで決まる。また，白血球のローリングに関してもずり応力が重要で，0.5 dyn/cm² で最もセレクチンを介したローリングが起こりやすく，それ以上あるいは以下のずり応力ではローリングする白血球の数が著明に減少することが報告されている[130]。これにはずり応力による白血球の変形と内皮細胞との接触時間が重要な因子と考えられている。こうしたずり応力の急性効果のほかに，慢性効果として内皮細胞の接着分子の発現を変えて白血球との接着に影響を及ぼす場合がある。

Ohtsuka ら[131]はマウスのリンパ節の細静脈の内皮細胞（MLEC）に流れ負荷装置で定量的なずり応力を作用させて接着分子の発現の変化を見た。リンパ節の細静脈は多数のリンパ球が内皮に接着し血管外へ遊走するホーミングの起点となっている。このため細静脈の内皮細胞は接着分子 VCAM-1 やホーミングレセプターの CD 44 を豊富に発現している。1.5 dyn/cm² のずり応力を 24 時間作用させて細胞表面に発現する VCAM-1，CD 44 の蛋白量を，モノクローナル抗体を用いた免疫染色とフローサイトメトリーで測定した。その結果，ずり応力で VCAM-1 の発現量が著明に減少することが判明した（**図 2.24**）。VCAM-1 の減少の度合いは作用させるずり応力の大きさに依存した。

また，Ando ら[132]は同じ細胞でリンパ球との接着実験を行ったところ，ずり応

(1.5 dyn/cm², 24 h)

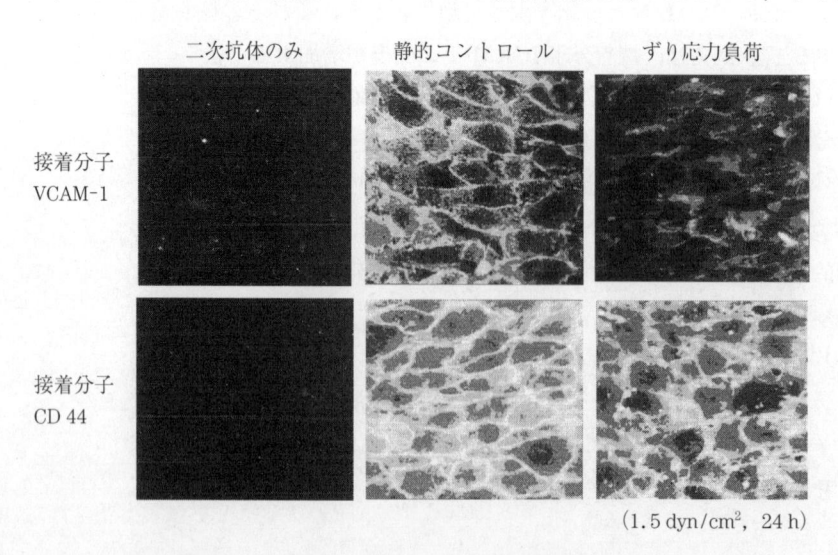

図 2.24 接着分子の発現に及ぼす流れずり応力の効果

力で VCAM-1 が減少した内皮では接着するリンパ球の数が明らかに減少することを観察した。一方，HUVEC ではずり応力をかけると ICAM-1 と E-selectin の発現が増加するが VCAM-1 には変化が起こらない[133]。ICAM-1 と E-selectin の増加はずり応力（15 dyn/cm^2）負荷 4 時間で明らかとなり，8 時間でピークを示し，その後はずり応力が作用している間は高いレベルが維持された。また，0〜33 dyn/cm^2 の範囲で発現量は加えるずり応力の大きさに依存していた。ずり応力の接着分子発現に及ぼす効果は *in vivo* の血管でも観察されている[134]。ウサギの頸動脈の外科的処置で血流が減少した血管では内皮の VCAM-1 発現が増加し，逆に ICAM-1 は減少する。一方，血流が増加した血管では VCAM-1 にはあまり変化が起きないが，ICAM-1 の著明な増加が起こることが観察されている。

2.4.13 ずり応力に対する内皮細胞の時間別応答

多くの内皮機能がずり応力の影響を受けるが，表 2.2 は内皮細胞がずり応力を受けて機能変化が起こる時間で分類したものである。即座に反応が起こる細胞内 Ca^{2+} や K$^+$ チャネルもあれば，12 時間以上かかる tPA の産生増加まで，反応に要する時間は機能によって大きく異なっている。

表 2.2　ずり応力に対する内皮細胞の時間別反応

1 分以内の速い反応	細胞内カルシウム濃度上昇 カリウムチャネルの活性化 細胞膜の過分極 G 蛋白の活性化 イノシトール三リン酸の増加
数分以内のやや速い反応	一酸化窒素（NO）産生増加 プロスタサイクリン産生増加 接着斑の再配列 プロテインキナーゼの活性化
数時間以内のやや遅い反応	細胞骨格の再配列 増殖因子の産生増加 接着分子の発現変化 遺伝子の発現変化
数時間以上かかる遅い反応	エンドセリン産生増加 トロンボモジュリンの発現増加 細胞増殖の変化 細胞形態・配列の変化

2.4.14 定常流と拍動流の効果

培養細胞にずり応力を負荷する実験では，装置を少し工夫することで，一定の速度で灌流する定常流のほかに，周期的に速度を変える拍動流を負荷することができる。実際，定常流と拍動流の両方を負荷して比較した実験結果が報告されている。それによると，同じ強さのずり応力の場合，その効果は定常流よりも拍動流が大きくなる。流れによる内皮細胞の形態変化は拍動流の方が強く現れ，内皮細胞の食胞

作用も定常流よりも 15 分ごとに拍動させた流れの方が促進効果が大きい。また，拍動流によりプロスタサイクリンの産生が定常流の約 2.2 倍の増加を示したこと，c-fos mRNA の発現が拍動流の方がより大きいとの報告も見られる。一方，エンドセリン，トロンボモジュリンに及ぼすずり応力の効果では定常流と拍動流で差が見られていない。

2.4.15 乱流と動脈硬化

ずり応力の大きさと方向が時間的・空間的に非定常な乱流が内皮細胞に及ぼす影響は，層流とは異なっている。乱流は心筋梗塞や脳卒中の原因となる粥状動脈硬化病変の発生とかかわることから，その作用について多くの検討がなされてきた。粥状動脈硬化病変は動脈の分岐部や湾曲部の特定の部位に好発するが，そこは血流が遅く，流れの停滞や再循環や渦が起こる場所である。こうした性質の流れを便宜的に乱流と呼んでいるが，レイノルズ数が 2 000 以上の流体力学的に定義される乱流とは同一ではない。これまで内皮細胞に in vitro で乱流を負荷する実験は，流路の途中に障害物を置いた平行平板型の流れ負荷装置や回転円錐型の流れ負荷装置あるいは特別な流路をもつ流れ負荷装置[135]を使って行われてきている。これらの装置で発生する流れは in vivo の動脈の分岐部で生じる乱流を完全には再現できていないが，小さいずり応力，流れの停滞，再循環，渦など共通の性質を有している。現在，粥状動脈硬化発生に果たすずり応力の役割とその詳細な分子機構はまだ確定していない。ここでは粥状動脈硬化病変の諸過程（白血球の内皮下侵入，脂質の透過・蓄積，平滑筋の遊走・増殖，血栓形成）とずり応力の関係について説明する。

〔1〕 白血球の内皮下侵入

粥状動脈硬化病変の発生初期に単球やリンパ球が内皮下に侵入する現象が観察されている。血液中の白血球が内皮下に移動するためには，まず内皮細胞と接着する必要がある。この接着は両細胞の膜に発現する接着分子の特異的な結合を介して行われる。ずり応力が内皮細胞の接着分子の発現を修飾することで，白血球と内皮との接着に大きな影響を与える。内皮細胞の接着分子 VCAM-1 の発現は層流性のずり応力で減少し，リンパ球の接着数も減少することが報告されている[132]。また，ずり応力は物理的に白血球を内皮から剥がす効果があり，白血球の接着は 2 dyn/cm^2 以下の小さいずり応力の条件で起こるとされている[130]。動脈硬化病変部の内皮で転写因子 NFκB が活性化していることが観察されている[136]。内皮細胞において NFκB の活性化に及ぼすずり応力の効果を 16 dyn/cm^2 と 2 dyn/cm^2 で比較した実験で，2 dyn/cm^2 の小さいずり応力に NFκB を持続的に活性化する効果のあることが示された[137]。NFκB の活性化は標的遺伝子である VCAM-1 や単球走化性蛋白（MCP-1）の発現増加につながる。したがって白血球の接着・内皮下侵入は血流が遅く，内皮に作用するずり応力の小さい部位で起きやすいと考えられる。

〔2〕 脂質の透過・蓄積

粥状動脈硬化病変で内皮下に低比重リポ蛋白（LDL）の蓄積が起こる。しかし，病変が発生する特定の部位でLDLの内皮透過が亢進する機構はまだ明らかになっていない。局所的に内皮細胞の増殖が亢進することで内皮細胞どうしの間隙が開き，大きな分子のLDLが通過できるようになるとの仮説が提唱されている[138]。実際，層流性のずり応力は内皮細胞の増殖を抑制するが[48]，乱流性のずり応力は内皮細胞の増殖を刺激することが指摘されている[49]。また，乱流性のずり応力に内皮層の蛋白透過性を増加させる効果のあることも指摘されている[50]。他方，LDLが内皮間隙ではなく細胞内を小胞輸送される機構の関与も考えられる。この問題の解明はまだ進んでいないが，内皮細胞の酸化LDL受容体の発現がずり応力により修飾を受けることが示されている[139]。また，乱流性のずり応力はNADH-oxidaseを活性化し，LDLの酸化にかかわる活性酸素の産生を増やす作用が[120]，一方，層流性のずり応力は活性酸素を不活化するSOD[127]や脂質の酸化を抑制するHO-1 (heme oxygenase-1)の内皮発現を増加させる作用がある[140]。これらが総合的に作用して乱流性の弱いずり応力が作用する血管部位でLDLの酸化や蓄積を起こりやすくしている可能性がある。

〔3〕 平滑筋の遊走・増殖

層流性のずり応力は内皮細胞から血管拡張作用のあるNOやプロスタサイクリンの放出を増加させ，一方，血管収縮にかかわるETの分泌やACEの発現を抑制する。NOやプロスタサイクリンは平滑筋の増殖を抑制する作用が，ETやACEを介して産生されるアンギオテンシンIIには平滑筋の増殖を刺激する効果がある。また，サイトカインのGM-CSFは平滑筋のアポトーシスを促進する作用があるが，層流性のずり応力は内皮からのGM-CSF放出を促進する[141]。さらに，uPAは線溶活性だけでなく，血管壁で細胞外マトリックスを分解し，細胞増殖因子の放出や平滑筋細胞に発現するuPA受容体を介して平滑筋の増殖を刺激する作用がある。内皮のuPA発現は乱流性のずり応力で亢進する[142]。ちなみに粥状動脈硬化病変部の内皮，平滑筋，マクロファージでuPAの発現は増加している[143]。また，振動性のずり応力は細胞外マトリックスの分解にかかわるmetalloproteinase-9 (MMP-9)やTGF-βスーパーファミリーのBMP-4の分泌を増加させるが，層流性のずり応力にはこうした作用のないことが報告されている[144),145]。乱流性の小さいずり応力の部位では，乱流の効果と層流性の効果が失われることが内膜肥厚につながっている可能性がある。

〔4〕 血栓形成

動脈硬化病変が進行すると血栓形成を伴うようになる。内皮の抗血栓活性で中心的な役割を果たしているトロンボモジュリンの発現はずり応力の調節を受ける。生理的範囲で作用するずり応力が大きい方がトロンボモジュリンの発現量も増える[95]。また，抗血栓作用のあるヘパラン硫酸の発現も層流性のずり応力で増加する

ことが知られている[96]。動脈硬化病変部に狭窄が生じるとそこでは血流速度が増大する。こうした条件では血小板に大きいずり応力が作用して血小板の凝集が起こる可能性がある。実際，血小板が高いずり応力で凝集しやすくなることが報告されている[146]。また，層流性のずり応力で放出されてくるNOやPGI$_2$には血小板凝集を抑制する作用があるので，弱い乱流性のずり応力ではNOやPGI$_2$の効果が発揮されない可能性もある。

このように弱い乱流性のずり応力は粥状動脈硬化の発生・進行を促進する作用が，一方，層流のずり応力には抗動脈硬化作用があると考えられる。**図2.25**はそうしたずり応力と粥状動脈硬化との関係をまとめたものである。ヒトの粥状動脈硬化は遺伝的背景と多くの後天的・環境要因（高血圧，糖尿病，高脂血症，血行力学因子など）が複雑に絡み合って発症してくる疾病であり，一つの因子で発生の機序を説明することはできない。しかし，ずり応力を含む血行力学因子が役割を果たしていることは疑う余地はない。

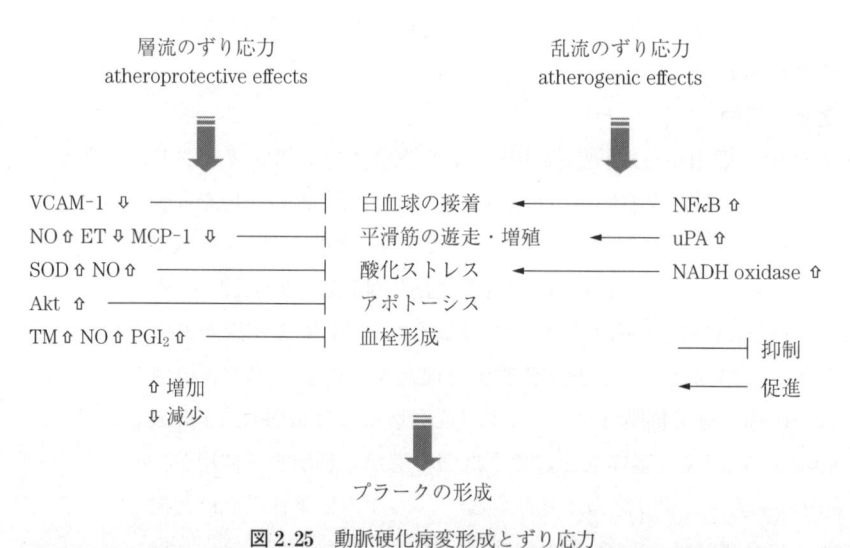

図2.25　動脈硬化病変形成とずり応力

2.5 ずり応力に対する遺伝子応答

2.5.1 ずり応力応答遺伝子

ずり応力で内皮細胞機能が変化する際，その機能に関連した遺伝子の発現も変化することが多い。**表2.3**はこれまで報告されたずり応力により発現が変化する内皮細胞の遺伝子である。

〔1〕 ET

ずり応力に反応する遺伝子として最初に報告されたのは1989年，Yoshizumiら[90]による血管収縮作用のあるETである。ブタの大動脈内皮細胞に回転円錐型

表2.3 ずり応力により発現が変化する内皮遺伝子

遺伝子		応答	遺伝子		応答
生理活性因子	NO	増加	接着分子	ICAM-1	増加
	COX	増加		VCAM-1	減少
	PGDS	増加		E-selectin	増加
	CNP	増加		integrin (α_5, β_1)	増加
	AM	増加		connexin 43	増加
	ET-1	増加・減少	サイトカイン	MCP-1	増加
	ECE	減少	血液凝固・線溶	TM	増加
	ACE	減少		TF	増加
	HO-1	増加		tPA	増加・減少
細胞増殖因子	PDGF-A鎖	増加		uPA	減少
	PDGF-B鎖	増加・減少	酸化ストレス	SOD	増加
	bFGF	増加	受容体	LOX-1	増加
	HB-EGF	増加		PAR-1	増加・減少
	TGF-β	増加	β-チューブリンフォール	ディング補因子D	減少
原癌遺伝子	c-jun, c-fos, c-myc	増加		トロンビン受容体	増加・減少
転写因子	Smad	増加	その他	tfcD	減少
	Egr-1	増加		furin	増加
				Na-K-Cl コトランスポーター	増加
				TNF受容体関連因子3	増加
				p 21	増加

の装置で 5 dyn/cm² のずり応力を負荷すると 1〜4 時間で mRNA が増加し, 4 時間以降は元に戻る反応が起きた. 一方, Sharefkin ら[92] は HUVEC に 25 dyn/cm² のずり応力を 24 時間作用させると ET mRNA が明らかに低下することを報告した. また, Malek ら[93] は BAEC で 15 dyn/cm² のずり応力 1 時間で ET mRNA が 1/5 に低下し, 2〜4 時間で最低になり, 以後はそのまま低い状態が維持されることを観察している.

〔2〕 tPA

線溶活性を有する tPA に関しては, 1990 年, Diamond ら[147] が HUVEC に 25 dyn/cm² のずり応力で mRNA が 24 時間後に 10 倍以上増加することを観察している.

〔3〕 増殖因子

増殖因子の一つである PDGF については 1991 年, Hsieh ら[148] が HUVEC で 16 dyn/cm² のずり応力により 1.5〜2 時間でピークとなり, 4 時間で元に戻る mRNA の増加反応 (PDGF-A 鎖で 10 倍以上, PDGF-B 鎖で 2〜3 倍) を報告している. その後 Mitsumata ら[149] は BAEC で 30 dyn/cm² のずり応力により 3 時間以内に PDGF-B 鎖 mRNA が増加し始め 6 時間でピーク (13 倍) を示し 24 時間まで続く反応を見ている. しかし, PDGF-A 鎖 mRNA には変化がなかったという. ずり応力による PDGF-B 鎖 mRNA の増加 (BAEC で 10 dyn/cm², 4 時間) は Resnick ら[76] も観察しているが, 逆に Malek ら[150] は BAEC で 15 と 36 dyn/cm², 9 時間でそれぞれ PDGF-B 鎖 mRNA が 1/3.9, 1/4.2 に減少すると報

告している。

　上記のデータは培養細胞の検討から得られたものであるが，最近，*in vivo* のデータも報告されている。Kraiss ら[151]はヒヒの大腿動静脈間にシャントを作成し，血流を増加させた後に血管を結紮して血流減少を起こすと，4日目に内皮の PDGF-A 鎖の mRNA が増加していること報告した。このとき，PDGF-B 鎖の mRNA には変化が起きないという。このことから彼らは血流減少で生じる内膜肥厚に PDGF-A 鎖がかかわっていることを指摘した。また，Mondy ら[152]はラットの内・外頸動脈を結紮し総頸動脈の血流を低下させると，内皮の PDGF-A 鎖，-B 鎖の mRNA がともに増加することを *in situ* hybridization で観察している。

　bFGF については Malek ら[150]が BAEC で 35 dyn/cm^2 の負荷，6時間で mRNA レベルが 4.8 倍に増加した後，9時間で 2.9 倍になる一過性の反応の起こることを報告している。また，Morita ら[153]は 1993 年，HB-EGF の mRNA が 8 dyn/cm^2 の負荷後 3 時間でピーク（4.5 倍）を示し，7 時間で元のレベルに戻る増加反応を HUVEC で観察している。

〔4〕 **NOS**

　強力な血管拡張物質である NO の合成酵素（eNOS）の mRNA もずり応力で増加することが知られている。1992 年，Nishida ら[74]は 15 dyn/cm^2，24 時間で BAEC の eNOS mRNA が著明に増加することを報告した。その後，Uematsu ら[154]が 1.2～15 dyn/cm^2 の範囲でずり応力の大きさ依存性，また，24 時間までの検討では時間依存性に ecNOS mRNA が 2～3 倍の増加を示すことを報告した。

〔5〕 **原癌遺伝子**

　細胞の増殖にかかわる原癌遺伝子である c-jun，c-fos，c-myc の mRNA もずり応力の影響を受ける。1993 年，Hsieh ら[155]は HUVEC で 16 dyn/cm^2 のずり応力により c-fos mRNA が 30 分以内に上昇し，1 時間で元に戻る反応を観察している。c-jun，c-myc も軽度増加を示した。

〔6〕 **MCP-1**

　単球の走化性を刺激する単球走化蛋白（monocyte chemotactic protein；MCP-1）に関しては，1994 年の Shyy ら[156]の報告がある。HUVEC に 16 dyn/cm^2 のずり応力を作用させると 1.5 時間で 2～3 倍の mRNA レベルの増加が起こり，3～4 時間で元に戻っている。

〔7〕 **接着分子**

　接着分子である ICAM-1 では最初に，Nagel ら[157]が 1994 年に，ついで翌年，Sampath ら[158]と Tsuboi ら[159]がずり応力で遺伝子発現が亢進することをいずれも HUVEC で報告している。Nagel らは 10 dyn/cm^2，2 時間で増加し 24 時間まで持続する mRNA の上昇を，Sampath らは 25 dyn/cm^2，1～3 時間で増加し 6 時間で元に戻る一過性反応を，Tsuboi らは 15 dyn/cm^2，8 時間でピーク（8 倍）を示す増加反応をそれぞれ観察した。VCAM-1 については，1994 年，Ando ら[132]

がMLECで1.5 dyn/cm²のずり応力負荷で時間依存性にmRNAレベルが低下することを報告した。また，SampathらはHUVECにおいて25 dyn/cm²のずり応力負荷により時間とともにVCAM-1 mRNAが低下することを観察している。E-selectinに関してはNagelらやSampathらがずり応力で影響を受けないとしているが，Andoら[133]は1997年，15 dyn/cm²，8時間でピークを示す増加反応を示すことを報告した。

〔8〕 TM

内皮の抗血栓活性に中心的な役割を果たしているTMでは1994年，Malekら[160]がBAECで4 dyn/cm²では変化がないが，15 dyn/cm²では時間とともにmRNAレベルが減少し，36 dyn/cm²では最初，増加してから元のレベルよりも減少してゆくことを報告している。同年，Takadaら[95]はHUVECで1.5 dyn/cm²では影響がないが，15 dyn/cm²では8時間でピーク（3.5倍）を示す増加反応を観察している。この違いの正確な理由は不明であるが，使用した細胞の種類など実験条件が異なるためと思われる。

〔9〕 TGF-β

1995年，Ohnoら[161]はTGF-βのmRNAが20 dyn/cm²のずり応力で2時間以内に増加（3〜5倍）が始まり12時間まで増加することを報告している。この反応は5〜40 dyn/cm²の範囲でずり応力の強さに依存するという。また，Topperら[162]はTGF-βの刺激の下流で動く転写因子Smad 6，Smad 7の遺伝子発現がずり応力（10 dyn/cm²）24時間負荷で増加することをHUVECで観察している。

〔10〕 血管拡張物質

血管拡張作用のあるCNPのmRNAがHUVECに対する24 dyn/cm²のずり応力負荷3時間で明らかに上昇し，それが12時間まで持続することが1995年にOkaharaら[88]によって報告された。このことは1997年Chunら[89]によって再確認された。すなわち15 dyn/cm²負荷，4時間と24時間でCNP mRNAがそれぞれHUVEC（6倍，30倍），BAEC（2倍，3倍），MLEC（3倍，10倍）と増加した。同時に彼らはAMのmRNAもHUVECの15 dyn/cm²負荷，24時間で3倍に増えること報告している。

〔11〕 SOD, Na-K-Cl co-transporter

活性酸素の一つであるO_2^-を不活化する酵素であるスーパーオキシドディスムターゼ（superoxide dismutase ; SOD）のmRNAレベルがずり応力で変化することが1996年に報告された。Inoueら[127]はヒトの大動脈内皮でCu/Zn SOD mRNAが15 dyn/cm²の負荷後24時間でピークを示す増加反応を，Topperら[163]はHUVECで10 dyn/cm²の負荷24時間で著明なMn-SOD mRNAの増加を認めている。また，Topper[164]らは細胞膜を介するイオンの移送や細胞の容積調節に重要な役割を果たしているNa-K-ClコトランスポーターBSC 2のmRNAがずり応力（10 dyn/cm²）で増加することをHUVECで観察している。

〔12〕 ACE

血圧の維持に重要な役割を果たしているレニン-アンギオテンシン系でアンギオテンシンⅠをⅡに変換するACEのmRNAもずり応力に反応する。1997年,Riederら[94]はウシの肺動脈内皮細胞で20 dyn/cm^{2}のずり応力負荷18時間でACE mRNAがコントロールの18％まで低下することを観察している。

〔13〕 TF

血液の凝固系で作用する組織因子（tissue factor；TF）についても検討されている。1997年にLinら[165]はHUVECで12 dyn/cm^{2}のずり応力負荷1時間でTF mRNAが誘導され,2時間でピークの増加を示し6時間では消失する一過性の反応が起こることを報告している。他方,Matsumotoら[166]は炎症性サイトカインである腫瘍壊死因子（tissue necrosis factor-α；TNF-α）もTFの発現を増加させるが,ずり応力（18 dyn/cm^2）はこれを抑制することを観察している。

〔14〕 ECE-1

内皮細胞膜に存在するエンドセリン変換酵素-1（endothelin-converting enzyme-1；ECE-1）のmRNAがBAECとHUVECに対するずり応力1.5,5,15 dyn/cm^{2}の24時間負荷で強さ依存性に減少（15 dyn/cm^{2}でコントロールの15％まで減少）することが1998年にMasatsuguら[167]によって報告された。ECE-1 mRNAの減少は先に述べたずり応力によるET-1 mRNAの減少と相まって,ET産生を抑制する方向に働くと考えられる。

〔15〕 LOX-1

内皮細胞には酸化した低比重リポ蛋白を結合して,細胞内へ取り込んで分解する受容体LOX-1（oxidized LDL receptor）が細胞膜に発現している。このmRNAレベルがずり応力で上昇することが観察されている。1998年,Muraseら[139]はウシの大動脈内皮細胞にずり応力を負荷すると2時間でLOX-1 mRNAが増加し,4時間でピークを示すこと,0から10 dyn/cm^{2}の範囲では強さ依存性に増加し15 dyn/cm^{2}では飽和すること,LOX-1蛋白の増加はずり応力負荷8時間でピークとなることを観察している。ずり応力によるmRNAの増加は転写の亢進であり,細胞内Ca^{2+}をquin 2-AMでキレートすると完全に消失したという。同年,Nagaseら[168]も20 dyn/cm^{2}のずり応力6時間負荷でLOX-1 mRNAが9倍に増加することを報告している。

〔16〕 インテグリン,PGD$_2$,tfcD,p 21

2000年,Urbichら[169]はHUVECにおいて細胞下のマトリックスとの接着にかかわるインテグリンのサブユニットであるα_5とβ_1のmRNAと蛋白の発現がずり応力（15 dyn/cm^2）で数倍に増加（負荷後6時間でピーク）することを観察している。Tabaら[170]はHUVECにおいてプロスタグランジンD$_2$の合成酵素の発現が15〜30 dyn/cm^{2}のずり応力負荷により18〜24時間でピークを示す増加反応の起こることを報告している。この結果,産生されてくるプロスタグランジンJ$_2$は

核内受容体である PPARγ（peroxisome proliferator-activated receptor γ）のリガンドとなり，平滑筋の遊走・増殖を抑える効果がある。Schubert ら[171] は HUVEC の β-tublin folding cofactor D（tfcD）の mRNA と蛋白がずり応力で減少することを明らかにし，これが血流下で内皮細胞を硬くし，形態を維持するための防御反応の一つであると説明している。Akimoto ら[48] は HUVEC に 5 dyn/cm^2 と 30 dyn/cm^2 のずり応力を負荷すると 15 分からサイクリン依存性キナーゼ阻害蛋白である p 21 の mRNA が増加し始め，1～2 時間までさらに増加した後，飽和する反応を観察している。

〔17〕 **PAR-1, TRAF-3, furin**

2001 年，Nguyen ら[172] はトロンビンの受容体である protease-activated receptor-1（PAR-1）の mRNA と蛋白の発現がずり応力負荷で減少することを HUVEC とヒトの皮膚の微小血管内皮で観察した。Urbich ら[173] は HUVEC に 15 dyn/cm^2 のずり応力を作用させると腫瘍壊死因子受容体を介するシグナリングを抑制する TRAF-3（TNF receptor-associated factor-3）の遺伝子発現が上昇することから，ずり応力は抗炎症，抗動脈硬化に働くと述べている。Negishi ら[174] は多くの血管作動物質の前駆体を完成したペプチドに変換するエンドプロテアーゼの furin の遺伝子発現（BAEC）がずり応力により増加すること，これが TGF-β の産生につながっていることを報告している。

〔18〕 **COX**

2002 年，Inoue ら[175] はプロスタグランジン（PGI$_2$ や PGD$_2$）の産生にかかわるシクロオキシゲナーゼ（cyclooxygenase；COX）の COX-2 の mRNA がずり応力負荷 30 分で増加し始め，4 時間でピークに達することを HUVEC で観察している。このとき，COX-1 の mRNA は変化していない。

〔19〕 **VEGF 受容体**

2003 年，Urbich ら[176] は HUVEC とヒトの皮膚の微小血管内皮細胞で増殖因子 VEGF の受容体の一つである VEGFR-2（KDR/Flk-1）の遺伝子発現が転写因子 Sp 1 を介する機序で増加することを報告している。

2.5.2 遺伝子発現調節のメカニズム

ずり応力は内皮遺伝子の発現に影響を及ぼすが，そのメカニズムには転写を介した調節と mRNA の安定化を介した調節がかかわっている。

〔1〕 **転写調節**

ずり応力は接着分子 VCAM-1 の遺伝子の発現を転写調節する。**図 2.26** はずり応力を負荷して起こる VCAM-1 mRNA の継時変化を示している。細胞から抽出した RNA をもとに逆転写 PCR（polymerase chain reaction）を行い，その PCR 産物を電気泳動した。VCAM-1 のバンドがずり応力により時間依存性に薄く，すなわち mRNA のレベルが低下していく。この mRNA の低下が VCAM-1 遺伝子

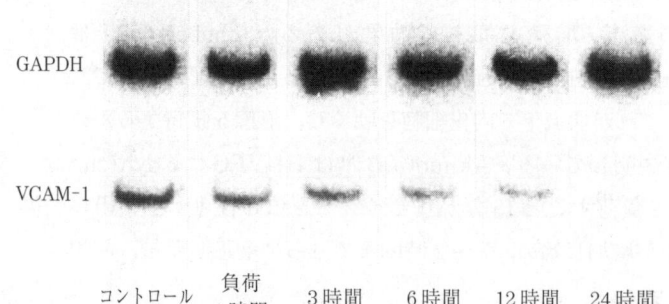

逆転写/PCR 法で VCAM-1 mRNA レベルがずり応力負荷で時間依存性に低下している。一方，GAPDH の mRNA には変化が起こらない。

図 2.26 ずり応力による VCAM-1 遺伝子発現の低下

の転写の抑制に基づいている。

VCAM-1 染色体遺伝子の転写の制御にかかわるプロモーター（転写開始点から 5′上流）部分を含むフラグメントを組み込んだルシフェラーゼベクターを内皮細胞に導入してずり応力を作用させると，**図 2.27** のようにルシフェラーゼ活性が低下する。このことは転写が抑制を受けたことを意味している。

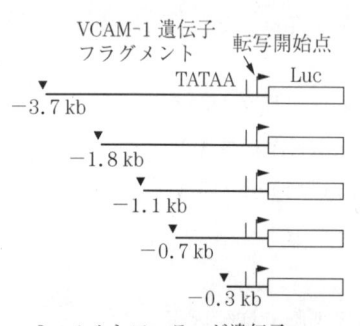

（a） VCAM-1 のプロモーターの長さを変えたフラグメントを組み込んだルシフェラーゼベクター

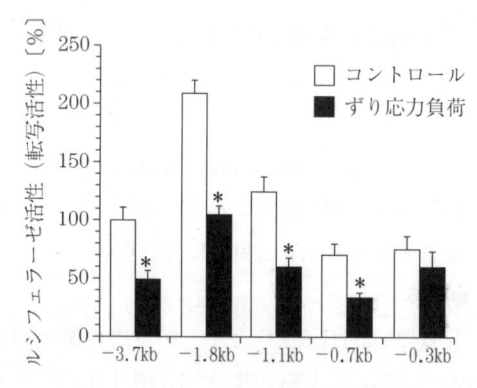

（b） ルシフェラーゼアッセイの結果

転写開始点より上流 $-0.7 \sim -0.3$ kb の間にずり応力に対する反応に重要な働きをするシスエレメント（ずり応力応答配列）が存在する。

図 2.27 ずり応力による VCAM-1 遺伝子の転写抑制

〔2〕 **ずり応力応答配列**

ずり応力による VCAM-1 遺伝子の転写の抑制に重要な働きをするプロモーターの部位，すなわちずり応力に対するシスエレメント（応答配列）を同定するためプロモーターを種々の長さに切断してルシフェラーゼアッセイを行った。転写開始点から上流 -0.7 kb まで短くしても転写抑制は生じるが，-0.3 kb まで短くなるとずり応力の作用は消える。このことは -0.7 kb から -0.3 kb の間に応答配列があ

ることを示している。

VCAM-1 プロモーターの転写開始点より上流，$-0.7\,\mathrm{kb}$ から $-0.3\,\mathrm{kb}$ の間に既知の転写因子である AP-1 (nuclear factor activator protein-1) が結合する TGACTCA の配列，すなわち TRE (tumor promoting agent response element) が2個並んでいる場所が存在する。この配列に変異 (GGACTTG) を入れて行ったルシフェラーゼアッセイで2個並ぶ TRE の両方あるいはどちらか片方に変異があると，ずり応力による転写抑制反応が完全に消失した。このことはずり応力による VCAM-1 遺伝子の転写抑制にプロモーターにある2個の TRE が負の応答配列として働いていることを意味している[177]。

表 2.4 にこれまで内皮遺伝子で明らかにされたずり応力応答配列をまとめた。ずり応力応答配列は単一ではなく遺伝子により異なっていることがわかる。ずり応力応答配列が最初に同定されたのは PDGF-B 鎖遺伝子である。1993年 Resnick ら[76] がプロモーターにある GAGACC の配列がずり応力による遺伝子発現を増加させる反応に必須であることを発見して，これを shear stress response element (SSRE) と呼んだ。

表 2.4 内皮遺伝子のずり応力応答配列

	遺伝子	応答配列	部位	転写因子	報告者
正の調節	PDGF-B	GAGACC	-125	NFκB	Resnick (1993)
	MCP-1	TGACTCC	-60	AP-1	Shyy (1995)
	tissue factor	GCGGGGGCGGGG	-111	Sp 1	Lin (1997)
	PDGF-A	Egr-1 binding site	-53	Egr-1	Khachigian (1997)
	COX-2	TTCGTCA			Inoue (2002)
負の調節	VCAM-1	2×TGACTCA	-481	c-jun	Korenaga (1997)
	P2X$_4$	Sp 1 binding site	-112	Sp 1	Korenaga (2001)
	uPA	TTAGGAATAGT	-700	GATA 6	Sokabe (2004)

以後，1995年に Shyy ら[178] が MCP-1 遺伝子でプロモーターに2個ある TRE (TGACTCC) のうち近位の一つが転写を促進する方向に働く正の応答配列であることを報告した。1997年，Lin ら[179] が TF 遺伝子上の転写因子 Sp 1 (specificity protein 1) 結合部位の GCGGGGGCGGGG が，Khachigian ら[180] は PDGF-A 鎖にある転写因子 Egr-1 (early growth response gene) の結合配列が正の応答配列であることを同定した。2001年，Korenaga ら[181] は ATP 作動性カチオンチャネルのサブタイプである P2X$_4$ の遺伝子の転写がずり応力で抑制を受ける反応に転写因子 AP-1 の結合サイトが応答配列であること，2004年に Sokabe ら[142] はプラスミノーゲンアクチベータ (uPA) 遺伝子が層流のずり応力で転写抑制を受ける反応に転写因子 GATA 6 の結合サイトが応答配列として働いていること，を報告している。このほか，応答配列そのものは決定されていないが，Malek ら[182] は ET 遺伝子の 5′ 上流 $-2.9\sim-2.5\,\mathrm{kb}$ に負の応答配列が，また，Ohno ら[161] は TGF-β 遺伝子の 5′ 上流 $-453\sim+11\,\mathrm{kb}$ に正の応答配列があることを示している。

〔3〕 ずり応力で活性化される転写因子

ずり応力は転写因子を活性化する。1994年，Lanら[183]はBAECに12 dyn/cm²のずり応力を作用させると転写因子NFκBが30分で増加し始め1時間で増加のピークを示すこと，一方，転写因子AP-1が20分で増加し，一度元に戻ってから2時間でさらに増加する反応を観察している。またNFκBに関してはずり応力の強さでも反応が異なり，16 dyn/cm²では30分で増加し始め，2時間まで増加した後，元に戻るが，2 dyn/cm²では30分で増加が始まり，以後，時間とともにより増加していく反応がMohanら[184]によって観察されている。先に述べたずり応力応答配列に結合する転写因子としてはPDGF-B鎖遺伝子ではNFκB[185]，MCP-1遺伝子ではAP-1，TF遺伝子とP2X$_4$遺伝子ではSp1，PDGF-A鎖遺伝子ではEgr-1，VCAM-1遺伝子ではc-jun(AP-1)，uPA遺伝子ではGATA6が同定されている。

〔4〕 転写後調節

ずり応力は内皮細胞の遺伝子発現を転写だけでなくmRNAの安定性を介して調節する。内皮細胞が産生する造血系サイトカインであるGM-CSFのmRNAがずり応力で増加する（**図2.28**）。ずり応力はGM-CSF遺伝子の転写に影響しないことがランオンアッセイとルシフェラーゼアッセイで示された。一方，アクチノマイシンDですべての転写を止めた後のGM-CSF mRNAの減少速度を測定したところ，ずり応力によりGM-CSF mRNAの半減期がコントロール約20分から約40分と倍に延びることが判明した[141]。すなわち，ずり応力はGM-CSF遺伝子の転写に影響せず，mRNAを安定化する作用がある。uPA遺伝子では層流のずり応力はmRNAの分解を速くし，一方，乱流性のずり応力はmRNAの安定化を起こすことが報告されている[142]。また，COX-2遺伝子でもずり応力がmRNAの安定化を起こす。uPAとCOX-2でのmRNAの安定化には遺伝子の3'側の非翻訳領域にあるAU rich regionがかかわっていて，そこにRNA結合蛋白が結合することでmRNAの分解速度が変化すると考えられる[175]。

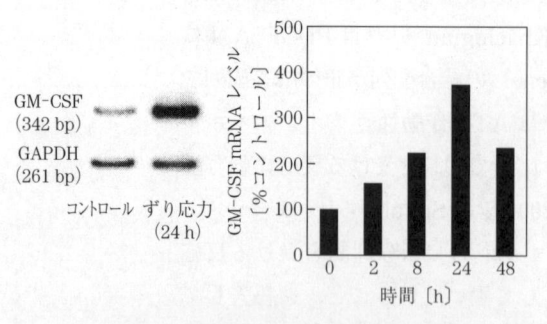

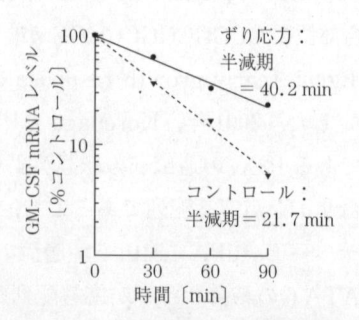

(a) 逆転写/PCR法によるGM-CSF mRNAの継時変化の解析結果

(b) mRNAの分解速度の解析結果

図2.28 ずり応力による内皮細胞のGM-CSF遺伝子発現の増加反応

2.5 ずり応力に対する遺伝子応答

〔5〕 遺伝子応答の包括的解析

ずり応力に対する細胞応答は多くの遺伝子の反応の複雑な相互作用で成り立っている。こうした細胞応答を理解するためには個々の遺伝子についてだけでなく，遺伝子全体の応答を網羅的に解析する必要がある。近年，こうした目的に，基板上に高密度に整列化させたプローブに対して標識した核酸をハイブリダイゼーションさせ，得られた情報で解析を行う DNA マイクロアレイが応用できるようになってきた。この技術は，包括的遺伝子発現プロファイリングを可能し，一度に多くの遺伝子を解析できる特徴をもつ[186]。

図 2.29 は Affimetrix 社製の DNA マイクロアレイ解析装置と解析例である。約 1 cm 四方の DNA チップ上に約 5 600 遺伝子の発現を検出するプローブが約 20 万個合成されている。遺伝子 1 個当り 32 個のプローブを使って発現レベルを決定する仕組みになっている。

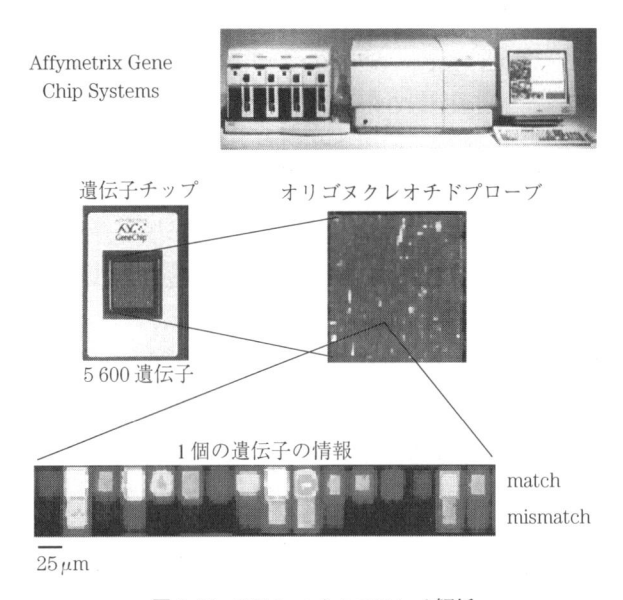

図 2.29 DNA マイクロアレイ解析

この方法を使い内皮遺伝子がずり応力に反応する割合を調べた結果を表 2.5 に示す[187]。培養した HUVEC と HCAEC に静脈レベル（1.5 dyn/cm²）と動脈レベル（15 dyn/cm²）の層流性あるいは乱流性のずり応力を 24 時間作用させ，発現が 2 倍以上に増加（Up），あるいは半分以下に減少（Down）するものをずり応力応答遺伝子としている。動脈レベルの層流のずり応力に対して HUVEC では全体の 3.2 ％ が，HCAEC では 3.0 ％ が応答した。静脈レベルのずり応力では HUVEC で全体の 2.1 ％，HCAEC で 2.0 ％ と，動脈レベルのずり応力よりも応答する遺伝子が減少した。また，HCAEC に対する乱流のずり応力（1.5 dyn/cm²）では全体の 1.1 ％ と，応答する遺伝子がさらに減少した。かりに内皮細胞に発現する総遺伝子数を 2 万とし，動脈レベルの層流のずり応力に反応する遺伝子の割合 3 ％

表 2.5 ずり応力に応答する遺伝子の割合[187]

細胞株	ずり応力 〔dyn/cm²〕	Up (SD) 2倍以上	Down (SD) 半分以下	割合 〔％〕
HUVEC	層流 (15)	50 (21)	131 (33)	3.2
HUVEC	層流 (1.5)	32	86	2.1
HCAEC	層流 (15)	50 (1)	120 (4)	3.0
HCAEC	層流 (1.5)	25 (22)	88 (14)	2.0
HCAEC	乱流 (1.5)	23 (3)	40 (8)	1.1

サンプル数：HUVEC（ヒト臍帯静脈内皮細胞）は3，HCAEC（ヒト冠動脈内皮細胞）は2

で計算すると，約600の遺伝子がずり応力応答性であることになる。

内皮遺伝子の応答の割合については，Andoら[188]はmRNAのdifferential displayでHUVECに15 dyn/cm²のずり応力を6時間負荷した実験で，全体の約4％が反応したことを報告している。また，Brooksら[189]はClonetech社のマイクロアレイを使い，ヒト大動脈内皮細胞（HAEC）に層流のずり応力（13 dyn/cm²，24時間）を作用させたときは6％，乱流のずり応力（0.01 dyn/cm²以下，24時間）は2.7％が応答することを確認している。Garcia-Cardenaら[190]がResearch Genetics社のマイクロアレイで解析したところでは，HUVECに層流ずり応力（10 dyn/cm²，24時間）を作用させると1.8％，乱流性のずり応力（10 dyn/cm²，24時間）で0.76％，Chenら[191]がClonetech社のマイクロアレイで検討したものでは，HAECに層流のずり応力（12 dyn/cm²，24時間）を作用させたときは1.6％，McCormickら[192]がResearch Genetics社のマイクロアレイで解析した結果，HUVECに層流ずり応力（25 dyn/cm²，24時間）を作用させると1.3％が応答することを報告している。このように応答の割合は報告により差異が認められるが，その原因は使用した細胞，負荷したずり応力の大きさ，DNAマイクロアレイおよびその解析方法の違いに起因すると考えられる。

HCAECに対する層流のずり応力（15 dyn/cm²）負荷実験を2回行って再現性をもって発現がUpあるいはDownした遺伝子を抽出したところ，さまざまな機能カテゴリーに属する遺伝子が含まれていた（表2.6，表2.7）。Upする遺伝子にNAD(P)H，heme oxygenaseなど酸化ストレスにかかわるもの，抗血栓に作用するトロンボモジュリン，抗血小板凝集および血管拡張に働くNOの合成酵素（eNOS）などが含まれていた。一方，Downする遺伝子（この場合は3分の1以下に減少するものを表示）の中にはDNA合成やcell cycle（細胞周期）にかかわるものが多数含まれていた。これらの結果は層流のずり応力が抗酸化ストレス，抗血栓形成，血管拡張，細胞増殖抑制に働くことを示しており，層流が抗粥状動脈硬化に働くという従来の考え方を支持している。

ずり応力に対する内皮遺伝子の継時的応答プロファイルを見るため，層流のずり応力（15 dyn/cm²）を3，6，12，24，48時間作用させたHUVECのmRNAを使って，DNAマイクロアレイ解析を行った。図2.30に示すように，クラスター解析

表 2.6　HCAEC において層流のずり応力（15 dyn/cm²）で発現が増加する遺伝子

遺伝子	番号	増加比	機能
SIP-1：sodium/hydrogen exchanger	U 82108	5.8	membrane ion transport
RTP：N-myc downstream regulated gene	D 87953	5.1	cell differentiation
VDUP 1	S 73591	4.6	unknown
PMP-22	D 11428	4.5	myelin protein
throbomodulin	J 02973	4.5	anticoagulation
heme oxygenase	X 06985	4.3	antioxidant defense
NAD(P)H：menadione oxidoreductase	J 03934	4.1	antioxidant defense
ST 2 protein	D 12763	3.5	unknown
BENE protein	U 17077	3.5	myelin protein
LIM（PTB-BL）	X 93510	3.2	tyrosine phosphorylation
leukotriene b 4 hydroxydehydrogenase	D 49387	3.0	inflammation
eNOS	M 93718	3.0	nitric oxide production
KIAA 0119	D 17793	2.9	unknown
inositol 1,4,5-trisphosphate receptor	U 01062	2.9	calcium channel
Tie 2：TEK tyrosine kinase receptor	L 06139	2.8	angiogenesis
TSC-22：TGF-β stimulated protein	U 35048	2.4	transcription factor

表 2.7　HCAEC において層流のずり応力（15 dyn/cm²）で発現が低下する遺伝子

遺伝子	番号	減少比	機能
cell cycle MCM 2	D 21063	−21.4	cell cycle
chemokine HCC-1	Z 49269	−16.3	inflammation
T-cell receptor active beta-chain	M 12886	−14.7	antigen recognition
DNA polymerase δ small subunit	U 21090	−13.1	DNA synthesis
KIAA 0101	D 14657	−12.9	unknown
PAF acetylhydrolase IB γ-subunit	D 63391	−12.5	brain development
topoisomerase	L 47276	−8.3	DNA synthesis
mesoderm-specific transcript（MEST）	D 78611	−7.6	maternal behavior
cyclin B	M 25753	−7.5	cell cycle
thymidylate synthase	D 00596	−6.9	DNA synthesis
cyclin-dependent kinase inhibitor 3（CDK 2）	L 25876	−6.9	cell cycle
KIAA 0168	D 79990	−5.4	unknown
p 55 CDC	U 05340	−5.1	cell cycle
P 311 HUM（3.1）	U 30521	−4.7	neuronal protein
mesothelial keratin K 7（type II）	M 13955	−4.3	cytoskeleton
transformer-2 beta（htra-2 beta）	U 68063	−3.9	mRNA splicing
cyclin-selective ubiquitin carrier protein	U 73379	−3.9	cell cycle
glia maturation factor	AB 001106	−3.6	glia maturation
nonmuscle myosin heavy chain B（MYH 10）	M 69181	−3.4	cell locomotion
H2A histone family, member X	X 14850	−3.2	DNA synthesis
hRlf beta subunit（p 102 protein）	D 38073	−3.2	DNA synthesis
ephrin Al	M 57730	−3.2	angiogenesis
fatty acid binding protein homologue	M 94856	−3.2	lipid metabolism
cytosolic aldehyde dehydrogenase	M 31994	−3.1	alcohol metabolism
antiquitin turgor protein	S 74628	−3.0	alcohol metabolism
osteoblast specific factor 2（OSF-2）	D 13666	−3.0	unknown

により類似したプロファイルの遺伝子が近くにくるようにした樹枝状図を作成し，その第二次分岐で分類すると，Up では 5，Down では 6 パターンが得られた．このことはずり応力に対する遺伝子の応答プロファイルが多様であることを示している．

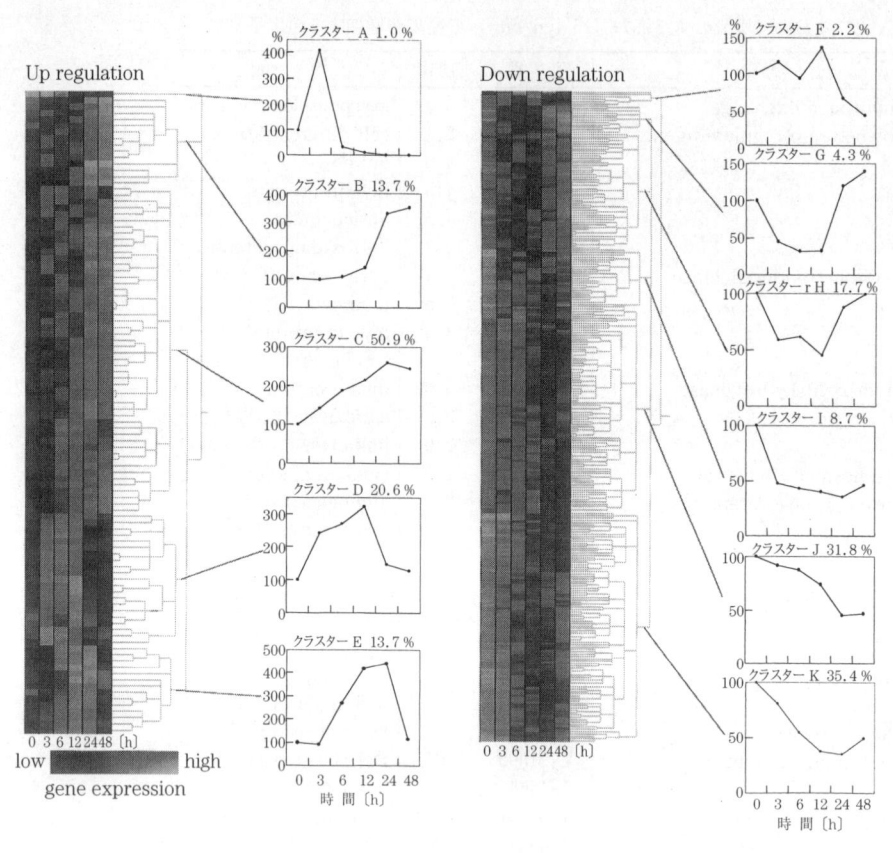

図 2.30 ずり応力に対する遺伝子の継時的応答プロファイル（クラスター解析）

2.6 伸展張力に対する内皮細胞の応答

血圧による伸展張力も内皮細胞の形態や機能の制御にかかわっている。表 2.8 はずり応力と伸展張力に対する内皮の反応を比較しまとめたものである。

2.6.1 形態・配列

伸展張力は内皮細胞の形態と配列を変化させる[193]。Dartsch ら[194] はブタの大動脈内皮細胞をコラーゲンでコーティングしたシリコーン膜上に培養し，1 Hz で 15 % 引き延ばす負荷を 3 日間行った。その結果，細胞は細長くなり，その長軸を伸展張力の方向に直角に向けて配列した。アクチンフィラメントも伸展張力の方向と直角に配列しているのがわかる。BAEC に flexercell で 24 %，10 秒ごとに引張りを繰り返す負荷を 5 日間加えたところ，配列の変化だけでなくアクチンフィラメントの束であるストレスファイバーが形成されたとの報告がある[195]。

表2.8 内皮細胞に対するずり応力と伸展張力の作用の比較

		ずり応力	伸展張力
形態・配列		円形から紡錘形	円形から紡錘形
細胞骨格		ストレスファイバーの増加	ストレスファイバーの増加
細胞増殖		促進・抑制	促進
生理活性物質	NO	増加	減少
	eNOS	増加	増加
	PGI_2	増加	増加
	COX	増加	増加
	ET	増加・減少	増加
	tPA	増加	不変・増加
	PAI-1	不変	増加
	MCP-1	増加・減少	増加
情報伝達因子	Ca^{2+}	増加	増加
	IP_3	増加	増加
	DAG	増加	増加
	cAMP	増加	増加
	PKC	増加	増加
	FAK	増加	増加
転写因子	NFκB	増加	増加
	AP-1	増加	増加
	CREB	増加	増加
細胞外マトリックス	collagen	増加	減少
酸化ストレス	superoxide	増加	増加

2.6.2 細胞増殖

伸展張力は内皮細胞の増殖を刺激する。confluent になっていない BAEC で 10 秒ごとに 10％引張りを繰り返す刺激 1 週間で，増殖曲線と ^{3}H-チミジンの取込みが静的コントロールと比較して有意に亢進することが観察されている[196]。

2.6.3 血管のトーヌス

血管のトーヌスに関しては伸展張力はずり応力の作用とは逆に収縮する方に働く[197),198]。イヌから摘出した頸動脈の灌流実験で，貫壁性圧力を 0 から 30 ～ 40 mmHg に上げると血管の収縮が起こるが，あらかじめ内皮を剥離した頸動脈ではこれが起こらない[199]。また，脈圧を増加させても血管収縮が起こることがラットの大動脈で観察されている[200]。おそらく圧力が内皮からの弛緩物質の放出を抑制し，収縮物質を産生させたものと思われる。しかし，in vitro 実験では伸展張力刺激が BAEC の eNOS 活性を高めることが観察されている[201]。血管拡張作用のあるプロスタサイクリンに関しても測定の際に細胞外アラキドン酸が存在する条件つきで伸展張力が内皮のプロスタサイクリン産生を刺激するデータがある[202]。一方，血管収縮作用のある ET の産生は伸展張力刺激で増加する。Macarthur ら[203] は BAEC に伸展張力（0.2 Hz，どの程度の伸展張力をかけたのかは記載されていない）をかけて分泌されるエンドセリン ET-1 の量を測定した。伸展張力をかけない

細胞からも ET-1 の分泌が見られるが，伸展張力を負荷すると明らかに ET-1 分泌が促進された．

2.6.4 線溶活性・酸化ストレス

伸展張力刺激は内皮の tPA の産生を促進する．Iba ら[204]はヒトの伏在静脈培養内皮細胞に flexercell で 0.5 秒ごとに最大 24 % の引張りを繰り返す刺激を 1，3，5 日間加えて tPA と PAI-1 の産生量を測定した．その結果，1 日では差がないが，3 日，5 日では tPA の産生量が有意（静的コントロールの 1.7 倍）に増加した．tPA の作用を阻害する PAI-1 はいずれの時点でも変化が現れなかった．ずり応力の場合と比較し，効果が出現するまでの時間が長い（ずり応力では負荷 10 時間後に有意に増加している）．他方，PAI-1 の産生が張力刺激で増加するという報告がある[205]．この PAI-1 産生増加は張力刺激による活性酸素の産生が原因とされている．ブタの胸部大動脈培養内皮細胞に flexercell で 20 % の伸展を加えると 6 時間で過酸化水素（H_2O_2）の産生が有意に増加すること[206]，ヒト大動脈内皮細胞に 10 % の伸展刺激を加えると 1 時間で活性酸素が 2.2 倍に増加することが観察されている[207]．

2.6.5 細胞外マトリックス

Sumpio ら[208]は BAEC に flexercell で 0.5 秒ごとに最大 24 % の引張りを繰り返す刺激でコラーゲンの産生が抑制を受けることを示した．この結果は Ono ら[209]が報告したコラーゲン産生を刺激するずり応力の効果とは逆であった．

2.6.6 遺伝子発現

張力刺激は内皮の遺伝子発現を修飾する．HUVEC に flexercell で伸展を加えると時間および強さ依存性に MCP-1 の放出が増加するが，このとき MCP-1 mRNA のレベルも上昇する[210]．また，ラットの内皮細胞で細胞間の gap junction（ギャップ結合）に存在する蛋白 connexin 43 の遺伝子発現（mRNA）が 20 % の伸展 1 時間で約 4 倍に増加することが報告されている[211]．張力による MCP-1 mRNA の上昇は MCP-1 遺伝子の転写が亢進するためで，これには遺伝子のプロモーターにある AP-1 結合部位が応答配列として働いている．張力で活性酸素が増加し，これが転写因子 AP-1（c-jun, c-fos）を活性化し転写を亢進させると考えられている[212]．このほか，伸展張力で活性化する転写因子としては cAMP response element binding protein（CREB）や NFκB が報告されている．Du ら[213]は HUVEC とヒト大動脈内皮細胞に平均 10 %，1 Hz の伸展を作用させ，AP-1 と NFκB は 4 時間でピークの，CRE は 15 分と 24 時間の二相性にピークを示す誘導を観察している．また，先に述べた tPA に関しては，伸展張力は転写を介して mRNA レベルを上昇させるが，これにはプロモーターにある AP-2 と CRE が応答配列として働いている[214]．

2.6.7 ずり応力と伸展張力の同時負荷の効果

内皮細胞の形態や機能は伸展張力とずり応力により，あるときは同じ方向に，またあるときは逆方向の制御を受ける．しかし，ここで示したデータはずり応力あるいは伸展張力をそれぞれ単独で作用させて得られたものであり，*in vivo* の血管のように両者が同時に作用したときの反応ではない．最近，内皮細胞にずり応力と伸展張力を同時に負荷する方法が開発され，その効果が検討されるようになった[215),216)]。

シリコーンチューブ型の負荷装置でHUVECのETとeNOSの遺伝子発現に及ぼすずり応力（7 dyn/cm^2）と伸展張力（10％，0.5 Hz）の24時間単独および同時負荷の効果を観察すると，ET mRNAは伸展張力単独で増加し，ずり応力単独で減少するが，両者の同時負荷では，効果が相殺されて，コントロールとほぼ変わらない（図2.31(a)）．他方，eNOS mRNAは伸展張力単独では変化が起こらないが，ずり応力単独では2.2倍に増加し，同時負荷ではずり応力単独と同程度の増加が認められた（同図(b)）．

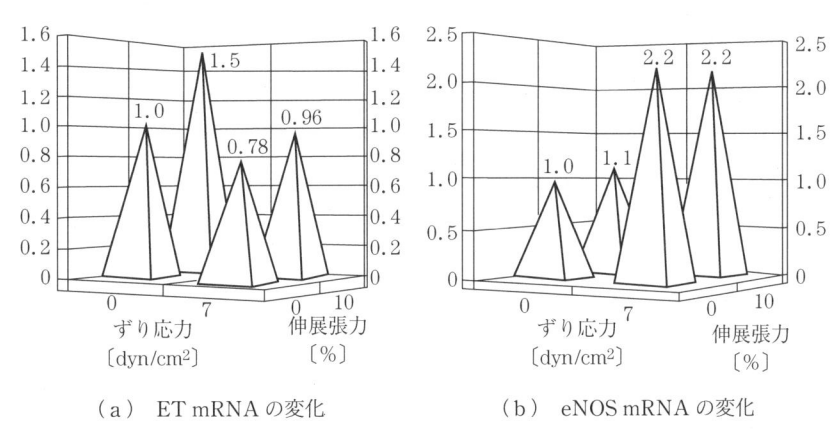

(a) ET mRNA の変化　　　　(b) eNOS mRNA の変化

縦軸はmRNAレベル（コントロールを1としたときの相対的変化）

図2.31　ずり応力と伸展張力の単独負荷と同時負荷の効果

2.7　ずり応力の情報伝達

内皮細胞がずり応力に反応し形態や機能を変えることを示す事実は，内皮細胞にずり応力を感知し，その情報を細胞内部に伝達する機能が存在することを示唆している．これまでずり応力の感知・情報伝達の分子機構がしだいに明らかになってきているが[217)]，ずり応力を最初に認識する機構，るいは特異的受容体（センサー）が依然不明である．この節では，現在までに得られているずり応力の情報伝達に関するデータと，ずり応力を最初に認識する受容体の仮説を紹介する．

2.7.1　情報伝達の仕組み

内皮細胞のずり応力の情報伝達について述べる前に，従来，ホルモンや細胞増殖

因子の研究で明らかにされてきた細胞内情報伝達の仕組みについて簡単に説明する[218]。それはずり応力の情報伝達にも共通する点が多く認められるからである。

生体では化学物質を介して情報が動くことが多い。代表的な外界情報物質（ファーストメッセンジャー）としては，内皮分泌腺から分泌されるホルモン，神経間伝達物質，免疫系の細胞から放出されるサイトカイン，周辺の細胞が産生する生理活性ペプチド（オータコイド）や成長因子がある。ステロイドホルモンのように細胞内にある受容体（核内レセプター）に結合するものもあるが，大多数の外界情報物質は細胞膜表面に存在する受容体に結合する。この結合により受容体に連結している情報交換器（トランスデューサー）であるGTP結合蛋白質（G蛋白質）を介して，アデニル酸シクラーゼ（adenylate cyclase；AC）やホスホリパーゼC（phospholipase C；PLC）などの受容体の効果器（エフェクター）の活性が変化し，細胞内情報伝達物質（セカンドメッセンジャー）が産生される。

代表的なセカンドメッセンジャーとしては，サイクリックAMP（cAMP），Ca^{2+}，イノシトール-1,4,5-三リン酸（IP_3），ジグリセリド（diacylglyceride；DAG）などが知られている。cAMPはcAMP依存性プロテインキナーゼ（protein kinase A；PKA，Aキナーゼ）を活性化し，その結果，さまざまな蛋白質がリン酸化される。Ca^{2+}はカルモデュリン（calmodulin）などのCa^{2+}結合蛋白質と結合して，多くの蛋白質の活性を変える。IP_3は小胞体に作用して中のCa^{2+}を細胞質に放出させ，DAGはCキナーゼ（protein kinase C；PKC）を活性化する。ある種の受容体はそれ自身が蛋白質のチロシンをリン酸化するチロシンキナーゼ（tyrosine kinase；TK）活性を有していて，これが分子量2〜3万の低分子量G蛋白やホスファチジルイノシトール3キナーゼ（PI3キナーゼ）をチロシンリン酸化して情報を細胞内部に伝達する経路もある。こうしたセカンドメッセンジャーの動きが引き金となって起こる蛋白質のリン酸化や生化学的諸反応が情報を細胞の隅々に伝達し，その結果，細胞の応答が起こる。

2.7.2 ずり応力で動く情報伝達因子

図2.32に示すように，これまでに報告されているずり応力で活性化される情報伝達経路は多岐にわたっており，最終的に生じる細胞応答によりその経路は異なっている。ここでは情報伝達経路を細胞応答で分けて説明する。

〔1〕 形態・配列・ストレスファイバー形成

ずり応力で生じる内皮細胞の形態・配列変化およびストレスファイバー形成にはCa^{2+}とチロシンキナーゼがかかわるが，PKC，K^+チャネルは関係しないことが指摘されている[219]。蛋白キナーゼの中で，p38/MAP（mitogen-activated protein）kinase, MAP kinase-activated protein kinase 2（MAPKAP kinase 2/heat shock protein（HSP）25/27）がずり応力による内皮細胞の形態変化に重要な役割を果たすことが指摘されている[220]。これには中間径フィラメントは関与しな

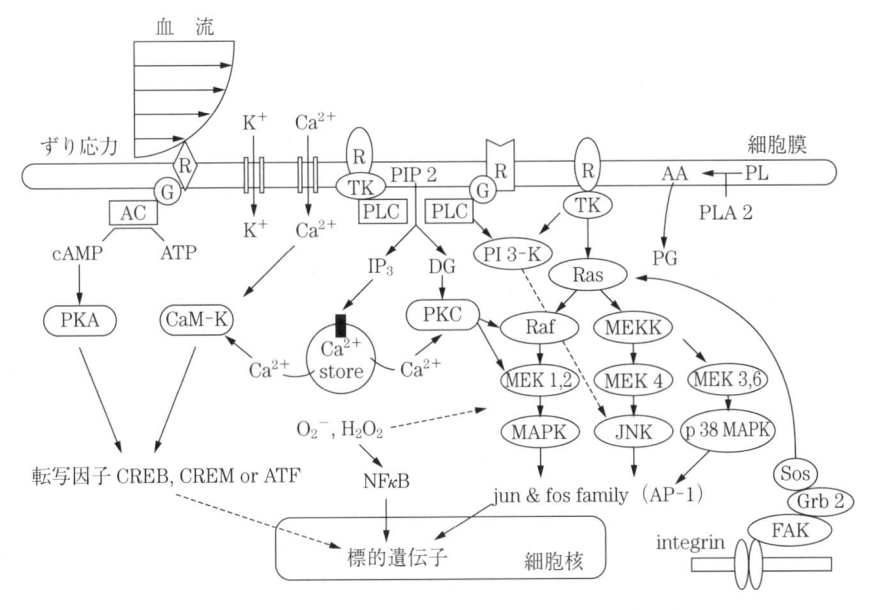

図 2.32 ずり応力で活性化される細胞内情報伝達経路

いが，微小管が何らかの役割を果たしているらしい。微小管結合蛋白質をリン酸化するMAPキナーゼのファミリーであるJNK（jun N-terminal kinase）が低分子量G蛋白であるRhoを介して活性化を受けることがずり応力の情報伝達に重要であるとの報告がある[221]。Rhoのドミナントネガティブ変異株の導入がずり応力による配列変化とストレスファイバーの形成を著明に抑制することが観察されている[222]。また，ずり応力によるRhoの活性化はROCK（Rho-associated coiled coil-forming protein kinase）を活性化し，それがLIM kinaseを介してアクチンフィラメント結合蛋白であるcofilinをリン酸化することでアクチンフィラメントの重合を促進する。この経路は細胞内のコレステロール代謝や脂肪酸合成に働くステロール調節エレメント結合蛋白（SREBP）がずり応力により活性化される機構にかかわっている[223]。

〔2〕 平滑筋弛緩・収縮物質産生

ずり応力のNO産生刺激効果にK^+チャネル，G蛋白，Ca^{2+}が関与することが指摘されている[224),225]。ずり応力によるeNOS mRNA増加にも同様にK^+チャネル，G蛋白，Ca^{2+}が必要であるが[154),226),227]，このG蛋白の活性化にPI3キナーゼがかかわっているという[228]。一方，ずり応力のNO産生刺激効果にPKCは関与しない。ET産生に及ぼすずり応力の効果として抑制と促進の両方が報告されているが，抑制効果についてはcGMPが関与し，PKC，cAMPは関与しない[229]。一方，促進効果にはF-actinのD-actinへの脱重合が必要で，それにCa^{2+}と部分的にPKCがかかわることが報告されている[91),230]。ずり応力によるPGI_2産生増加にはG蛋白，PLC，Ca^{2+}，PLA_2，MAPKが関与するという[231)~233]。細胞骨格の微

小管をノコダゾールやコルヒチンで分解した摘出血管や細胞骨格の主要蛋白であるdystrophinの遺伝子欠損マウスでは，ずり応力による血管拡張反応が消失あるいは抑制を受けることが観察されている。このことは，細胞骨格がずり応力の情報伝達に重要であることを示唆している[234),235)]。

〔3〕 増殖因子産生

ずり応力は内皮細胞のPDGF mRNAを増加させるが，これにPKCが関与するという報告がある[155)]（他方，PKCの関与は部分的であるとの報告もある[149)]）。ずり応力によるHB-EGF mRNA上昇に関してもPKCの関与が指摘されているが，この場合，Ca^{2+}も部分的に関わるという[153)]。一方，TGF-β mRNAに対するずり応力の作用にはK^+チャネルの関与が指摘されている[161)]。

〔4〕 転写因子の活性化

ずり応力により活性化を受ける転写因子AP-1はjunやfosファミリーのheteroあるいはhomodimerである。AP-1の活性化にはチロシンキナーゼ，三量体G蛋白，IP_3，Ca^{2+}，PKC，PI 3キナーゼ，低分子量G蛋白（Ras, cdc 42），Raf，MEKK，JNK，MAPKなど非常に多くの因子がかかわっている[236)]。接着分子PECAM-1がずり応力でチロシンリン酸化されるとRasの活性化を通してMAPKの活性化の起こる情報伝達が報告されている[237)]。転写因子CREBのずり応力による活性化にはAC-cAMP-PKAとチロシンキナーゼ-PLC-IP_3-Ca^{2+}/CaM-K（calcium/calmodulin-kinase）の二つの経路が関係している。転写因子NFκBもずり応力で活性化を受けるが，これにはチロシンキナーゼ，Ca^{2+}，活性酸素が関与する。ずり応力が内皮細胞の活性酸素（O_2^-やH_2O_2）の産生を増加させて，NFκBを活性化する経路の存在が考えられる。

2.7.3 増殖因子受容体の活性化

内皮細胞にずり応力が作用すると増殖因子VEGFの受容体であるFlk-1やangiopoietinの受容体であるTie-2などのチロシンキナーゼ型受容体（RTKs）が活性化される[238)~240)]。この活性化はリガンド非依存性でVEGFやangiopoietinの存在を必要としない。これらの受容体がリン酸化されると，低分子量G蛋白のRasを介してERK，JNK，PI 3キナーゼ，Aktなどの蛋白キナーゼが活性化され，NO合成酵素の活性化やアポトーシスの抑制が起こる[241)]。このずり応力によるリガンド非依存性のRTKsの活性化にインテグリン$\alpha_v\beta_3$やβ_1がかかわっているとの報告が見られる[242)]。

2.7.4 カベオラ

カベオラとは図2.33に示すように，コレステロールが豊富な細胞膜のフラスコ状陥凹構造物で，内皮細胞においては血管内腔（luminal）側から細胞下組織（abluminal）側へ物質を輸送（ポトサイトーシス）する働きがあるとされてきた。

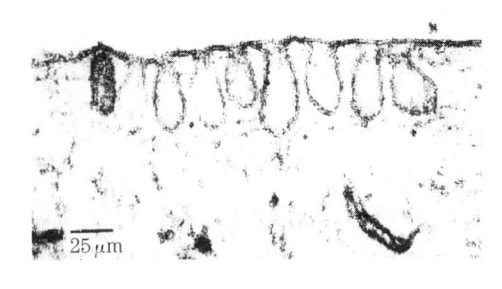

図 2.33 細胞膜カベオラ[243]

　近年，カベオラに多くの受容体やイオンチャネルや情報伝達因子が集積し，外来性の情報を細胞内部に入れる，いわば，"玄関"としての働きが注目されるようになった[243),244]。ずり応力の情報伝達にもカベオラが重要な役割を果たすことが指摘されている。ずり応力（19 dyn/cm^2）を BAEC に 1 日あるいは 3 日作用させると，luminal 側のカベオラの数が 45～48％増加するが，abluminal 側では変化がなかった。このときカベオラの構造維持に重要な役割を果たしているカベオリン（caveolin-1）の蛋白，mRNA レベルの上昇を伴っていた。こうしたカベオラの分布，数の変化した内皮細胞ではずり応力による Akt の活性化が増幅される一方，ERK の活性化ははっきりしなくなったという[245]。カベオリンがずり応力による ERK の活性化を調節しているとの報告もある[246]。ずり応力で eNOS の活性化が起こるが，これは eNOS がカベオリンを介してカベオラに結合して不活性な状態から，ずり応力によりカベオラから離れることで活性化することがラットの肺の灌流実験で観察されている[247]。BAEC にずり応力（5 dyn/cm^2）を 6 時間加えると luminal 側のカベオラが 6 倍に増え，カベオリンや eNOS のリン酸化が起こるが，あらかじめずり応力（10 dyn/cm^2）を 6 時間負荷しておいた細胞ではずり応力に対する感受性が増し，カベオリンや eNOS のリン酸化がより強く惹起されたとの報告がある[248]。また，カベオラにあるスフィンゴミエリナーゼがずり応力で活性化を受け，その結果，セラミドが産生されることが，ERK の活性化と Akt を介した eNOS の活性化に重要な役割を果たすことが報告されている[249]。

　このように複数の経路が同時に働くのがずり応力の情報伝達の特徴かもしれないが，一次的な経路と二次的な経路が混合している可能性もある。ある刺激の情報伝達を考える場合，刺激により細胞機能が変化し二次的に情報伝達因子を動かしてしまう点に注意する必要がある。例えば，ずり応力により即座に内皮細胞の NO 産生が促進されるが，この NO は細胞内のグアニル酸シクラーゼ活性を高めて cGMP を増加させる。この cGMP が cGMP 依存性キナーゼやイオンチャネルの活性を変えることが知られている。このような場合，cGMP の上昇や細胞内イオン濃度の変化はずり応力による一次的な情報伝達に関連したものではなく，NO により二次的に引き起こされたものである。また，ずり応力刺激で分泌された生理活性物質（サイトカイン，ATP など）や増殖因子がオートクリン・パラクリンに働

き，内皮細胞自身の受容体に結合し，新たな情報伝達が開始されてしまう可能性もある．したがって，ずり応力の情報伝達を解析する場合，情報伝達因子の動きの時間経過や二次的現象を十分に考慮する必要がある．こうした観点から，ずり応力の一次的情報伝達経路として可能性が高いと思われるいくつかの仮説を紹介する．

2.7.5 カルシウム説

内皮細胞に流れ刺激を加えると即座に細胞内 Ca^{2+} 濃度が上昇することから，Ca^{2+} を介する経路がずり応力の情報伝達に重要な役割を果たすと考えられている[250]〜[254]．

〔1〕 流れ誘発性 Ca^{2+} 反応

図 2.34 は内皮細胞にずり応力を作用させ，細胞内 Ca^{2+} 変化を測定する実験システムである．カバースリップに培養したヒト臍帯静脈内皮細胞（HUVEC）にカルシウム感受性の二波長測光色素である Indo-1/AM を取り込ませ，平行平板型の流れ負荷装置に設置する．これを共焦点レーザー顕微鏡のステージの上に載せ，ハンクス平衡塩類溶液（HBSS）を灌流して細胞にずり応力を与えたときの Indo-1 の蛍光強度の変化を測定する．Indo-1 を 350 nm のレーザー光で励起したときの 405 nm（Ca^{2+} が結合したときの Indo-1 の極大発光波長）と 480 nm（Ca^{2+} がフリーのときの Indo-1 の極大発光波長）での蛍光強度の比（F_{405}/F_{480}）が細胞内 Ca^{2+} 濃度を反映する．

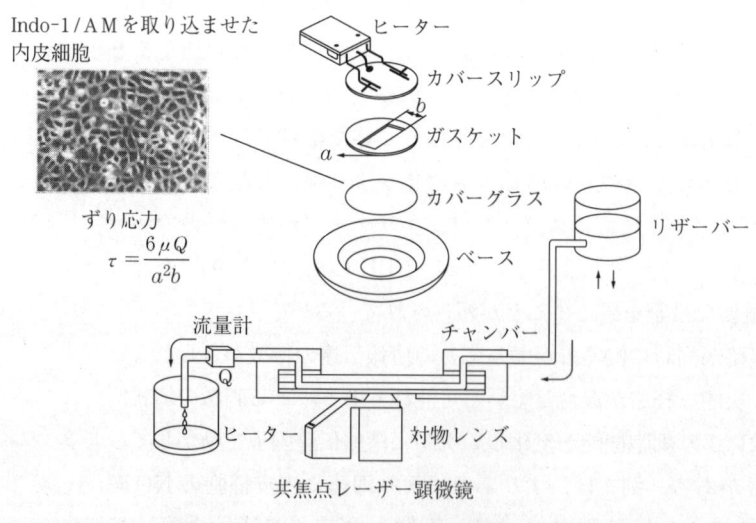

図 2.34 カルシウム反応を見る実験システム

HUVEC では平衡塩類溶液単独で細胞内 Ca^{2+} 濃度に変化は起こらないが，生体の至る所に存在するアデノシン 5′-三リン酸（ATP）が存在する条件で流れ刺激を行うと明らかな Ca^{2+} 濃度の上昇反応が出現する（図 2.35）．その反応パターンは ATP 濃度に依存し，ATP が 100 nmol では Ca^{2+} 濃度はわずかに上昇するにとど

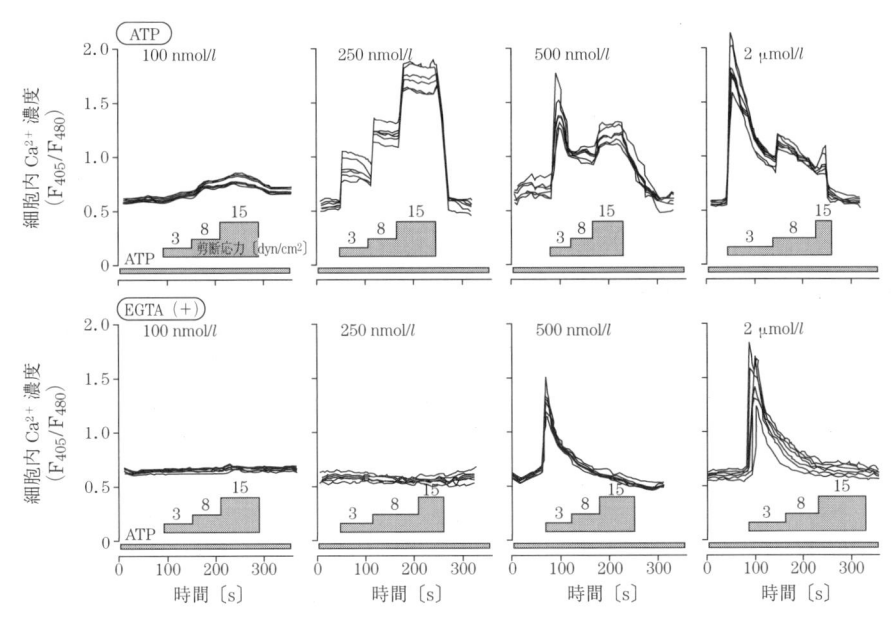

下段はEGTAで細胞外カルシウムを除いている。

図2.35 ATP存在下での流れ刺激に対するCa^{2+}反応

まるが，250 nmolでは流速に比例したCa^{2+}濃度上昇反応が出現する．この反応はEGTAで細胞外Ca^{2+}をキレートすると完全に消失することから細胞外Ca^{2+}の流入と考えられる．一方，ATPが500 nmol以上になると，速度の低い流れ刺激で大きなCa^{2+}上昇反応が起こり，流速に依存しなくなる．細胞外Ca^{2+}を除くと，最初のピーク状のCa^{2+}上昇反応が残り，後半の持続的上昇が消えることから，最初のピーク反応は細胞内Ca^{2+}貯蔵部位からのCa^{2+}の放出で，それに続く持続的上昇は細胞外Ca^{2+}の流入反応である．

〔2〕 流速かずり応力か

血液中の物質で内皮を透過して血管外へ出ていく，あるいはATPのように細胞表面で速やかに分解されてしまう場合に，その物質の血管内の濃度分布を見ると，内皮近傍で急激な濃度減少が起こる．これをdiffusion boundary layer（拡散境界層）と呼ぶ．この厚さは流速が速くなると薄く，つまりATPの内皮への到達量（拡散量）が増えることになる．一般的に内皮に対する流れの効果という場合，物理刺激としてのずり応力のほかに，流速に依存した血液中の物質の内皮表面への到達量（mass transport）および細胞内の物質の血液によるwashout（洗い出し）の効果も含まれている．流れ刺激によるCa^{2+}反応が物理力であるずり応力に依存しているのか，あるいは流速依存性のATPのmass transportに依存しているのかを区別するには流体の粘性を変える実験が有効である[255]．ずり応力の強さは流体の粘性と速度勾配（ずり速度）の積で決まるので，流体の粘性を変えると同じ速度でも異なった強さのずり応力を細胞に作用させることができる．灌流液の片方に

デキストランを5％になるように混ぜ，粘性を約4倍に増加させ，細胞外ATP 250 nmolの条件で流速を段階的に変えた流れ負荷を行うと，図2.36（a）のように，流速の増加に伴ったCa^{2+}濃度の上昇反応が起こる。この場合，つねに粘性の高い液の流れ，すなわちずり応力の大きい方が濃度上昇の程度が高くなる。こうしたデータをもとに，Ca^{2+}濃度の上昇率を縦軸に，ずり速度を横軸にプロットしてみると，同図（b）の左図のように粘性の違いにより関係曲線は二つに分かれ，粘性の高い，つまりずり応力の大きい方の曲線が上にくる。一方，横軸にずり応力をとってプロットしてみると，図（b）の右図のようにすべてのデータは1本の曲線に乗る。このことは流れ刺激による内皮細胞内Ca^{2+}上昇反応は，速度よりもずり応力により強く依存していることを示している。

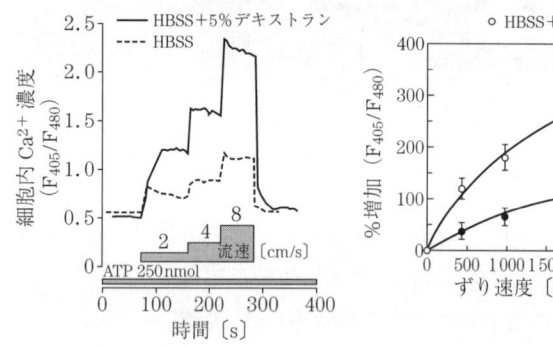

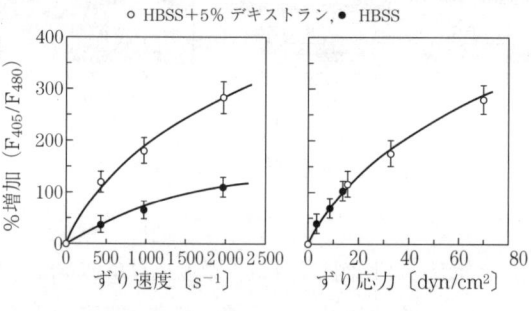

（a）粘性の異なる灌流液による細胞内Ca^{2+}濃度の上昇反応　　（b）流れ刺激で起こるCa^{2+}上昇とずり速度およびずり応力との関係

図2.36　流れ刺激で誘発される細胞内Ca^{2+}濃度上昇のずり応力依存性

〔3〕 Ca^{2+}流入にかかわるイオンチャネル

流れ刺激によるCa^{2+}流入にかかわるイオンチャネルの一つとして，ATP作動性のカチオンチャネルP2Xレセプターが報告されている[256]。P2Xレセプターの構造は大腸菌からクローニングされた機械刺激受容チャネルMscLと同じ二回膜貫通型である。P2X$_1$からP2X$_7$までのサブタイプがあり，サブタイプによってその組織での分布がそれぞれ異なる。血管内皮細胞ではP2X$_4$が最も強く発現し，P2X$_6$とP2X$_7$が弱く発現している一方，P2X$_1$，P2X$_2$，P2X$_3$およびP2X$_5$はほとんど発現していない[257]。P2X$_4$のアンチセンスオリゴを細胞に導入し，その発現を低下させると，ATPの存在下で誘発されるずり応力依存的なCa^{2+}流入反応が消失する（図2.37（a））。また，ヒトP2X$_4$レセプターの遺伝子を本来流れ刺激に反応しないHEK 293細胞に導入し，安定発現させた細胞株を用いてずり応力刺激を行うと，コントロールのHEK 293細胞ではCa^{2+}応答は起こらないが，P2X$_4$を発現している細胞ではずり応力依存性のCa^{2+}上昇反応が生じる（同図（b））[258]。このことはずり応力依存性のCa^{2+}流入がP2X$_4$レセプターを介していることを示している。

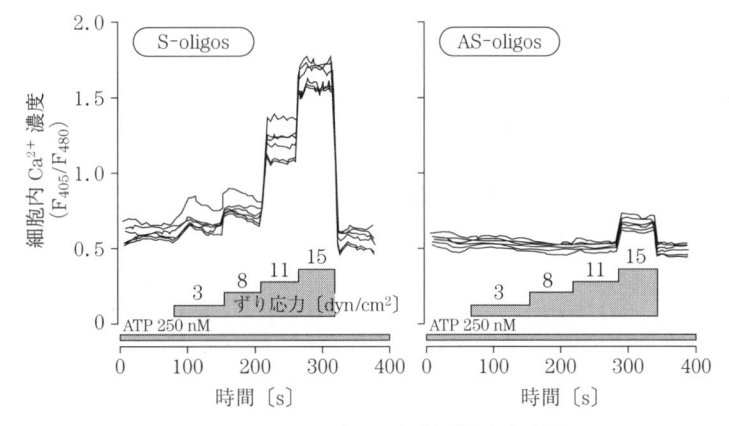

S-oligos：コントロールのスクランブルオリゴを導入した細胞
AS-oligos：P2X$_4$ 受容体の発現を低下させるアンチセンスオリゴを導入した細胞

（a） HUVEC の Ca^{2+} 反応

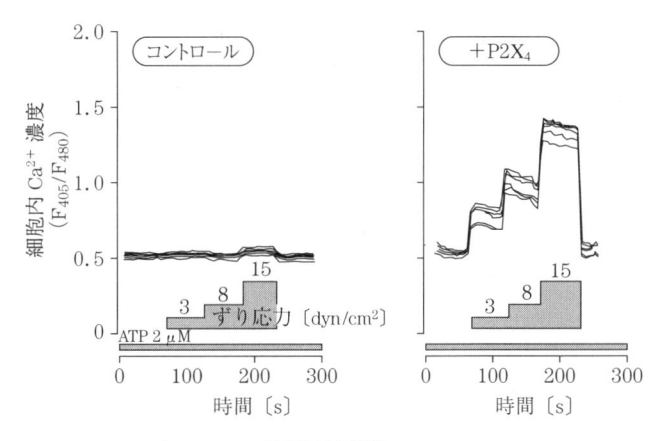

コントロール：HEK 293 細胞
＋P2X$_4$：P2X$_4$ 受容体を安定発現させた HEK 293 細胞

（b） P2X$_4$ cDNA を導入した HEK 293 細胞の Ca^{2+} 反応

図 2.37　P2X$_4$ 受容体を介したずり応力依存性 Ca^{2+} 流入反応

〔4〕 内因性 ATP 放出

HUVEC では細胞外に ATP を加えないと流れ誘発性の Ca^{2+} 反応は生じないが，ヒト肺動脈内皮細胞（HPAEC）では ATP を加えなくても反応が起こる。この違いは内皮細胞が流れ刺激に反応して放出する ATP 量の違いに起因すると考えられている[259]。流れ刺激で放出される ATP 量を比較してみると HPAEC は HUVEC より約 10 倍多い。すなわち，HPAEC では放出される ATP が多いため，細胞外に ATP を加えなくても Ca^{2+} 反応が生じると考えられる。HPAEC における ATP 放出はずり応力の大きさに依存しており，その ATP 放出をアンギオスタチンなどで阻害すると流れ誘発性の Ca^{2+} 反応が消失する[260]。このことは HPAEC ではずり応力により内因性 ATP が放出され，それが P2X$_4$ の活性化に重要な役割

を果たしていることを意味している．しかし，ずり応力がどのような機構でATP放出を起こすのかはまだ解明されていない．

〔5〕 **カルシウム波**

流れ刺激によるCa^{2+}の放出反応を単一内皮細胞で観察すると，Ca^{2+}反応の開始はつねに細胞辺縁の局所から開始し，それがCa^{2+}波として細胞全体に伝搬していく（図2.38（a））[261]．その速度は約30 μm/sであり，流れ刺激を反復しても，流れの方向を変えても開始場所と伝搬の様子は変わらない．開始場所は細胞膜がフラスコ状に陥没したカベオラ（カベオリンがマーカー蛋白質）の集中する部位と一致する（同図（b））．微小管を分解するコルセミドで細胞を処理すると，カベオリンが細胞辺縁から中央に移動するが，こうした細胞ではCa^{2+}反応は細胞中央から始まるようになる[17]．なぜ，カベオラから始まるかはまだ解明されていないが，ATP作動性のG蛋白共役型の受容体であるP2Yレセプターがカベオラに集積していることが関係している可能性がある．カベオラからCa^{2+}波が発生することの生理的意義の一つとしてNO産生との関係が考えられる．不活性のeNOSはカベオリンを介したカベオラに結合しており，その周辺でCa^{2+}が増加するとCa^{2+}/カルモデュリン複合体がeNOSに結合してカベオリンが外れ，eNOSがカベオラから遊離する．この状態のeNOSは活性化しておりNOを産生する．したがってカベオラの近くでCa^{2+}放出が起こるとNO産生が効率よく行われることになる．

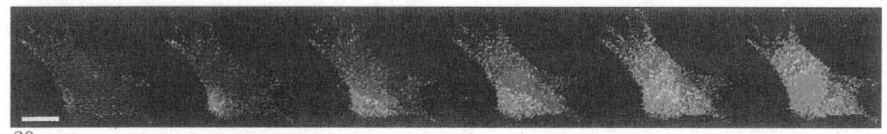

(a) ウシ胎児大動脈内皮細胞を400 msごとに記録したCa^{2+}イメージング

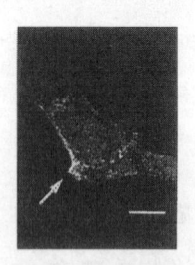

(b) 抗カベオリン抗体による免疫蛍光染色
（Ca^{2+}波はカベオラから開始）

図2.38 ずり応力によるCa^{2+}波[261]

2.7.6 細胞膜説

〔1〕 **膜 電 位**

内皮細胞にずり応力を作用させると，K^+チャネルの開口確率が高まることが観察されている．Olesenら[262]は直径1.35 mmのガラス管内面に付着したウシの大動脈培養内皮細胞にパッチクランプ法を行いながら，流れ刺激を加えた．その結果，ずり応力の大きさに依存して大きくなるK^+に選択的な内向き電流が流れるの

を観察した。この反応は刺激後，即座に出現し，ずり応力の最大の半分の効果は $0.7\,\mathrm{dyn/cm^2}$ のところで見られた。この電流変化は K^+ チャネルの開口確率の増加，ひいては膜の過分極が起こることを意味している。Nakache ら[263]はウシの肺動脈培養内皮細胞に $0\sim120\,\mathrm{dyn/cm^2}$ のずり応力を作用させ，その際の膜電位の変化を電位感受性色素を用いて測定した。その結果，色素の蛍光は作用させるずり応力の強さに依存して減少すること，すなわち細胞膜が過分極を起こすことを観察した。彼らはこのずり応力による膜の過分極が Ca^{2+} の細胞内への流入の駆動力になることによって情報を内部に伝達するとした。Barakat ら[264]はずり応力でBAEC の膜の過分極が生じ，$35\sim160$ 秒後には脱分極に変わることと，その脱分極に Cl^- チャネルがかかわっていることを報告している。K^+ チャネルを介した膜の過分極と Cl^- チャネルを介した膜の脱分極の反応はずり応力の大きさや性質で変化する。$1\,\mathrm{dyn/cm^2}$ の定常流では過分極とそれに続く脱分極が起こるが，$10\,\mathrm{dyn/cm^2}$ では過分極のみが起こる。また，$0.2\sim1\,\mathrm{Hz}$ の振動流では過分極とわずかの脱分極が生じるが，$5\,\mathrm{Hz}$ では反応が起こらなくなることが示されている[265]。内皮細胞に生じた膜電位の変化は，内皮下の平滑筋細胞の膜電位やそれに依存性のイオンチャネルの活性を変化させる可能性があり，ずり応力の情報が膜電位を介して内皮からほかの細胞に伝達する経路も考えられる。

〔2〕 膜の流動性

ずり応力が内皮細胞膜の流動性を変えることが知られている。HUVEC の細胞膜の流動性を蛍光色素 DCVJ で測定した結果では，ずり応力の大きさ依存性に膜の流動性が増加（$26\,\mathrm{dyn/cm^2}$ で 22% の増加）することが示されている[266]。BAEC で $DiIC_{16}$ 染色による検討では，$10\,\mathrm{dyn/cm^2}$ のずり応力では上流側の膜の流動性は増加するが，下流側では減少すること，他方，$20\,\mathrm{dyn/cm^2}$ では上・下流とも流動性が増加することが観察されている。これはずり応力負荷 10 秒以内に起こる速い反応である[267]。この膜流動性の変化はずり応力の時間的勾配，すなわち急に増加（step-shear）させるか，ゆっくり増加（ramp-shear）させるかによっても異なり，step-shear では上流側の膜の流動性は増加し，下流側で減少するが，ramp-shear ではともに減少する[268]。こうした膜の流動性の増加が G 蛋白共役型の受容体を活性化し，プロスタサイクリンなどの生理活性物質の産生につながるのではないかと考えられている。

2.7.7 インテグリン説

内皮細胞にずり応力が作用すると，内皮細胞と細胞下の細胞外マトリックスを結合している膜貫通型の蛋白分子インテグリン[269]に張力が作用する。このインテグリンから情報が細胞内部にある接着斑や細胞骨格に伝達される経路が想定されている[270]。インテグリンは $α$ および $β$ の二つのサブユニットからなっており，2 本のポリペプチドが非共有結合して一つの分子を形成している。細胞の外側にはリガン

ド結合ドメインを有し，コラーゲン，フィブロネクチン，ビトロネクチン，ラミニンなどの細胞外マトリックスと結合する機能を有している．一方，細胞内はビンキュリン，タリン，α-アクチニンなどの細胞膜裏打ち蛋白を介してアクチンフィラメント（細胞骨格）と連結している（図 2.39）．この接着斑には非受容体性のチロシンキナーゼである FAK（focal adhesion kinase）が存在し，インテグリンと細胞外マトリックスの相互作用の情報に深くかかわっている[271]．

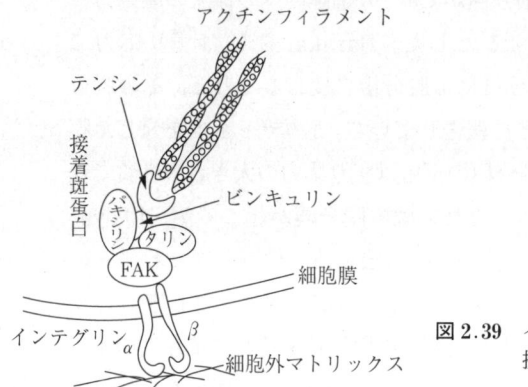

図 2.39 インテグリンと接着斑蛋白

Wang ら[272]は図 2.40 のように，培養内皮細胞表面のインテグリンにリガンドをコーティングした強磁性体の小さなビーズを結合させた．定量的に磁場を作用させてビーズに捻りを加えることで，インテグリン分子に 0〜68 dyn/cm² のずり応力

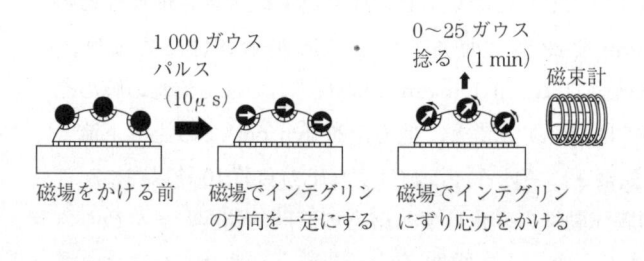

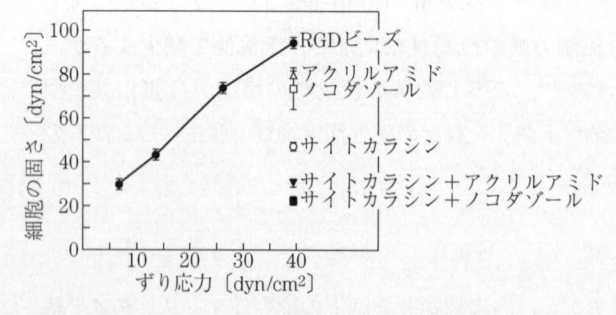

インテグリン分子にずり応力がかかると細胞が固くなる反応が起こるが，中間径フィラメント，微小管，アクチンフィラメントをおのおの分解するアクリルアマイト，ノコダゾール，サイトカラシンで細胞を処理すると反応が抑制あるいは消失する．

図 2.40 磁場によるインテグリン分子へのずり応力負荷[272]

を加えた．ずり応力が加わると，実際に細胞の応力-歪み曲線がシフトし，細胞が固くなる反応が観察された．アクチンフィラメントを脱重合するサイトカラシン，微小管を破壊するノコダゾール，中間径フィラメントを破壊するアクリルアミドのいずれの処理によっても，このインテグリンに対するずり応力による細胞の固くなる反応は著明な抑制を受けた．インテグリンにずり応力が加わるとエンドセリン-1の遺伝子発現が増加し，これが細胞骨格の張力を消失させるミオシンATPaseやアクチン分解酵素で抑制されることが報告されている[273]．

これらの事実は，ずり応力の情報がインテグリンを介して細胞内部に入り，細胞骨格系の反応が起きることを示している．ずり応力が接着斑にあるFAKのチロシンリン酸化を起こし，それがGrb2，SOSを介してERKやJNKの活性化につながることが報告されている[274),275)]．また，ずり応力がインテグリンを介して低分子量G蛋白であるRhoAを活性化し，アクチン脱重合作用のあるコフィリンを活性化することでアクチンの再構築が起こる経路のあることが指摘されている[276]．インテグリンと細胞外マトリックスが結合すると接着斑ができ，そこにmRNAとリボゾームが集合する．アクチンに発生する張力がこのメカニズムに重要な役割を果たしている．インテグリンにずり応力をかけると大きさ依存性にリボゾームの接着斑への集積が起こることが観察されている[277]．こうした接着斑にできるmRNAとリボゾームの複合体の形成が機械的刺激による迅速な遺伝子の転写後調節や蛋白への翻訳調節にかかわっていると考えられる．

2.7.8 テンセグリティモデル説

細胞の形は細胞内の圧縮抵抗性の微小管と収縮力を発揮するアクチンフィラメントの動的な力の均衡で決定されている．この収縮と抵抗の均衡はテンセグリティ（tensegrity；tension integrity）と呼ばれている[278]．細胞どうし，細胞と細胞外マトリックスとの間に生じる力，あるいは血流や血圧や運動に起因する力は，この細胞骨格に依存するテンセグリティを介して細胞に認識され，その情報が細胞内で連鎖的な生化学反応を起こすことで細胞の形態や機能変化が現れるという概念である[279]．この物理刺激受容のメカニズムを説明する細胞のテンセグリティモデルはIngberによって提唱された（図2.41）．

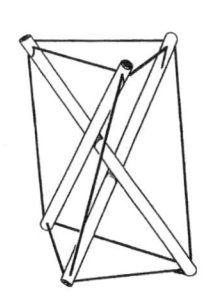

テンセグリティ構造は個々に独立した圧縮抵抗性のエレメント（白い棒）が周囲の収縮性エレメント（黒い紐）の引っ張る力に抗して，一つの均衡状態を作り上げるので，さまざまな形態をとることができる．

図2.41 テンセグリティモデル

2.7.9 その他のずり応力センサー分子

〔1〕 PECAM-1

内皮細胞の細胞間接着部位に存在する接着分子 PECAM-1 がずり応力でチロシンリン酸化を受け，その下流で ERK を活性化することが報告されている[280]。PECAM-1 分子に磁性体ビーズをつけて静磁場で引っ張るとずり応力刺激と同様にチロシンリン酸化と ERK の活性化が起こることから，PECAM-1 がずり応力のセンサー分子として働く可能性が指摘されている[281]。

〔2〕 糖蛋白

血管内皮表面には糖蛋白（proteoglycan）の層が存在する。その厚さは太い血管では数十 nm，微小血管では $0.5 \sim 1 \mu m$ ほどと考えられている[282]。図 2.42 に示すように，糖蛋白の構造が血流で変化することでイオンの流れが生じ，それが血流の情報を内皮細胞に伝達しているとの考え方が提唱されている[283]。実際，イヌから摘出した大腿動脈を灌流する実験で，血管内皮のヒアルロン酸糖蛋白を分解すると，流れ刺激による NO 産生が 20 ％ほど低下したとの報告がある[284]。また，BAEC の膜に存在するヘパラン硫酸糖蛋白を分解すると，ずり応力による NO 産生が著明に減少したという[285]。

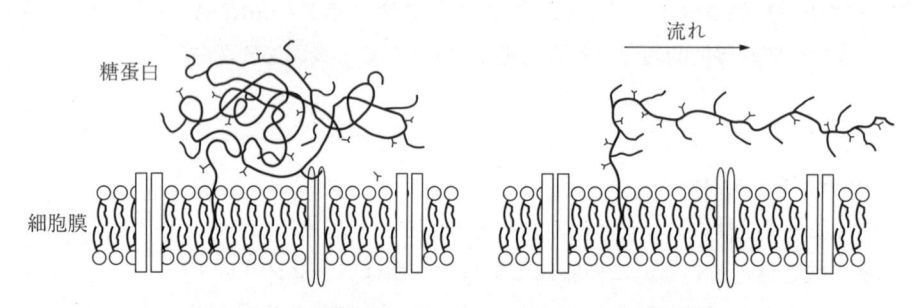

図 2.42 内皮細胞膜でフローセンサーとして働く糖蛋白

2.8 伸展張力の情報伝達

伸展張力の情報伝達経路はずり応力と共通するものが多い。しかし，同じセカンドメッセンジャーが動く場合でも，その分子機構に違いが認められる。例えば Ca^{2+} はどちらの刺激によっても動くが，動員経路は異なっている。Naruse ら[286]は HUVEC をシリコーン膜上に培養し，陰圧で引っ張り，その際の細胞内 Ca^{2+} 濃度を Ca^{2+} 感受性蛍光色素 Fura-2 と蛍光測光顕微鏡で測定した。伸展張力の大きさに依存して Ca^{2+} 濃度の上昇反応が起こるが，この反応は細胞外 Ca^{2+} の除去，あるいは SA チャネル（stretch-activated channels）をブロックするガドリニウムで消失した。したがって，伸展張力による Ca^{2+} 上昇反応は SA チャネルを介する細胞外 Ca^{2+} 流入と考えられ，これは先に述べた細胞外 ATP が関与するずり応力による Ca^{2+} 上昇反応の機構とは明らかに異なっている。伸展張力の情報伝達に

かかわる Ca^{2+} 以外のセカンドメッセンジャーとしては，cAMP の上昇につながる AC 活性が平均 10 ％ の伸展張力をウシの血管内皮細胞に作用させて 5 分以内に亢進することが観察されている[287]。また，伸展張力で即座にホスホリパーゼ C (PLC) が活性化し[288]，IP_3 や DAG が増加することも報告されている[289],[290]。

2.8.1 形態・配列変化

内皮細胞は伸展張力を受けると伸展方向に直角に配列するようになる。この反応には SA チャネルを介する Ca^{2+} 流入と，接着斑に存在する FAK とパキシリンのチロシンリン酸化が重要であるといわれている[290]。すなわち，伸展張力による配列変化が SA チャネルをブロックするガドリニウムやチロシンキナーゼ阻害薬の herbimycin A や genistein 処理により消失する[291],[292]。両者の経路を結びつける機序に細胞内 Ca^{2+} の増加がカルシニウリンを活性化し，これが src キナーゼを介した接着斑蛋白質のチロシンリン酸化を起こすのではないかと考えられている。また，Kawakami ら[293] は伸展刺激によりストレスファイバーの消失とインテグリンの細胞内への取込みが起こることを観察し，ストレスファイバーとインテグリン複合体が伸展張力の方向センサーとして働くという仮説を提唱している。

2.8.2 生理活性物質産生

伸展張力は内皮細胞の ET-1 の産生および ET-1 mRNA を増加させる。これには PKC と Ca^{2+} が重要な役割を果たしている[294],[295]。MCP-1 産生および MCP-1 mRNA も伸展張力で増加するが，この場合，細胞外 Ca^{2+} の流入と細胞内貯蔵部位からの Ca^{2+} 放出の両方がかかわっているという[296]。伸展張力は内皮細胞内に H_2O_2 などの superoxide を産生するが[297],[298]，これが PAI-1 の産生を刺激することが指摘されている[299]。

2.8.3 内皮増殖能

伸展張力は内皮細胞の増殖を刺激するが，この効果が PKC 阻害薬 (calphostin C) で消失することから，PKC が関与していることが示唆される[300]。実際，最大 24 ％ の伸展 (1 Hz) をウシの血管内皮細胞に与えると，PKC (α, β) が細胞質から細胞膜に移行し，活性が上昇することが観察されている。

2.8.4 転写因子の活性化

伸展張力が Egr-1 (early growth response-1) 遺伝子の転写を刺激して，Egr-1 mRNA を増加させる。これに低分子量 G 蛋白の Ras から Raf，ERK (MAPK) への経路がかかわっていることが，それぞれのドミナントネガティブ突然変異体を使った実験から示されている[212]。また，伸展張力により産生される活性酸素が，転写因子 AP-1 を活性化し，それがシスエレメントの TRE を介して MCP-1 遺伝子の転写を促進する経路の存在も知られている[301]。

3

血流負荷による血管組織変化

3.1 生体内の血流

　生体内での血流はコンスタントである。実際ヒトでも動物でも特別に速い流れとか乱れた流れはない。個体としてきわめて静かな調和のとれた流れの環境である[1)~3)]。いったい血流と血管にはどのような関係があるのであろうか。その最初の記載は Thoma（1893）[1)] の研究である。彼はヒトの動脈を計測しあらゆるところで平均血流速度が一定になっていると考え、そこには血管系を支配する原理があるとした。そこで彼はニワトリ卵の孵化実験を行い胚の血管極を直接観察し血管の原理を発見した。それは血流速度が速くなるとその場所の血管内腔面積が広がり、逆に血流速度が遅くなるとその場所の血管内腔面積が狭くなるという法則である。動脈は筒状であるので表面積の拡大は動脈の内径の拡大となり、表面積の縮小は内径の縮小となる。つまり血流が増大すると内径が大きくなり増大していた平均血流速度が元に戻り、逆に血流が減少すると内径が小さくなり減少していた平均血流速度が元に戻るというわけである。これは言い換えると血流速度が一定になるように血管が形を変えており、血流量が内径の2乗になるようにフィードバックしているということである。

　1980年 Kamiya ら[4)] はこの原則を訂正し平均血流速度ではなく血流により動脈内腔面に生じる壁ずり応力（wall shear stress）WSS であるとした。Thoma の法則と基本的に変わりがないが、血流速度ではなく血流による WSS が基本的なパラメータであると考えた。WSS はなめらかな流れでは内径の3乗に反比例するため、血流量が内径の3乗になるようにフィードバックしているということになる。この原理をもとに内皮細胞による血流感知の問題が提起され現在では血管生物学の最もホットな分野となっている。しかしこの原理のメカニズムはいまだ完全に証明されてはいない。著者らはおおまかに血管と血流の原理をつぎのようにとらえている。血流（あるいは血流量；内径が同じであれば平均血流速度あるいは壁ずり応力に比例する）が速くなるとその場所の血管内腔面積が広がり、逆に血流が遅くなるとその場所の血管内腔面積が狭くなり、血管はある定まった壁ずり応力（1～2 Pa）をもつようになるとしている。関連した多くの論文を検討すると、この原理はほぼ守られているようである。

ヒトの動脈系でもこの原理は守られているが，実験動物ではほとんど見ることがない病態が生じることがある。例えば動静脈奇形あるいは動静脈瘻である。これは先天的な奇形と考えられてきたがその成因は定かではない。一方，冠状動脈などでは粥状動脈硬化症（atherosclerosis）により動脈狭窄から閉塞が生じる。このとき血流は減少するが，狭窄部分ではむしろ急峻な血流変化が生じている。血流変化と粥状動脈硬化症を関連させる考え方はバイオメカニクス的に血管を研究してきたものにとって最も興味深い仮説である。その理由は粥状動脈硬化症の著しい場所と血流が特徴的な場所が一致しているように見えるからである。血流により生じるストレスは基本的に内皮細胞層あるいは内皮細胞表面に生じる。したがってこの仮説を証明するには血流と内皮細胞の関係を明らかにすることが重要なポイントとなり，現在多くの研究が内皮細胞を培養したシステムで $in\ vitro$ に行われており多くの成果が出ている。しかし粥状動脈硬化症のメカニズムは現在でも不明である。

3.2 生体内で血流を変化させる実験

通常，生体において血流はなめらかで静かなものである。このような動脈に血流を負荷することにより血流負荷による血管組織変化を理解する必要があるが，現在行われている血流増大の方法は二つある。それは，①動静脈吻合と，②頸動脈の片側血流制限による対側血流増大である。また血流のマイナス負荷としての血流減少はこれらと並行して実験が行われてきている。それは，①動脈の縮窄あるいは閉塞，②動静脈吻合の閉鎖である。使用される動物はマウス，ラット，家兎，イヌである。最もしばしば使用される動脈は総頸動脈である。これは分岐が少なく，走行がわかりやすく，左右の比較が容易であり，手術がやりやすい利点がある。つぎに多く用いられる動脈は腸骨動脈である。またラットとマウスは大動脈が用いられる。以下，実際に行われている方法と目的を概観する。

3.2.1 動静脈吻合あるいは大動脈静脈吻合を用いた実験的血流増大

動静脈吻合（arterio-venous fistula，AVF）と大動脈静脈吻合（aorto-caval fistula，ACF）でその中枢側の動脈で血流が増大する。AVFの実験はおもにイヌ，家兎，およびラットの総頸動脈と外頸静脈を用いて行われてきた。イヌの場合，体重に大きな差があり，後述するようにイヌの総頸動脈は血流負荷によるリモデリングがきわめて生じにくい。それに比較して家兎の動脈は血流負荷によるリモデリングが著しい。この種差のメカニズムはまだ不明であるが，家兎の方が研究には有利である。また家兎総頸動脈AVFはきわめてコンスタントな血流の増大を惹起することができる。これも研究には有利である。ラットの総頸動脈はイヌのそれよりも血流負荷によるリモデリングは生じやすい。しかし家兎の総頸動脈と比較するとやや生じにくい。ラット総頸動脈AVFはほぼコンスタントな血流の増大を惹

起することができ，小さい動物なので実験には有利なところがある。

AVF の実験は腸骨動脈と腸骨静脈の間でも行われてきた。しかし分岐が多く観察できる場所が限定されており総頸動脈に比較して不利である。一方，実際にヒトの動脈の病気は腸骨動脈から大腿動脈に最も頻繁に生じるため，ヒトとの相関ということでの利点がある。

ACF の実験はラットおよびマウスの腹部大動脈を用いて行われている。これは縫合手術を用いないため便利な実験である。

〔1〕 **総頸動脈と外頸静脈の動静脈吻合（イヌ）（図 3.1）**[4)~10)]

麻酔：基本的に sodium pentobarbital（30 mg/kg）を静脈注射することで行う。気道確保のため気管内挿管し sevoflurane（1～1.5% in O_2/N_2O，2/1. vol/vol（酸素対笑気が 2 対 1 容量比の気体））で維持すると血圧などがよく保たれる。手術操作はすべて無菌的に行わなければならない。ほぼヒトの手術に準ずることが大切である。抗生物質の投与は局所に吻合後に行うとよい。

吻合：肉眼で行う。イヌの総頸動脈はおおむね 3 mm の内径がある（10 kg 前後）（表 3.1），（図 3.1）。大きなイヌでも 3.5 mm 以上になることはない。動脈と静脈を剥離し両血管を平行に近接して 3～4 cm の幅でクランプする。通常，側側吻合を行うが，動脈と静脈の割は血管軸と平行に 10～15 mm である。開口部が動脈の大きさと同じくらいか少し大きいくらいが最もよい。15 mm 以上の割を入れても開口部はうまく円にならないで幅の広い扁平な開口部になり動脈の変形も強くなり有効ではない。縫合はナイロンあるいはプロリンの針つきの縫合糸を用いる。まず血管の割の両端を縫合する。さらに両端の真ん中を結節で縫合する。縫合後，片方の糸を残し血管を引っ張り緊張させる。この状態で片方の端から縫合を始める。針は動脈の外から入れ内腔面に出し，静脈の内腔面から針を入れ外に出す。これを繰り返し連続縫合を中央部まで行う。歩みは 1 回 0.5 mm くらいのかなり密な連続縫合が必要である。片面が終わるとクランプごと反転してもう片面を縫合し完成させる。縫合中，内腔面の乾燥と血栓を避けるためヘパリン生食で適宜洗う必要がある。吻合部を軽く指で押さえながらクランプを外す。このとき動脈血が吻合部からわき上がってくる。それを押さえながら（血管をつぶさない力で）数分待つと，吻合の縫合糸と組織に小さい血栓ができ，出血は止まる。

血流が増大する動脈：AVF に向かう中枢側の総頸動脈に吻合完成と同時に著しい血流の増大が生じる（表 3.1）（図 3.1）。増大は吻合が開いている間持続する。また内圧は対側の総頸動脈に比較して低いため，内圧の影響はない。

血流負荷前：イヌ総頸動脈の内半径（luminal radius）r は 1.5～1.6 mm である。これは 15 kg 前後の雑種犬でも 10 kg 前後のビーグル犬でもほとんど同じである。大動脈の平均血圧（mean aortic pressure）AP は 130～150 mmHg である。血流量（blood flow rate）BFR は 100～150 ml/min，計算した平均血流速度（mean flow velocity）U は 35 cm/s，レイノルズ数（Reynolds number）Re は 300～

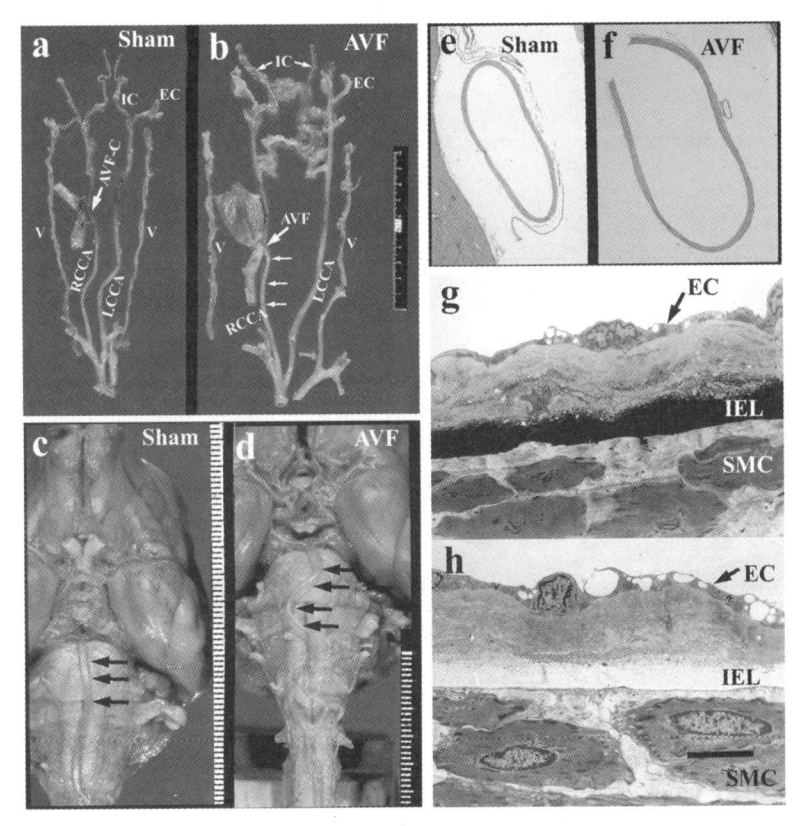

a Sham 手術例の頸部動脈のマクロ：右総頸動脈（RCCA）に AVF を作成しすぐに閉じシャム対照（AVF-C）にした．LCCA：左総頸動脈，IC：内頸動脈，EC：外頸動脈，V：椎骨動脈
b AVF 手術例の頸部動脈のマクロ（AVF 8 か月後）．矢印の右総頸動脈の血流が増大した
c Sham 手術例の脳動脈のマクロ．脳底動脈（矢印）は細くまっすぐである．
d AVF 例の脳動脈のマクロ（AVF 8 か月後）．脳底動脈（矢印）は拡張し迂曲している
e Sham 手術例の脳底動脈の組織像（HE 染色）
f AVF 例の脳底動脈の組織像（HE 染色）（AVF 8 か月後）．拡張し中膜が厚い．
g AVF 例の脳底動脈の透過電顕像（タンニン染色で弾性線維を黒く染めたもの）（AVF 8 か月後）
h AVF 例の脳底動脈の透過電顕像（通常の lead citrate & uranyl acetate 染色）（AVF 8 か月後）．内弾性板（IEL）の肥厚と内膜の線維の増加が見られる．

図 3.1 イヌ総頸動脈 AVF

400，WSS は $1.3 \sim 1.9\,\mathrm{Pa}$，壁張力（wall tensile stress）WTS は中膜の厚さ（media thickness）t を測定したデータがないため不明であるが，通常これくらいの動脈では t は r の約 10％である．したがって WTS は $10 \sim 20 \times 10^4\,\mathrm{Pa}$ である．

血流負荷後：AVF により BFR が $700\,\mathrm{m}l/\mathrm{min}$ に増大する．このとき U，Re，WSS は 4〜5 倍増大している．急性期（3 日）から亜急性期（1 週）には内半径はほとんど変化しない．4 週たっても r はほとんど変化がない．したがってこれら血行動態の値にも大きな変化はないと考えられる．しかし 6 か月以上経過するとわず

表 3.1 総頸動脈の総頸動脈−外頸静脈吻合（AVF）実験

動物と方法	期間	L [mm]	大きさ OD [mm]	r [mm]	t [mm]	csa [mm²]	血 AP [mmHg]	BFR [ml/min]	行 U [cm/s]	動 Re	態 WSS [Pa]	WTS [10⁴ Pa]
イヌ 総頸動脈 AVF[4,7-10]	対照	/	/	1.57	/	/	130&150	107-154	34-35	368	1.3-1.9	/
	直後	/	/	(1.57)	/	/	/	719	×4.7	×4.7	×4.7	/
	3 d	/	/	~0.16	/	/	95-114	~200	/	228	3.37	/
	1 w	/	/	~0.16	/	/	95-114	~230	/	204	3.21	/
	1 w	/	/	/	/	/	/	200-400	/	/	/	/
	4 w	/	/	0.165	/	/	134	628	/	1 403	8.8	/
	6-8 m	/	/	~0.19	/	/	95-114	~300	/	302	2.56	/
	6-8.5 m	/	/	/	/	/	128	543	/	/	/	/
家兎 総頸動脈 AVF[13,17]	対照	41	2.06-2.33	0.98-1.06	0.10-0.11	0.63-0.77	53-69	16-19	9.0-9.7	61-70	1.13-1.20	7.3-9.4
	直後	/	/	/	/	/	/	68	×4.3	×4.3	×4.3	/
	3 d	42	2.34	0.91	0.085	0.52	67	124	77	508	10.6	9.9
	1 w	43	2.86	1.15	0.087	0.65	53	151	63	497	7.2	12.8
	4 w	53	4.23	1.82	0.074	0.72	59	301	63	779	4.6	19.4
	8 w	56	4.20	1.86	0.075	1.00	65	350	55	643	3.7	18.0
	25-35 w	70-100	~6.0	~2.6	~0.18	~2.4	/	232	/	/	~1-2	/
ラット 総頸動脈 AVF[20,21]	対照	/	/	0.40-0.45	0.040-0.041	0.055-0.076	/	2.3	5-8	~14	1.3-2.5	/
	直後	/	/	/	/	/	/	17.3-21.5	×7.5-×9.3	×7.5-×9.3	×7.5-×9.3	/
	1-4 w	/	/	0.60-0.65	0.060-0.065	0.101	/	BFR:1w 18.5, 2w 19.0, 3w 19.7, 4w 20.2	/	/	/	7.0-9.8
	8 w	/	/	/	/	/	/	21.0-26.0	~40	~200	/	/

L：左総頸動脈の起始部から甲状腺動脈分岐部の長さ，*OD*：外径，*r*：内半径，*t*：中膜の厚さ，*csa*：中膜の横断面積，*AP*：平均大動脈圧，*BFR*：血流量，*U*：平均血流速度，*Re*：レイノルズ数，*WSS*：壁ずり応力，*WTS*：壁張力，直後：AVF 直後，3 d：AVF 3 日後，1 w：AVF 1 週後，4 w：AVF 4 週後，6-8 m：AVF 6～8 か月後，/：測定データなし，-：レンジ，~：約，（　）：推定値

かであるが r は増大する（1.6〜1.9 mm）。WTS は r の拡大が小さく，AP の変化も少ないため対照とそれほど違いはないと考えられる。イヌの総頸動脈の場合 AVF による血流増大にはかなりのばらつきがあり，経過とともにむしろその増大が小さくなる傾向がある。このため実験では左右の総頸動脈の BFR の比を目安とした方がわかりやすくなる。しかし実際には r の増大が顕著でないため組織学的なリモデリングの研究には難しいところがある。長期の負荷が続くと椎骨動脈と内頸動脈を介してウィリス環（circle of Willis, Willis ring）を含む脳動脈の血流が増大し拡張が生じる（図 3.1 の c〜h）。もちろん外頸動脈を介する血流も増大し頸部全体の動脈が太くなる（図 3.1 b）。これらは逆の流れで AVF に流れ込み，奇異な血行動態を示すようになる。

〔2〕 総頸動脈と外頸静脈の AVF（家兎）（図 3.2，図 3.3）[12]〜[19]

麻酔：xylazine（4 mg/kg 筋注）と ketamine（25 mg/kg 筋注）で麻酔導入する。マスクを用いて sevoflurane（1〜1.5％ in O_2/N_2O, 2/1. vol/vol）で維持すると血圧などがよく保たれる。気管内挿管するとさらによいが，開胸などを行わなければマスクで十分である。手術操作はすべて無菌的に行わなければならない。ほぼヒトの手術に準ずることが大切である。抗生物質の投与は不要である。

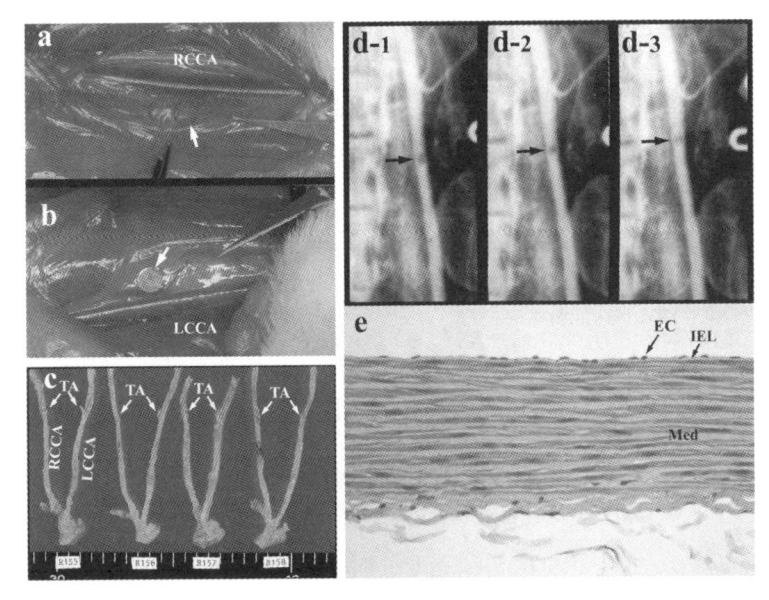

a 右総頸動脈（RCCA）のマクロ。矢印：スケール用の電顕メッシュ（直径 3 mm）
b 左総頸動脈（LCCA）のマクロ，左右はほぼ同じ太さ
c 両側総頸動脈を灌流固定し剝離したもの。矢印は甲状腺動脈の分岐部，4 例はほぼ同じサイズ
d 左総頸動脈のシネアンギオ。1 こま 1/25 秒，小さいバブルが d-1, d-2, d-3 と少しずつ移動しているのがわかる。
e 総頸動脈正常コントロールの横断組織像（HE 染色）。EC：内皮細胞，IEL：内弾性板，M：中膜。内膜肥厚は認められない。

図 3.2 家兎の正常総頸動脈

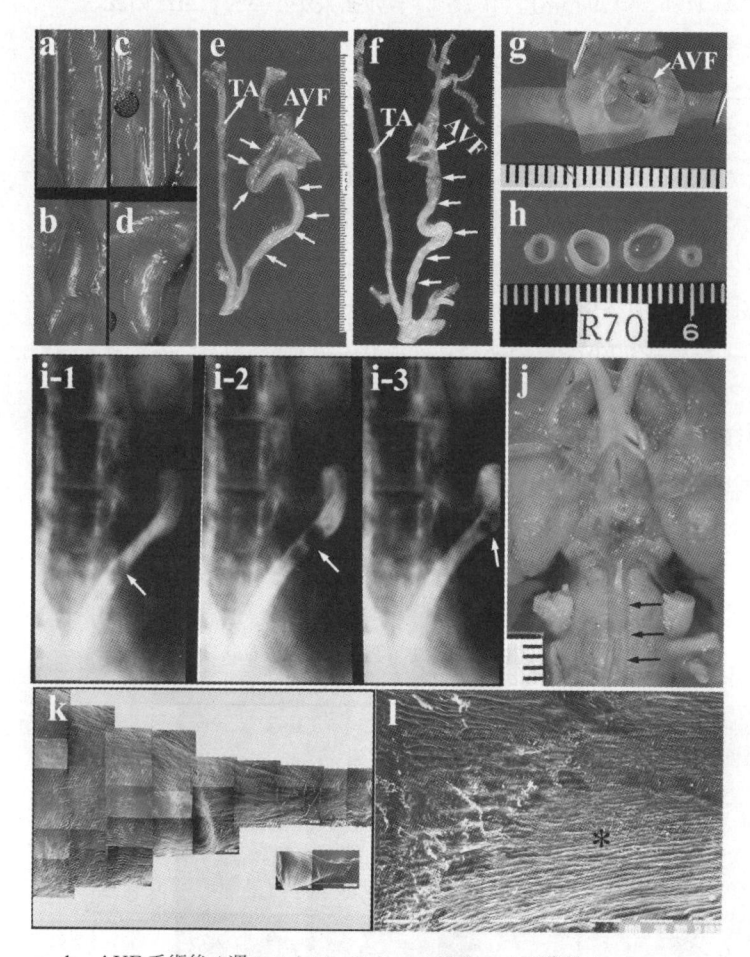

a, b　AVF手術後4週のマクロ。スケールは3mmの電顕メッシュ。a：右非AVF，b：左AVF。著しい拡張を認める。
c, d　AVF手術後30週のマクロ。c：右非AVF，d：左AVF
e, f　AVF手術後30週の灌流固定後のマクロ像。いずれもAVFより中枢側の左総頸動脈（矢印）が拡張迂曲している。TA：甲状腺動脈分岐部
g　AVF部（f例）。縫合糸が透見できる。
h　左総頸動脈（d例）の横断マクロ。左は起始部に近いところ。中央の二つは拡張の著しいところ。右はAVFに流入する直前で内皮細胞が剥離しているところで拡張性リモデリングは認められず，ほぼコントロールと同じ太さである。
i　AVF側の拡張部のシネアンギオ（d例）。1こま1/25秒，バブルがi-1，i-2，i-3と少しずつ移動しているのがわかる。
j　脳動脈のマクロ（f例）。脳底動脈が拡張している。
k, l　左総頸動脈がAVFに流れ込む場所の走査電顕（左上流）。kの右端のAVF手前で内皮細胞が剥離している（l：同部の拡大）。拡張した内腔は剥離した部位で急速に細くなっている。剥離部では拡張は生じない。＊：内皮細胞は剥離している。

図3.3　家兎総頸動脈AVF

吻合：1.5〜2倍のルーペで行う。家兎の総頸動脈は雄成家兎（3〜4 kg）でおよそ2 mmの内径がある（表3.1，**表3.2**，図3.2）。2 kgくらいの若い家兎でも1.5 mm以上ある。動脈と静脈を剝離し両血管を平行に近接して約2 cmの幅でクランプする。通常，側側吻合を行うが，動脈と静脈の割は血管軸と平行に5〜7 mmにする。開口部が動脈の大きさと同じか少し大きいくらいが最もよい。7 mm以上の割を入れても開口部はうまく円にならないで幅の広い扁平な開口部になり動脈の変形も強くなり有効ではない。縫合はナイロンあるいはプロリンの針つきの縫合糸を用いる（図3.3）。割の両端を縫合する。一方の端から始める。針は動脈の外側から入れ，内腔面に糸を出す。静脈は内腔面から針を入れ外側に出す。約1 mmの歩みで進み他方の端まで連続で縫合する。端で結び半分の縫合が終わるが，このときあまり緊張させない方がよい。ここで両クランプを裏返しもう半分を縫合して完成する。縫合中，内腔面の乾燥と血栓を避けるためヘパリン生食で適宜洗う必要がある。クランプを外すとき，血液が漏れる。このとき軽く指で押さえておく。しかし同時に内腔に血圧がかかり，吻合部が緊張し膨れる。この緊張のため血液の漏れは比較的すみやかに少なくなり，それとともに吻合部に血栓が生じ出血は止まる。

血流が増大する動脈：AVFに向かう中枢側の総頸動脈に吻合完成と同時に著しい血流の増大が生じる（表3.1，図3.3）。増大は吻合が開いている間持続する。また内圧は対側の総頸動脈に比較して低いため，内圧の影響はない。

血流負荷前：家兎の総頸動脈の起始部から内外頸動脈分岐部までの長さは3週齢で29 mm，6週齢で41 mm，10週齢で55 mm，15週齢で63 mm，23週齢で70 mmである（**表3.3**）。rは3週齢で0.57 mm，6週齢で0.60 mm，10週齢で0.96 mm，15週齢で0.89 mm，23週齢で0.94 mmである（表3.3）。3〜4 kgの雄成家兎総頸動脈のrは約1.0 mmである。この値は組織計測で求めた値であるが，きわめてコンスタントである。外径（outer diameter）ODはマクロの写真から計算してみると2.06〜2.33 mmである。tは約0.1 mmで中膜断面積（cross sectional area）csaは0.6〜0.8 mm^{2}である。APは50〜70 mmHg，BFRは16〜19 ml/min，Uは9〜10 cm/s，Reは60〜70，WSSは1.1〜1.2 Pa，WTSは7〜9×10^4 Paである。家兎では麻酔によりほとんどの場合血圧が生理的な値よりも低くなるようである。

血流負荷後：AVFによりBFRは増大する。実際にはこの増加率はAVFの作成位置に大きく左右される。十分に高い位置（甲状腺動脈の分岐部から1〜1.5 cm上流）に作成した場合が表3.1であり，ほぼコンスタントに4〜5倍になる（約68 ml/min）。起始部から30 mmくらいにAVFを作成すると血流の増大は著しくなり10倍（150〜200 ml/min）にも達する。この場合家兎は心不全を起こしやすく生存率が低くなる。したがって上記の高い位置にAVFを作成するのが望ましい。

表 3.2 腸骨動脈-静脈吻合 (AVF) 実験および大動脈-下大静脈吻合 (ACF) 実験

動物と方法	期間	大きさ L [mm]	OD [mm]	r [mm]	t [mm]	csa [mm²]	血行動態 AP [mmHg]	BFR [ml/min]	U [cm/s]	Re	WSS [Pa]	WTS [10⁴ Pa]
サル 腸骨動脈 AVF[22]	6 m 非AVF	/	2.9	1.3	m 0.11 i 0.018	m 0.69 i 0.11	119/55	44	12	~100	1.52	10.2
	6 m AVF	/	5.7	2.7	m 0.14 i 0.017	m 1.27 i 0.15		420	31	~600	1.60	20.3
	6 m 大動脈	/	6.6	3.15	m 0.13 i 0.011	m 1.76 i 0.11		500	26	~600	1.20	22.4
家兎 腸骨動脈 AVF[1]	対照	/	/	1.05	0.059	0.39	53	13	6.3	~50	0.89	12.6
	1 d	/	/	1.35	0.052	0.44	60	101	29.4	~300	3.09	21.4
	1 w	/	/	1.48	0.047	0.44	41	95	23.0	~250	2.19	20.0
	4 w	/	/	2.25	0.066	0.93	53	121	12.7	~200	0.80	24.4
ラット 大動脈 ACF[24,25]	対照	/	/	0.575	0.094	0.34	/	8.0	13	~50	2.7	/
	1 d	/	/	0.525	0.085	0.28	/	42.5	82	~300	18.7	/
	3 d	/	/	0.540	0.079	0.27	/	52.3	95	~350	21.5	/
	1 w	/	/	0.600	0.071	0.27	/	40.3	59	~250	11.9	/
	2 w	/	/	0.745	0.055	0.26	/	43.5	42	~200	6.9	/
	4 w	/	/	0.825	0.045	0.23	/	46.2	36	~200	5.2	/
	8 w	/	/	1.005	0.038	0.24	/	46.3	24	~150	3.0	/
	2 m	C：コントロール大動脈 U：ACFより上の大動脈 D：ACFより下の大動脈	/	C：0.468 U：0.689 D：0.465	C：0.075 U：0.065 D：0.071	C：0.239 U：0.333 D：0.251	C：119 U：93 D：86	C：19 U：72 D：15	C：14 U：30 D：9	C：~50 U：~150 D：~30	C：3.2 U：3.9 D：1.7	C：17.7 U：25.4 D：17.1
マウス 大動脈 ACF[27]	対照	/	0.61	0.305				1.92	11	23	4.9	
	直後	/	0.61	0.305				5.09	29	62	13.5	
	1 d	/	0.81	0.405				10.87	35	88	12.1	
	7 d	/	0.87	0.435				8.66	24	65	7.9	
	21 d	/	1.18	0.59				15.75	24	88	5.7	

略字は表 3.1 に準じる。サルの段落：m：中膜，i：肥厚した内膜

3.2 生体内で血流を変化させる実験

表3.3 血流制限実験

動物と方法	期間	大きさ L [mm]	OD [mm]	r [mm]	t [mm]	csa [mm²]	AP [mmHg]	血行動態 BFR [ml/min]	U [cm/s]	Re	WSS [Pa]	WTS [10⁴ Pa]
家兎 外頸結紮 幼若 6 w 齢[28],[29]	1 m non-lig	/	/	0.85	0.09	0.50	83.1 (cont 82.3)	42.6	~31	~200	~4.0	~10
	1 m ligation	/	/	0.60	0.088	0.33		8.7	~13	~50	~2.6	~8
家兎 外頸結紮 成雄[28],[29]	1–4 w			(lig/non-lig) r control : 1.35/1.35, 1 w : 1.075/1.255, 2 w : 1.00/1.25, 4 w : 1.01/1.255, measured by cast			/	/	/	/	/	/
	1m non-lig	/		~0.90	~0.06	~0.35	/	~20	~13	~80	~1–2	/
	1m lig	/		~0.75	~0.07	~0.32	/	~3	b 15, aft 3	b ~80/a ~15	~0.5	/
家兎 外頸結紮 3 w–23 w 齢[30]	ligation at 3 w-old	起始から内外頸動脈分岐までの長さの生長	growth of the lumen radius of control :				non-ligation side : flow increased ×2				/	/
	final exam at 23 w-old	3 w 29, 6 w 41, 10 w 55, 15 w 63, 23 w 70		3 w 0.57, 6 w 0.60, 10 w 0.96, 15 w 0.89, 23 w 0.94				ligation side : flow decreased ×0.3				
ラット 総頸狭窄 若[31]	start at 51 g 6 w (355 g) 12 w (481 g)	/	OD : at start 0.750 6 w after stenosis 12 w after stenosis					(st/non-st) 12 w 3.3/5.5	(st/non-st) 12 w 1.7/2.1	(st/non-st) 12 w ~12/20	(st/non-st) 12 w 1.5/0.95	
ラット 総頸狭窄と内外頸結紮[32]	4 w after left stenosis	/	ratio of lumen radius of right/left side : before stenosis 0.97, 4 w after stenosis 1.13				BFR of the left stenosis side : before stenosis 5.9, after stenosis 1.5, 4 w after stenosis 5.4					
ラット 4 w after left ligation	/	ratio of lumen radius of right/left side : before ligation 0.98, 4 w after ligation 1.53					BFR of the left ligation side : before ligation 7.3, after ligation 0.5, 4 w after ligation 1.4					
ラット 内外頸結紮 若と成[32]	4 w after left ligation (young & adult)	OD : r/l, young bef 0.8/0.8, 4 w 1.0/0.7 adult bef 1.0/1.0, 4 w 1.0/0.8		r : r/l young 4 w 0.37/0.31 adult 4 w 0.37/0.335			BFR : r/l young bef 2.5/2.3, aft 2.5/0.21, 4 w 4.5/0.30 adult bef 2.5/2.6, aft 3.6/0.16, 4 w 5.0/0.59				WSS : r/l young 4 w 2.9/0.5-1.0 adult 4 w 2.8/0.5-1.0	

略字は表3.1に準じる。

AVF 作成後長さが延長し r は拡張する。長さは4週後には約1.3倍に，8週後には1.37倍になる。総頸動脈の末梢約1/3の場所に甲状腺動脈が分岐しているが，起始部からその分岐までの長さ（length of common carotid artery from the ostia to the thyroid artery branch）L はコントロールの雄成家兎総頸動脈ではほぼ41 mm である（表3.1, 図3.2）。AVF 25〜35週後には長いもので L が100 mm 近くになり対照の2倍以上にもなる（図3.3）。拡張は起始部から10〜15 mm では小さく，起始部から15〜25 mm では中等度である。起始部から25〜50 mm （AVF まで）で最も拡張が著しい。最も拡張の大きい場所では拡張は1週前後から始まり（$r=1.15$ mm），4週で約2倍になる（$r=1.82$ mm）（図3.3）。その後，拡張は遅くなり8週後でも1.86 mm である。しかし25〜35週になると2.6 mm にもなる（図3.3）。これは OD の増大でも明らかで1週後には1.23倍（2.86 mm），4週後には1.82倍（4.23 mm）になる。OD は8週後では4週とほぼ同じであるが，やはり25〜35週には6 mm 以上にもなる。t は4週から8週でやや薄くなる。しかし25〜35週には倍近くになることがある。csa は4週でやや増大し，8週で約1.3倍になる。25〜35週には約3倍にもなることがある。

AP には大きな変化はない。BFR は時間の経過とともに増大し3日後には124 ml/min，1週後には151 ml/min，4週後には301 ml/min，8週後には350 ml/min になる。しかし25〜35週には200〜300 ml/min 前後でプラトーになるようである。U は3日で77 cm/s，1週と4週で63 cm/s，8週で55 cm/s である。Re は3日と1週で約500，4週で約800，8週で約600である。WSS は3日で10 Pa，1週で7 Pa，4週で5 Pa，8週で4 Pa，25〜35週で1〜2 Pa である。WTS は3日で 10×10^4 Pa，1週で 13×10^4 Pa，4週で 20×10^4 Pa，8週で 18×10^4 Pa である。

イヌ AVF と同じように長期（4週以上）になると頸部と脳の動脈の右から左（非 AVF から AVF）への血流が増大し拡張性のリモデリングを生じる。また AVF に流れ込む直前の動脈においてときに内皮細胞の剥離が生じる。この場合拡張性のリモデリングは生じない（図3.3 h, k, j）。したがってその部分は著しく速い血流が続くことになり，拡張した部分から細い部分へ漏斗状になる。経験的に AVF 作成直後の血流が4倍前後にとどまる場合この剥離が生じることは少なく，より効果的に実験を行うことができる。

〔3〕 **総頸動脈と外頸静脈の AVF（ラット）（図3.4）**[20),21)]

麻酔：sodium pentobarbital（50 mg/kg 腹腔内注入）で行う。手術操作は無菌的に行わなくてもよい。

吻合：5〜10倍の実体顕微鏡のもとでマイクロサージェリー用の道具を用いて行う（図3.4）。ラットは雄の生長したものがよい。8週齢以上であれば十分な大きさがある。総頸動脈は約1 mm の内径をもっている。動脈と静脈を剥離し両血管を平行に近接して約5 mm の幅でクランプする。通常，側側吻合を行うが，動脈

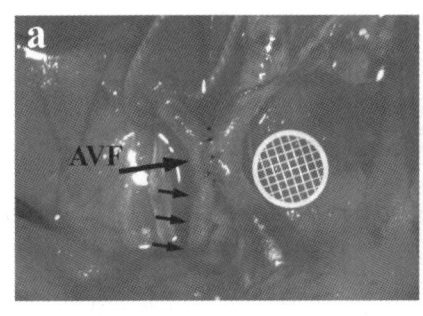

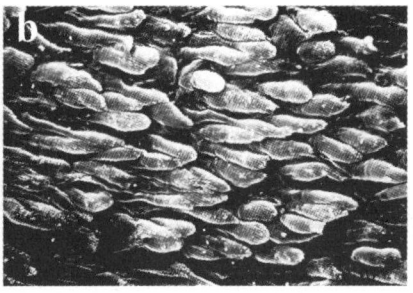

a 左総頸動脈と外頸静脈の吻合直後のマクロ。AVF は 4 個の結節縫合がわかる。AVF の中枢部総頸動脈（矢印）の血流が増大する。スケール：電顕メッシュ＝3 mm
b 血流増大後 2 週の内腔表面の走査電顕像。内皮細胞が著しく増加し核部分が突出している。

図 3.4　ラット総頸動脈 AVF

と静脈の割は血管軸と平行に約 1.5 mm である。開口部が動脈の大きさと同じか少し大きいくらいが最もよい。2 mm 以上の割を入れても開口部はうまく円にならないで幅の広い扁平な開口部になり動脈の変形も強くなり有効ではない。縫合はナイロンの針つきの縫合糸を用いる。割の両端を結節で縫合する。動脈の外側から針を入れ，内腔面に糸を出す。静脈は内腔面から針を入れ外側に出す。両端から糸を引いて軽く緊張させておき，両端の中央で結節縫合を行う。さらに中央と両端の真ん中で同様の結節縫合を行う。クランプごと反転し，反対側の両端の中央で結節縫合を行う。縫合は全周で 8 か所行う（図 3.4）。クランプを外すとき，血液が漏れる。このとき軽く指で押さえておく。この場合連続縫合でないため隙間から出血が続くがそのまま指で軽く押さえておくと自然に出血は止まる。

血流が増大する動脈：AVF に向かう中枢側の総頸動脈に吻合完成と同時に著しい血流の増大が生じる（表 3.1，図 3.4）。増大は吻合が開いている間持続する。また内圧は対側の総頸動脈に比較して低いため，内圧の影響はない。

血流負荷前：雄成ラット（Sprague-Dauley rat，S-D rat）の総頸動脈の r は 0.40～0.45 mm である。起始部がやや太い。起始部から内外頸動脈分岐部までの長さは約 30 mm である。通常，左総頸動脈と外頸静脈に AVF をできる限り末梢部で作成した場合，AVF の位置は起始部から 20～22 mm になる。t は 0.040～0.041 mm，csa は 0.055～0.076 mm^2，AP は 119 mmHg，BFR は 2～3 ml/min，U は 5～8 cm/s，Re は 10 前後，WSS は 1.3～2.5 Pa，WTS は 10～20 ×10^4 Pa である。

血流負荷後：AVF 直後には BFR が 17.3～21.5 ml/min と 7～9 倍に増大し，それとともに U，Re，WSS が増大する。その後 BFR は 8 週まで 18～25 ml/min を維持する。r は AVF により拡張する。しかし家兎総頸動脈ほど顕著ではなく，8 週で約 1.5 倍になる。拡張は起始部近くの 10～15 mm が顕著である。しかし総頸動脈が AVF に流入する 3～5 mm の範囲で内皮細胞がコンスタントに剥離

する。この部分では血流が増大しているにもかかわらず拡張しない。8週で t は 0.060～0.065 mm, csa は 0.101 mm² になる。U はほぼ 50 cm/s, Re は約 200, WSS は 7～10 Pa である。ラットの場合も家兎と同じように AVF に流れ込む直前の動脈の内皮細胞が剝離する。この剝離はほぼ 100 ％に生じ[20),21)]、この場所では拡張性のリモデリングは生じない。

〔4〕 **外腸骨動脈と外腸骨静脈の AVF（サル）[22)]**

麻酔：ketamine（10 mg/kg 筋注）で前処置した後，sodium pentobarbital（25 mg/kg 腹腔内注入）で麻酔する。

吻合：2.5 倍のルーペのもとで 0.6～1.2 cm の割を入れ側側吻合を行う。7-0 の太さのプロリンの針つき縫合糸で縫合する。吻合は総腸骨動脈-静脈の末梢あるいは外腸骨動脈-静脈で行う。

血流が増大する動脈：AVF に向かう中枢側の総腸骨動脈と腹部大動脈に吻合完成と同時に著しい血流の増大が生じる（表 3.2）。

血流負荷後：実験で用いられたサルは成雄 cynomologus（5～6.5 kg）である。総腸骨動脈は家兎よりもやや太く OD は約 2.9 mm, r は約 1.3 mm である。この実験では AVF 作成後からコレステロール食を投与されている。したがって他の実験では認められない内膜肥厚がコントロールでも認められている。AVF 6 か月後，大動脈圧は 119/55 mmHg でほぼ正常の範囲内であった。総頚動脈と異なり腸骨動脈は末梢での循環の交差がないため，AVF の反対側が対照として使用される。非 AVF 側では BFR が 44 ml/min であるが，AVF 側では 420 ml/min にもなり 9～10 倍多くなっている。また腹部大動脈の BFR が 500 ml/min であることを考えると，腹部大動脈の血流の増大は AVF の結果であると考えられる。AVF 6 か月後 AVF 側総腸骨動脈は OD が 5.7 mm, r が 2.7 mm となっている。これは非 AVF 側のおよそ 2 倍である。t は 0.14 mm（非 AVF 0.11 mm），csa は 1.27 mm²（非 AVF 0.69 mm²）である。内膜の厚さは 0.017 mm（非 AVF 0.018 mm）で内膜の断面積は 0.15 mm²（非 AVF 0.11 mm²）であった。t はかなり増大しているが，内膜肥厚はそれほど増大しない。この AVF 側総腸骨動脈はほとんど腹部大動脈と同じくらいの大きさをもっている。U は非 AVF 側で 12 cm/s, AVF 側で 31 cm/s, Re は非 AVF 側で約 100，AVF 側で約 600，WSS は非 AVF 側で 1.52 Pa, AVF 側で 1.60 Pa であった。

〔5〕 **外腸骨動脈と外腸骨静脈の AVF（家兎）（図 3.5）[11)]**

麻酔：3.2.1 項〔2〕と同様に行う。

吻合：3.2.1 項〔2〕と同様に 1.5～2 倍のルーペを用いる。総頚動脈と外頚静脈の AVF との相違は足へいく血管は末梢でたがいに連絡がないことである。したがって片側の下肢の末梢の虚血などの変化を来すことがある。また対側の血流は減少したり増大したりすることはあまりなく，影響を受けにくい。家兎の総腸骨動脈は雄成家兎（3～4 kg）で r はおよそ 1 mm である（表 3.2）。2 kg くらいの若い

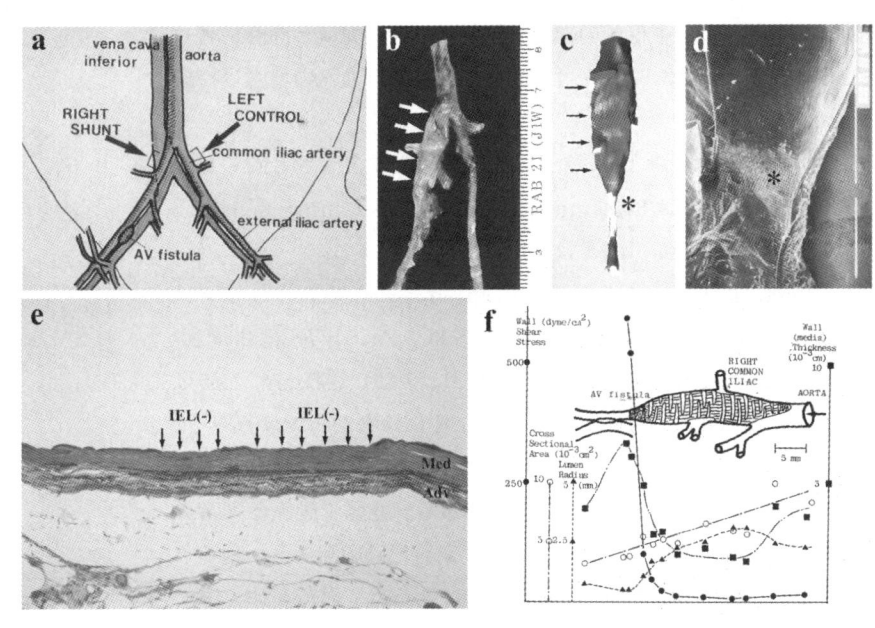

a スキーム。右外腸骨動静脈に AVF を作成し，総腸骨動脈を観察する。
b 右外腸骨動静脈 AVF 灌流固定後のマクロ。AVF 後 4 週。AVF より上流が拡張している（矢印）。ジャンボ家兎（秋田県大仙市産，7〜10 kg）での実験
c 光顕的連続切片を行い，三次元に再構築したもの。矢印の部分が拡張し内弾性板の著しい断裂が認められる（e）。＊は AVF に流れ込む場所で内皮細胞が剥離した部分。そこでは動脈の拡張は認められない。
d AVF に流れ込む場所の走査電顕像。＊：内皮細胞が剥離した場所。剥離した場所には拡張が見られない。
e 拡張した動脈（b と c の矢印の場所）の横断組織像。矢印は内弾性板（IEL）が離開（内弾性板ギャップ）した場所。内膜肥厚は生じていない。Med：中膜，Adv：外膜
f リモデリングした腸骨動脈の大きさと血行動態。この図では Lumen Radius は内径のことである。AVF の入り口では WWS が 500 Pa 以上にもなり，内皮細胞は剥離している。逆に拡張部分ではほぼ正常に戻っている。t は拡大部で薄くなっているが，csa は大きくなっている。

図 3.5　家兎腸骨動脈 AVF

家兎でも 0.75 mm くらいである。動脈と静脈を剥離する。両血管は平行に近接し走行している。これらを剥離し約 2 cm の幅でクランプする。側側吻合を行う（図 3.5）。動脈と静脈の割は血管軸と平行に約 5 mm で 3.2.1 項〔2〕の縫合とほぼ同様な手技で行う。ナイロンあるいはプロリンの針つきの縫合糸を用いる。割の両端を縫合する。動脈の外側から針を入れ，内腔面に糸を出す。静脈は内腔面から針を入れ外側に出す。約 1 mm の歩みで進み他方の端まで連続で縫合する。端で結び半分の縫合が終わるが，このときあまり緊張させない方がよい。ここで両クランプを裏返しもう半分を縫合して完成する。縫合中，内腔面の乾燥と血栓を避けるためヘパリン生食で適宜洗う必要がある。クランプを外すとき，血液が漏れる。このとき軽く指で押さえておく。しかし同時に内腔に血圧がかかり，吻合部が緊張し膨れる。この緊張のため血液の漏れは比較的すみやかに少なくなり，それとともに吻合部に血栓が生じ出血は止まる。

血流が増大する動脈：吻合部より中枢側の総腸骨動脈に吻合の完成と同時に著しい血流の増大が生じる（表3.2，図3.5）。吻合が開いている間，血流の増大は持続する。

血流負荷前：家兎総腸骨動脈の r は1.05 mm でほぼ総頸動脈の太さと同じである（表3.2）。t は0.059 mm，csa は0.39 mm²，BFR は13 ml/min，U は6.3 cm/s，Re は約50，WSS は0.89 Pa，WTS は12.6×10⁴ Pa である。

血流負荷後：AVF 作成により1日後 BFR は101 ml/min になる。しかし r はすでに拡張している。U は30 cm/s，Re は300，WSS は3 Pa，WTS は20×10⁴ Pa であった。r が4週後に2.25 mm でほぼ2倍になり，t は0.066 mm，csa は0.93 mm² に増大した。AP は50〜60 mmHg で大きな変化はなかった。BFR は121 ml/min，U は13 cm/s，Re は200〜300，WSS は0.8 Pa，WTS は24×10⁴ Pa であった。図3.5はジャンボ家兎を使用した実験である。総腸骨動脈は通常の家兎よりも約1.5倍大きくリモデリングがよくわかる。家兎総頸動脈あるいはラット総頸動脈の場合と同じように AVF に流れ込む部分ではきわめて血流が速く壁ずり応力も大きく内皮細胞の剥離がしばしば生じる（図3.5）。この部分ではリモデリングはなく，r，t および csa は変化しない。

〔6〕 **外腸骨動脈と外腸骨静脈の AVF（ラット）**

麻酔：3.2.1項〔3〕と同様に行う。

吻合：3.2.1項〔3〕の総頸動脈と外頸静脈の AVF 作成と同じ要領で5〜10倍の実体顕微鏡のもとでマイクロサージェリー用の道具を用いて作成する。外腸骨動脈は約0.5 mm の r をもっている。動脈と静脈を剥離し両血管を平行に近接して約5 mm の幅でクランプする。側側吻合を行うが，動脈と静脈の割は血管軸と平行に約1.5 mm である。縫合はナイロンの針つきの縫合糸を用いる。割の両端を結節で縫合する。動脈の外側から針を入れ，内腔面に糸を出す。静脈は内腔面から針を入れ外側に出す。両端から糸を引いて軽く緊張させておき，両端の中央で結節縫合を行う。クランプごと反転し，反対側の両端の中央で結節縫合を行う。縫合はこれで完成である。クランプを外すとき，血液が漏れる。このとき軽く指で押さえておく。この場合連続縫合でないため隙間から出血が続くがそのまま指で軽く押さえておくと自然に出血は止まる。

血流が増大する動脈：吻合部より中枢側の総腸骨動脈に吻合の完成と同時に著しい血流の増大が生じる。吻合が開いている間，血流の増大は持続する。

血流負荷の結果：AVF 側の総腸骨動脈の血流が増大，BFR などの測定は行っていない。内腔面の内皮細胞の観察のみを行った。

〔7〕 **腹部大動脈と下大静脈の ACF（ラット）**[23]〜[25]

麻酔：3.2.1項〔3〕と同様に行う。250〜300 g の雄成 S-D ラットを使用。sodium pentobarbital（50 mg/kg 腹腔内注入）で麻酔する。

吻合：腹部正中切開を行い，腎動脈分岐部から下流の腹部大動脈と下大静脈を出

す。総腸骨動脈分岐部から5mm上流で大動脈をクランプし血流を遮断する。needle puncture method（注射針穿刺法）でACFを作成する。19-gauge needleを使用する。クランプのすぐ下で大動脈を刺し，そのまま進んで下大静脈まで刺す。このとき静脈への侵入部位はちょうど大動脈と大静脈が外膜を共有している部分で行い，静脈と動脈の吻合を作成する。その後，針を抜き，大動脈の針で生じた穴を8-0の絹糸で閉じる。大動脈から大静脈へ吻合が生じている場合，クランプを外すと大静脈が動脈血で赤くなり成功したかどうかがわかる。

血流が増大する動脈：吻合の完成と同時に吻合部より中枢の大動脈に血流の増大が生じる（表3.2）。吻合が開いている間増大は持続する。

血流負荷前：ラット腹部大動脈はrが0.5〜0.6mmである。tは0.094mm，csaは0.34mm^2，BFRは8ml/min，Uは13ml/min，Reは50，WSSは2.7Paである。APは100mmHg前後であるのでWTSは約10×10^4 Paになる。ラット総頸動脈のrが0.4〜0.5mmに近いことを考えると，胸部から多くの分枝を出し残った下腿への血流を維持する腹部大動脈は胸部大動脈よりもかなり小さいことがわかる。しかしcsaはおよそ2倍大きい。

血流負荷後：ACF作成によりBFRは40〜50ml/minに増大し5〜6倍になる。rは1週過ぎから増大し4週で1.4倍に，8週で1.7倍になる。tはむしろ薄くなり8週で40％になる。csaは8週で減少し70％になる。Uは1日から3日までは80〜90cm/sであるが，4週で36cm/s，8週で24cm/sになる。Reは3日後には約350となり，8週では約150である。WSSはACF直後20Pa近く増大するが，rの拡張とともに低下し，8週後には対照に近い3Paになる。WTSは拡張とともに増大し2週には20×10^4 Pa，4週には$20 \sim 30 \times 10^4$ Pa，8週には$30 \sim 40 \times 10^4$ Paになる。

〔8〕 腹部大動脈と下大静脈のACF（マウス）[26),27)]

麻酔：3.2.1項〔3〕と同様に行う。10〜14週齢の成マウスを使用し，sodium pentobarbital（30〜75mg/kg腹腔内注入）で麻酔する。

吻合：腹部正中切開を行い，腎動脈分岐部から下流の腹部大動脈と下大静脈を出す。マイクロ鉗子を用いて，大静脈の上に大動脈が見えるように上下に並べ約5mmの幅でクランプする。needle puncture methodでACFを作成する。22-gauge[27)]，26-gauge（著者らの施設）あるいは30-gauge needle[26)]で大動脈の上から突き刺し，そのまま進んで下大静脈まで挿入する。静脈への侵入部位はちょうど大動脈と大静脈が外膜を共有しており出血はない。その後，針を抜き，大動脈の針で生じた穴を10-0[26),27)]ないし11-0（著者らの施設）の針つきのナイロン糸で1針縫い閉じる。大動脈から大静脈へ吻合が生じている場合，クランプを外すと大静脈が動脈血で赤くなり成功したかどうかがわかる。吻合の完成と同時に吻合部より中枢の大動脈に血流の増大が生じる。吻合が開いている間増大は持続する。

血流負荷前：腹部大動脈のrは0.305mmでBFRは1.92ml/minであった。

U は 11 cm/s, Re は 23, WSS は 4.9 Pa であった。

血流負荷後：ACF 直後には拡張しない。しかし BFR は 5.09 ml/min に増大し，それとともに U が 29 cm/s, Re は 62, WSS は 13.5 Pa に増大した。r は 1 日後に 0.405 mm に拡張したが，弛緩のためであると推測している。BFR は 10.87 ml/min に増大し，U は 35 cm/s, Re は 88, WSS は 12.1 Pa に増大した。その後 r は，7 日後には 0.435 mm に拡張し，21 日後にはほぼ 2 倍に拡張した。そのため BFR が 15.75 ml/min に増大したにもかかわらず WSS は 5.7 Pa に減少した。

マウスの ACF を用いた血流増大に対する大動脈に関する研究は少ない。これはマウスが小さいため手技が難しいこと，血流増大に定量的把握が難しいことがその理由である。文献 26) の実験は心臓における血流負荷の実験のために行われたもので，ACF が開いているか閉じているかの検証をマイクロスフェアを用いて行っている。一方，文献 27) の実験は血流増大による大動脈リモデリングの先進的な研究で，ミニアチュアドップラー血流計測プローブを用いて血流速度を計測している。さまざまなノックアウトマウスが開発されている現在，血流負荷実験をマウスで行う必要があり，このモデルは今後きわめて有用になるものと思われる。

3.2.2 頸動脈の結紮あるいは狭窄を用いた実験的血流変化

血流の減少はおもに結紮あるいは狭窄を利用する実験である。結紮あるいは狭窄による実験の対象は家兎とラットの総頸動脈である。頸動脈は末梢の血流が左右交差しているため，片方を結紮あるいは狭窄することにより，反対側の血流も変化し，さまざまな状況を設定することができるからである。また結紮あるいは狭窄はおもに血流減少によるリモデリングに目標を置くことが多いが，個体の生長による因子を加味することによりさらに状況の設定に幅が出てくる。したがって幼若家兎あるいは幼若ラットを使用することが多くなる。

〔1〕 **片側外頸動脈結紮（家兎）**[28),29)]

麻酔：3～3.5 kg の New Zealand white adult rabbits を使用。xylazine 1.1～1.3 mg/kg, ketamine 50～60 mg/kg で麻酔を行い，その後，xylazine-ketamine mixture (1 対 9) (0.031 ml/min) で維持する。若い家兎 (1.3～1.8 kg) ではこの投与量の半分で維持する。抗生物質の投与は手術当日から 2 日行う。3.2.1 項〔2〕の麻酔で行ってもよい。

結紮：5 cm の頸部正中切開で左外頸動脈を出しその起始部で結紮する。無菌的に行う。

血流が減少する動脈：外頸動脈の結紮により比較的コンスタントに結紮側の総頸動脈の血流を減少させることができる（表 3.3）。

血流が増大する動脈：非結紮側の総頸動脈は代償性の血流増大を示す。

結果：家兎外頸動脈結紮により総頸動脈の血流減少と対側総頸動脈の血流増大が

生じる。外頸動脈の結紮は当該総頸動脈の BFR を 26.5 から 8.0 ml/min（成家兎）にまで約 70 ％ も減少させることができる。結紮前の総頸動脈の r はメタクリレートを用い血管内腔の鋳型を作ることにより測定すると約 1.35 mm である。結紮後 1 週で結紮側 1.075 mm（非結紮側 1.275 mm），2 週で結紮側 1.00 mm（非結紮側 1.25 mm），4 週で結紮側 1.01 mm（非結紮側 1.255 mm）となり結紮側が約 75 ％ の太さになった。組織計測でも結紮 4 週目に r が結紮側 0.75 mm，非結紮側 0.90 mm で 83 ％ の太さになった。t は結紮側約 0.07 mm，非結紮側約 0.06 mm で，csa は結紮側 0.32 mm^2，非結紮側 0.35 mm^2 で 91 ％ に減少していた。このとき結紮側の BFR は約 3 ml/min，非結紮側は約 20 ml/min であった。U は結紮側 3 cm/s，非結紮側で 13 cm/s，Re は結紮側で約 80，非結紮側で約 15，WSS は結紮側で約 0.5 Pa，非結紮側で 1 〜 2 Pa であった。

〔2〕 **片側総頸動脈結紮（家兎）**[29),30)]

麻酔：3 〜 6 週齢（New Zealand white male rabbits, young でほぼ 1 kg）を使用。0.04 ml xylazine（20 mg/ml 筋注）と 0.18 ml ketamine hydrochloride（100 mg/ml）で麻酔を行い，その後，xylazine‐ketamine mixture（1 対 9）（0.015 ml/min）で維持する。3.2.1 項〔2〕の麻酔で行ってもよい。

結紮：左総頸動脈を甲状腺動脈分岐のすぐ中枢部で 3.0 の絹糸で結紮する。

血流が減少する動脈：結紮側の総頸動脈（表 3.3）。

血流が増大する動脈：片側の総頸動脈の結紮により対側の総頸動脈の血流を増大させる（表 3.3）。

結果：幼若家兎（3 週齢）に行い 23 週齢まで追跡すると結紮側では BFR が約 0.3 倍になり，非結紮側では約 2 倍になる（3.2.2 項〔1〕）。幼若家兎（6 週齢）に行い 1 か月経過すると，r は結紮側が 0.60 mm に，非結紮側が 0.85 mm になった。t は結紮側が 0.088 mm に，非結紮側が 0.09 mm，csa は結紮側が 0.33 mm^2 に，非結紮側が 0.50 mm^2 になった。AP は 83.1 mmHg（対照 82.3 mmHg）で変化はなかった。BFR は結紮側が 8.7 ml/min で正常の 1/2 に減少していたのに対し，非結紮側では 42.6 ml/min に増大していた。U は結紮側が約 13 cm/s，非結紮側が約 30 cm/s，Re は結紮側が約 50，非結紮側が約 200，WSS は結紮側が約 2.6 Pa，非結紮側が約 4.0 Pa，WTS は結紮側が約 8×10^4 Pa，非結紮側が約 10×10^4 Pa であった。

〔3〕 **クリップによる片側総頸動脈血流制限（ラット）**[31)]

麻酔：3.2.1 項〔3〕と同様。

狭窄：片側の総頸動脈の血流を血流制限銀クリップ（flow‐restricting silver clip）で制限。

血流が減少する動脈：狭窄側の総頸動脈（表 3.3）。

血流が増大する動脈：片側の総頸動脈の狭窄により対側の総頸動脈の血流を増大させる（表 3.3）。

結果：狭窄により総頸動脈の血流減少と対側総頸動脈の血流増大が生じる。若いラット（平均 51 g）の総頸動脈は OD が 0.750 mm である。クリップで総頸動脈狭窄を行い 6 週後（平均 355 g），OD は狭窄側が 1.00 mm，非狭窄側が 1.15 mm となり，12 週後（平均 481 g）では狭窄側が 1.00 mm，非狭窄側が 1.20 mm となる。12 週後の BFR は狭窄側が 3.3 ml/min，非狭窄側が 5.5 ml/min，U は狭窄側が 1.7 cm/s，非狭窄側が 2.1 cm/s，Re は狭窄側が約 12，非狭窄側が約 20，WSS は狭窄側が 1.5 Pa，非狭窄側が 0.95 Pa であった。

雄成 S-D ラットに結紮を用いて総頸動脈を狭窄後 4 週経過すると r の非狭窄側/狭窄側の比は 1.13（狭窄前は 0.97）となる。このとき BFR は狭窄前 5.9 ml/min，狭窄後 1.5 ml/min，4 週後 5.4 ml/min であった。

〔4〕 **結紮による片側総頸動脈血流制限（ラット）**[32]

麻酔：3.2.1 項〔3〕と同様。

結紮：外頸動脈と内頸動脈をともに結紮して occipital artery（後頭動脈）の血流だけにする。もしも甲状腺動脈が occipital artery よりも中枢にあればこれを結紮する。あるいは総頸動脈を結紮する。

狭窄：末梢の総頸動脈の狭窄により血流の減少を起こす。3-0 の monofilament suture（単繊維糸）を中に入れて 8-0 から 6-0 の絹糸で結紮しその後 monofilament suture を抜くことにより作成する。

血流が減少する動脈：結紮あるいは狭窄側の総頸動脈（表 3.3）。

血流が増大する動脈：片側の総頸動脈の結紮あるいは狭窄により対側の総頸動脈の血流を増大させる（表 3.3）。

結果：ラット内外頸動脈結紮により総頸動脈の血流減少と対側総頸動脈の血流増大が生じる。雄成 S-D ラットで内外の総頸動脈を結紮後 4 週経過すると OD の非結紮側/結紮側の比は 1.53（結紮前は 0.98）となる。このとき BFR は結紮前 7.3 ml/min，結紮後 0.5 ml/min，4 週後 1.4 ml/min であった[29]。総頸動脈狭窄（3.2.2 項〔3〕）に比較して確実な血流減少と動脈の縮小が得られる。

若いラットを使用して内外の総頸動脈を結紮後 4 週経過すると OD は非結紮側/結紮側が 1.0 mm/0.7 mm (1.43)（結紮前は 0.8 mm/0.8 mm (1.00)），r は非結紮側/結紮側が 0.37 mm/0.31 mm (1.19) となった。一方，成ラットを使用して内外の総頸動脈を結紮後 4 週経過すると OD は非結紮側/結紮側が 1.0 mm/0.8 mm (1.25)（結紮前は 1.0 mm/1.0 mm (1.00)），r は非結紮側/結紮側が 0.37 mm/0.335 mm (1.10) となった。BFR は若いラットでは結紮後 4 週で非結紮側/結紮側が 4.50/0.30 ml/min（結紮前 2.5/2.3 ml/min，結紮直後 2.5/0.21 ml/min），成ラットでは結紮後 4 週で非結紮側/結紮側が 5.0/0.59 ml/min（結紮前 2.5/2.6 ml/min，結紮直後 3.6/0.16 ml/min）であった。WSS は若いラットでは結紮後 4 週で非結紮側/結紮側が 2.9/0.5〜1.0 Pa，成ラットでは 2.8/0.5〜1.0 Pa であった。

3.2.3　AVFとAVF閉鎖を用いた実験的血流変化

　血流増大によるリモデリングにより拡張した動脈を再び血流減少したらリモデリングの複合が生じるのであろうか。この疑問は当然のことである。しかしのイヌ総頸動脈AVF実験（3.2.1項〔1〕）では6～8か月の血流負荷で高々1.2倍の内径拡大で，4週間ではほとんどrの変化は見られない。またラット総頸動脈AVF実験（3.2.1項〔3〕）では8週の血流負荷で約1.5倍の内径拡大を認めイヌのそれよりもややリモデリングの程度は高い。しかし家兎総頸動脈AVF実験（3.2.1項〔2〕）では4週の血流負荷でほぼ2倍の内径拡大が生じ，家兎のリモデリングはイヌやラットのそれに比較してきわめて著しいものである。もしも血流増大によるリモデリングの後，血流減少によるリモデリングの実験を複合して行うためにはすみやかで著しいリモデリングが大切な条件となる。そのためこの複合実験は家兎総頸動脈AVF実験（3.2.1項〔2〕）をもとに計画したものである。

　血流負荷家兎総頸動脈のリモデリングは1週で始まり4週でほぼ完成する[17]。血流負荷を1週あるいは4週行い，その後AVFを閉鎖し血流を元に戻した。この血流減少の影響を経時的に検討し，血流減少のリモデリングがどのように定着するかを検討した。さらに4週のリモデリングの後AVFを閉鎖し6週間血流減少によるリモデリングを定着させた。このサイクル（血流増大4週-血流減少6週）を2回と3回繰り返し，血流増大と減少によるリモデリングの繰返しを検討した。

〔1〕　**総頸動脈-外頸静脈AVFの閉鎖（家兎）**[33]～[35]

　麻酔：3.2.1項〔2〕に準じる。

　方法：血流負荷によりリモデリングした動脈をAVF閉鎖することにより増大した血流の減少を作成する。血流増大による内径の拡張が1週で始まり4週でほぼ完成するため，AVF1週と4週でAVFをSugitaクリップ（脳外科で脳動脈瘤をクリップするときに用いる）により閉鎖する。その後12時間から4週までのリモデリングを経時的に検討した。

　血流の変化が生じる動脈：AVFの中枢側の総頸動脈に一度血流負荷によりリモデリングした動脈に血流負荷解除による変化が生じる（**表3.4**）。

　結果：AVF4週後のリモデリングが完成し内径が拡大した時点でAVFを閉鎖するとLが時間の経過とともに短くなりAVF4週で57 mmあったものが，1週で52 mmに，3週で48 mmになった。rはAVF4週で1.95 mmあったものが1週で1.48 mmに3週で1.35 mmに縮小した。しかしtとcsaは逆にAVF4週で0.056 mm/0.68 mm^{2}あったものが，1週で0.106 mm/0.99 mm^{2}に増大した。さらに興味あることはAVF閉鎖1日後に内膜肥厚（t/csa＝0.005 mm/0.06 mm^2）が生じたことである。内膜肥厚は1週間の間に急速に増大しt/csa＝0.037 mm/0.34 mm^{2}にもなった。AVF1週後の内径の拡大が始まった時点でのAVF閉鎖でも，閉鎖4週後には内膜肥厚の出現が見られた。AVF閉鎖によりBFRはほぼ20 ml/minに減少し3週後までほぼ変わらなかった。UとWSSはAVF閉鎖1日後

表 3.4　家兎総頸動脈−外頸静脈吻合 (AVF) 後の AVF 閉鎖実験

動物と方法	期間	L [mm]	r [mm]	中膜厚 m-t [mm]	中膜断面積 m-csa [mm²]	内膜肥厚の厚さ i-t [mm]	内膜肥厚の断面積 i-csa [mm²]	BFR [ml/min]	U [cm/s]	Re	WSS [Pa]
家兎 総頸動脈 AVF 4 w 後 AVF 閉鎖 (cl) し血流減少[34,35]	対照	41	1.04	0.084	0.55	0	0	20	9-10	~70	1.2
	4 w-AVF	57	1.95	0.056	0.68	0	0	380	53	~700	3.3
	AVF-cl-1 d	55	1.76	0.061	0.68	0.005	0.06	22	5	~60	0.35
	AVF-cl-3 d	52	1.63	0.076	0.78	0.018	0.18	19	5.4	~60	0.35
	AVF-cl-7 d	52	1.48	0.106	0.99	0.037	0.34	19	4.9	~50	0.38
	AVF-cl-3 w	48	1.35	/	/	/	/	18	5.2	~50	0.36
家兎 総頸動脈 AVF 4 w− AVF 閉鎖 6 w のサイクル[33,36]	0 サイクル	41	1.10	0.110	0.494	0	0	19.4	10.3	72	1.20
	0.5 サイクル	55	1.70	0.078	0.433	0	0	332	52.4	650	3.69
	1.0 サイクル	51	1.50	0.097	0.535	0.040	0.198	20.8	4.9	51	0.42
	1.5 サイクル	58	1.85	0.076	0.353	0.028	0.170	437	62.8	834	4.33
	2.0 サイクル	65	1.50	0.125	0.677	0.099	0.437	14.8	2.7	30	0.23
						i-1 : 0.063	i-1 : 0.260				
						i-2 : 0.036	i-2 : 0.177				
	2.5 サイクル	66	2.05	0.075	0.447	0.056	0.413	469	68.6	911	4.82
						i-1 : 0.036	i-1 : 0.240				
						i-2 : 0.020	i-2 : 0.173				
	3.0 サイクル	64	1.80	0.107	0.906	0.134	1.055	15.6	2.4	30	0.22
						i-1 : 0.057	i-1 : 0.413				
						i-2 : 0.044	i-2 : 0.324				
						i-3 : 0.033	i-3 : 0.318				
	3.0 (シャム対照)		1.00					14.9	7.2	53	1.05

略字は表 3.1 に準じる．4 w-AVF : AVF 4 週，AVF-cl-1 d : AVF 4 週後 AVF 閉鎖 1 日目，AVF-cl-3 d : AVF 4 週後 AVF 閉鎖 3 日目，AVF-cl-7 d : AVF 4 週後 AVF 閉鎖 7 日目，AVF-cl-3 w : AVF 4 週後 AVF 閉鎖 3 週目，i-1 : 1 層目の内膜肥厚，i-2 : 2 層目の内膜肥厚，i-3 : 3 層目の内膜肥厚

には 5 cm/s と 0.35 Pa で低い値であった．これは拡張した r のためである．AVF 閉鎖 1 週後には 4.9 cm/s と 0.38 Pa，3 週後には 5.2 cm/s と 0.36 Pa であった．Re は約 60 に減少していた．

〔2〕 総頸動脈-外頸静脈 AVF の閉鎖後の再 AVF（家兎）（図 3.6）[33),36)]

麻酔：3.2.1 項〔2〕に準じる．

方法：AVF 4 週で AVF を閉鎖．閉鎖後 6 週再び 2 回目の AVF を作成．2 回目 AVF 4 週で AVF を再閉鎖．再閉鎖後 6 週で 3 回目の AVF を作成．3 回目の AVF 4 週で AVF を再々閉鎖．再々閉鎖後 6 週で観察する（図 3.6）．

血流の変化が生じる動脈：AVF の中枢側の総頸動脈に血流の変化が生じる（表 3.4）．

結果：AVF により血流増大しリモデリングした家兎総頸動脈を AVF を閉鎖することにより血流減少を惹起し血流減少によるリモデリングを生じさせることができる．AVF 4 週-AVF 閉鎖 6 週を 1 サイクルとして 3 回の増減を行いそれぞれの時点で検討した．0 サイクルは対照，0.5 サイクルは AVF 4 週，1.0 サイクルは AVF 4 週-AVF 閉鎖 6 週，1.5 サイクルは AVF 4 週-AVF 閉鎖 6 週-AVF 4 週，2.0 サイクルは AVF 4 週-AVF 閉鎖 6 週-AVF 4 週-AVF 閉鎖 6 週，2.5 サイクルは AVF 4 週-AVF 閉鎖 6 週-AVF 4 週-AVF 閉鎖 6 週-AVF 4 週，3.0 サイクルは AVF 4 週-AVF 閉鎖 6 週-AVF 4 週-AVF 閉鎖 6 週-AVF 4 週-AVF 閉鎖 6 週である．

血流増減により L はだんだんと長くなるが，血流増大期に長くなり，減少期に少し短くなる．r もほぼ同じ傾向があり，だんだんと拡張するが，血流増大期に大きくなり，減少期に少し小さくなる．t と csa はだんだんと大きくなるが，逆の傾向を示し血流増大期に小さくなり，減少期に大きくなる．最も興味深いのは 1.0 サイクルから内膜肥厚が生じ，2.0 サイクルでは内側に新しい内膜肥厚が生じ，3.0 サイクルではその内側に再び新しい内膜肥厚が生じたことである．この内膜肥厚は中膜の肥厚とほぼ並行して増大している．3.0 サイクルにおける内膜肥厚はきわめて著しいもので，内膜の t は 0.134 mm，csa は 1.055 mm² にもなっている．これは 3.0 サイクルの中膜の $t=0.107$ mm，$csa=0.906$ mm² よりも大きく，0 サイクル（対照）の中膜の $t=0.084$ mm，$csa=0.55$ mm² の 1.6 倍/1.9 倍にも達するものである．この内膜肥厚は一般的に行われている内皮細胞剥離による内膜肥厚に比較してきわめて大きいものである．また血流の増減により内膜肥厚は積み重なることが明らかになった．

BFR は AVF 時期には 300〜400 ml/min に増大し，AVF 閉鎖時期には 15〜20 ml/min に減少している．U は AVF 時期には 50〜60 cm/s に増大し，AVF 閉鎖時期には 2〜5 cm/s に減少している．WSS は AVF 時期には 3.5〜5.0 Pa に増大し，AVF 閉鎖時期には 0.2〜0.4 Pa に減少している．Re は AVF 時期には 650〜900 に増大し，AVF 閉鎖時期には 30〜50 に減少している．

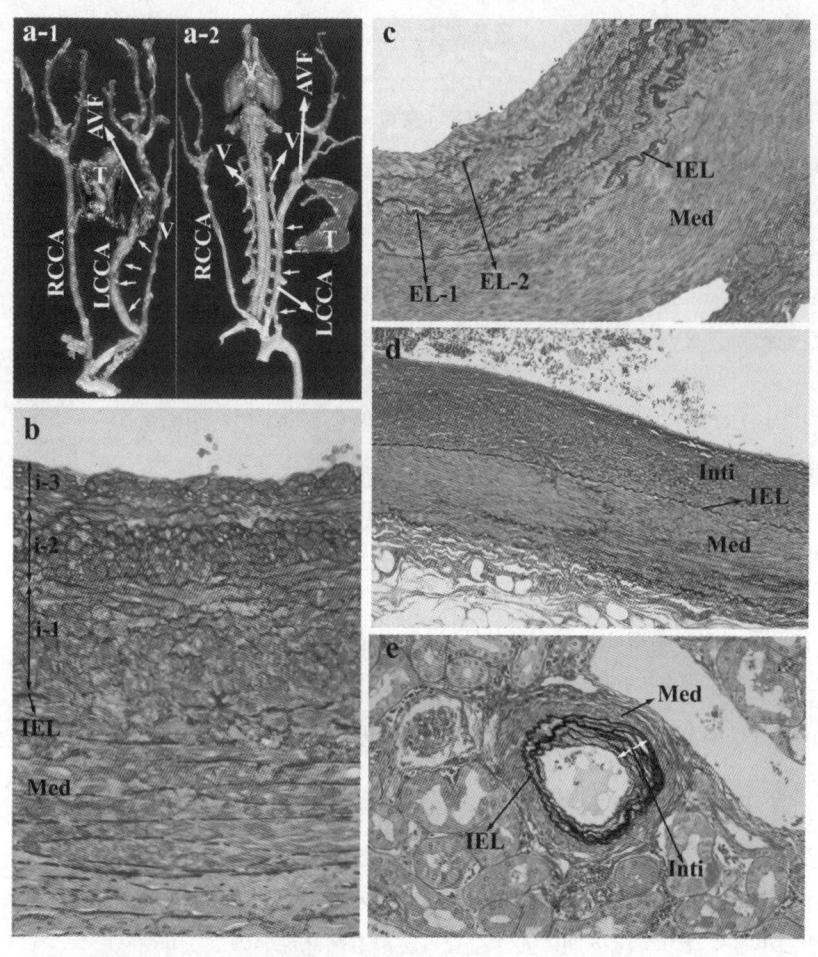

114　　3．血流負荷による血管組織変化

a，b　血流増減による家兎総頸動脈内膜肥厚の2例
a-1　3.0サイクル後の頸部動脈の灌流固定マクロ。矢印の左総頸動脈が太く固くなっている。T：甲状腺，V：椎骨動脈
a-2　3.0サイクル後の頸部動脈の灌流固定マクロ。矢印の左総頸動脈a-1ほどではないがやはり固く太くなっている。いずれも右総頸動脈（RCCA）と比較すると明らかである。
b　3.0サイクル後の総頸動脈横断組織像（a-1例）。Elastica Masson 染色。内弾性板（IEL）は断裂し内膜に3層の内膜肥厚を認める（i-1, i-2, i-3）。Med：中膜
c　ヒト子宮動脈。妊娠分娩が3回あり。内弾性板（IEL）の断裂と乱れ，内膜の中にできた新しい弾性板（EL-1）の断裂と乱れ，さらにその内側にできた新しい弾性板（EL-2）の断裂と乱れがある。これらの断裂と乱れはそれぞれ妊娠時における血流増大によるリモデリングの結果と考えられる。
d　中年期の冠状動脈における内膜肥厚（Inti）。コンパクトに並んだ平滑筋細胞からなっている。
e　中年期における腎動脈の枝。内膜（Inti）の中に数層の弾性板が認められる。これは年齢とともに増加するが，その発生メカニズムはまだわかっていない。

図3.6　家兎総頸動脈における実験的内膜肥厚とヒト動脈の内膜肥厚

3.2.4 総頸動脈の結紮と AVF を用いた脳動脈の実験的血流変化

脳動脈はウィリス環を介して左右の内頸動脈と左右の椎骨動脈がつながっている。そのため片側の総頸動脈の結紮はこのバランスを崩すことになり脳動脈の血行動態に何らかの歪みを引き起こすことになる。同様に片側の AVF はやはりこのバランスを崩す。脳動脈の血行動態を解析することは困難であるが，この歪みが脳動脈瘤などの成因と関連があると考えられている。

〔1〕 総頸動脈結紮による脳動脈瘤作成（ラット）[37],[38]

麻酔：3.2.1 項〔3〕に準じる。

方法：左総頸動脈結紮と実験的高血圧（副腎皮質ホルモン deoxycorticosteron と食塩摂取）と beta-aminopropionitrile の投与で行う。

血流変化の生じる動脈：脳動脈，特にウィリス環を介した血行動態の変化が生じる。

結果：Hashimoto ら[37]の方法で，①片側総頸動脈の結紮と，②高血圧と，③ラチロゲン（lathyrogen；コラーゲンとエラスチンの cross-linking を障害して結合組織の変化を生じさせることが知られている）である beta-aminopropionitrile で脳動脈瘤を作成することができた。ウィリス環の周囲の血行動態が変化していることが重要と推測されている。beta-aminopropionitrile 投与 21 週後 55 匹の S-D ラット（5 週齢から 6 月齢）に 6 個の動脈瘤を認めた。成 S-D ラットでは 30 匹のうち 11 匹に beta-aminopropionitrile 投与後 11〜21 週に動脈瘤を認めた。直接の血行動態の測定は行われていない。この実験では片側総頸動脈の結紮が鍵と考えられており，そのことで血行動態の歪みが脳動脈瘤発生の重要な因子であるとされている。

〔2〕 総頸動脈結紮と総頸動脈-外頸静脈 AVF（家兎）[39]

麻酔：3.2.1 項〔2〕に準じる。

方法：AVF の作成は 3.2.1 項〔2〕に準じる。AVF 作成後 1 週後，再び手術し AVF 側の中枢側の総頸動脈を結紮する。

血流変化の生じる動脈：脳動脈，特にウィリス環を介した血流増大が生じる。

結果：家兎の脳動脈の血行動態の歪みをさらに増幅させる目的で結紮と AVF を同時に作成し椎骨動脈とウィリス環を観察した。その結果シネアンギオで椎骨動脈の血流が増大していることを確かめたが直接の測定は困難であった。またウィリス環を含む脳動脈の拡張を認めたが脳動脈瘤の作成には至らなかった。

3.3 血流増大による動脈の組織形態変化

形態学的変化の最も基本は動脈のサイズである。これは 3.2 節で詳しく述べた。つまり血流増大により動脈が太くなり，減少により細くなった。イヌの総頸動脈では 6〜8 か月で r は約 1.2 倍[4]，家兎では 4 週で約 2 倍，さらに 30 週で約 3

倍[13),17)]，ラットでは8週で約1.5倍となった[20)]。動脈を人工で作ったトンネルに例えると，イヌの場合約3mの直径のトンネルがほぼ半年で約3.6mの直径のトンネルになることになる。家兎では約2mの直径のトンネルが4週間で4mのトンネルになることになる。トンネルを建築物で置き換えるとさらにその程度がよくわかる。家兎で考えるとプレハブが体育館になったようなものである。これらのリモデリングの経過中，内皮細胞が剥離することなくつねに保たれている，一方，内皮細胞が剥離あるいは人工的に剥離した場合，その動脈は血流増大により動脈が太くなることはなく[12),20),21)]（図3.3，図3.5），減少により縮小することもないことが明らかになっている[28)]。これは動脈が血流などの血行動態によるストレスで破綻しながらリモデリングしたのではなく，きっちりとしたプロセスでリモデリングをしていることを示している。つまり内皮細胞が動脈を作り替えているのである。その作り替えのプロセスはいまだ十分解明されたとはいえない。本節では組織変化をリモデリングの順番に解説する。

3.3.1 動脈拡張リモデリングにさきがけて生じる内皮細胞の増殖

内皮細胞は血流増大により活性化し増殖する。これはイヌ（図3.7）でも家兎（図3.8，図3.9，図3.10）でもラット（図3.4）でも生じる共通の現象である。血流負荷したイヌの総頚動脈における内皮細胞の大きさを表3.5に示す。

対照では内皮細胞密度（endothelial cell density）ECD〔cells/mm^2〕は約2 300であるが，増殖し増加し4週後には4 150にもなる。しかし核の容積はほとんど変わっていない。このときrは変わらないため，増殖した内皮細胞が内腔面にぎっしり詰まっているようにみえる（図3.7）。ラット総頚動脈でもほぼ同様でECDは8週後約7 690（非AVF側3 202）にもなる[20)]（図3.8）。家兎総頚動脈ではAVF後1日（ECD＝4 200/対照3 000）から増加し始め，2日（約5 000）〜3日（約7 000）にかけて著しく増加する[17),19)]（図3.8）。実際にブロモデオキシウリジン（BrdU）でパルスラベルし合成期の細胞をチェックすると，負荷後3日でほぼ全長にわたり5％前後がラベルされ，著しい増殖が生じていることがわかる[17,18]

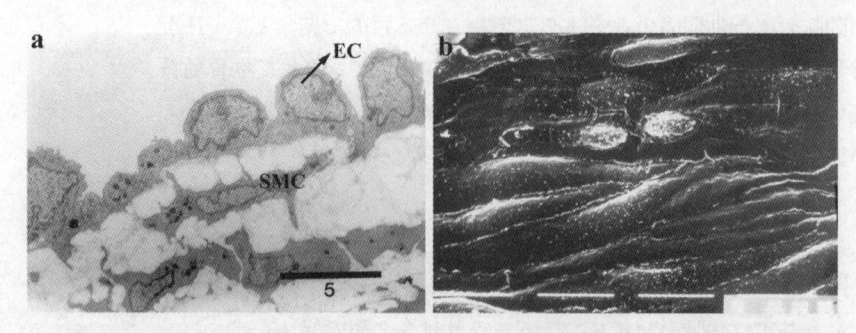

a 透過電顕横断像。内皮細胞（EC）が突出している。SMC：平滑筋細胞，bar＝5 μm
b 走査電顕像。内皮細胞が密集し細長くなっている。中央は細胞分裂像，bar＝10 μm

図3.7 イヌ総頚動脈AVF 4週の内皮細胞

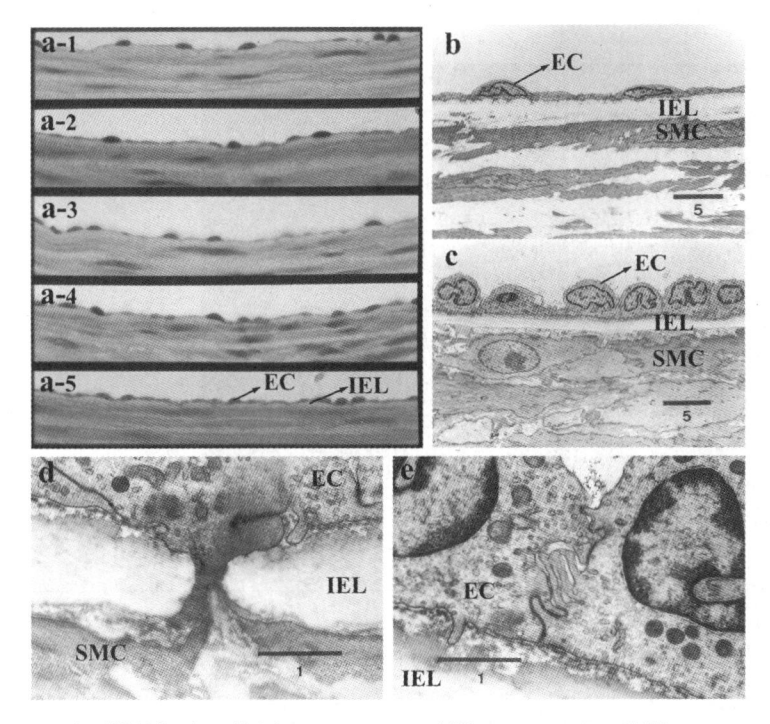

a 光顕横断像（HE染色）。a-1：AVF1時間，a-2：AVF12時間，a-3：AVF1日，a-4：AVF2日，a-5：AVF3日。3日で内皮細胞（EC）が厚くなっているが，内弾性板（IEL）は保たれているように見える。

b～e AVF3日の透過電顕像

b 非AVF側の横断像（弱拡大）。内皮細胞は薄く，内弾性板はなめらかで厚く，平滑筋細胞（SMC）は規則的に並んでいる。bar＝5μm

c AVF側の横断像（弱拡大）。内皮細胞が突出し密である。内弾性板はやや薄い。平滑筋細胞は目立っている。

d 非AVF側の横断像（強拡大）。内皮細胞が内弾性板の小孔を通り平滑筋細胞と接触している。

e 非AVF側の横断像（強拡大）。内皮細胞の細胞間隙が複雑に入り組んでいる。

図3.8 家兎総頸動脈AVF3日までの内皮細胞

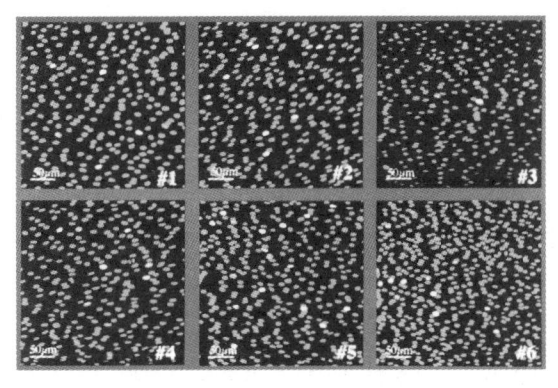

ブロモデオキシウリジン（BrdU）をパルスラベルし内皮細胞をレーザー走査顕微鏡で見たもの。#1から#6は血流が負荷された総頸動脈を起始部から6部分に分けてそれぞれの場所を示す。#1と2は起始部近く，#3と4は中間部，#5と6は遠位部でAVFの近くである。いずれの部位でも5％くらいの細胞が細胞分裂のS-期（合成期）にあることがわかる。これは正常の数百倍である。

図3.9 家兎総頸動脈AVF3日の内皮細胞の増殖

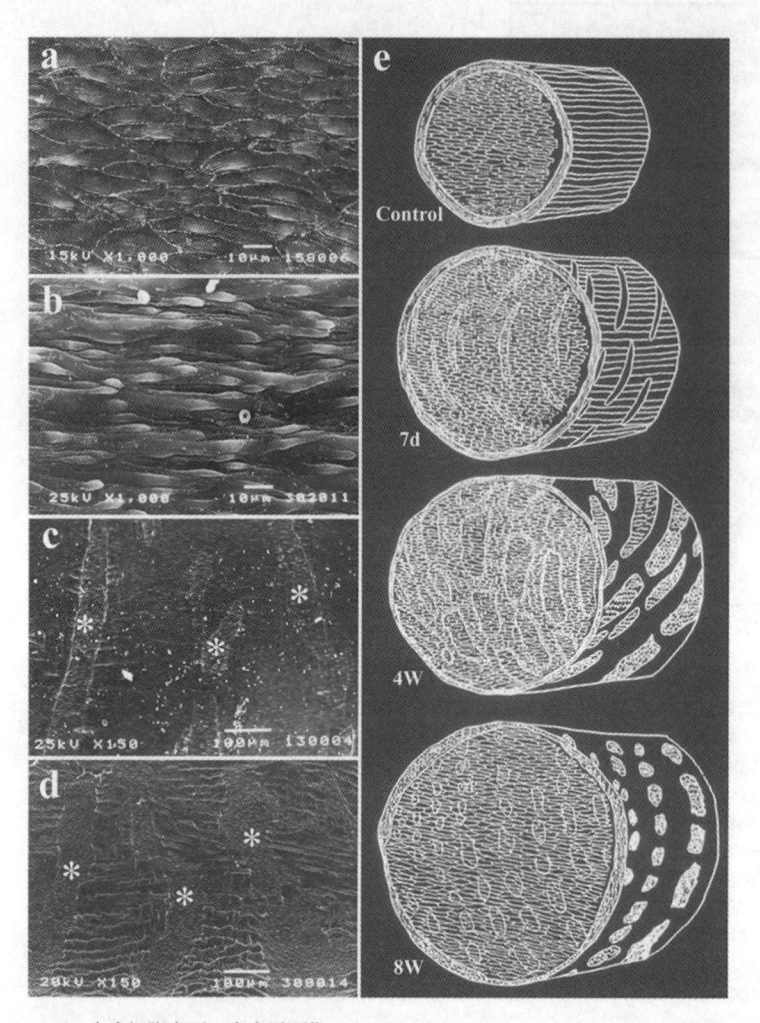

3. 血流負荷による血管組織変化

a〜d 内皮細胞表面の走査電顕像
　a コントロール, b AVF3日, c AVF7日, d: AVF4週。a, b: bar=10 μm, c, d: bar=100 μm。AVF3日で内皮細胞の増殖があり, AVF7日で内弾性板ギャップ（＊）が認められ, AVF4週で内弾性板ギャップ（＊）は著しく広がり融合する。
e リモデリングと内弾性板ギャップのシェーマ。動脈が拡張していくのと内弾性板ギャップの広がりがほぼ並行して生じる。8w: AVF8週

図3.10 家兎総頸動脈AVFの内弾性板ギャップ

表3.5 イヌの総頸動脈における内皮細胞の大きさ[7]

	内皮細胞の細胞質				内皮細胞の核			
	長さ〔μm〕	幅〔μm〕	面積〔μm²〕	容積〔μm³〕	長さ〔μm〕	幅〔μm〕	面積〔μm²〕	容積〔μm³〕
コントロール	97±17	11.2±0.9	432±49	430±104	13.4±0.5	5.9±0.6	54±4	70±17
4週増大	77±13	7.9±1.1	241±45	331±53	12.1±0.4	4.7±0.5	40±2	68±8

（図3.9）．この増加はいずれの動物においても動脈の拡大する前に生じていることになる．現在わかっている限りではこの内皮細胞の増殖が血流増大リモデリングの最も早い形態変化である．

3.3.2 内弾性板ギャップの発生

内弾性板には通常，小孔（fenestrae）が存在している．Masudaら[17]の計測では家兎の場合2～5μmの直径でおよそ30 mm^{2}の大きさで1 mm^{2}に1 000個くらい存在すると考えられる．Wongら[30]は3週齢の家兎では平面積は11 mm^{2}の大きさで1 mm^{2}に3 000個くらい存在し，成家兎では平均面積は60 mm^{2}の大きさで1 mm^{2}に1 700個くらい存在しているとしている．Masudaら[17]はAVF 3日になるとこれら小孔が拡大し数が増加することを明らかにした（直径15μm，面積40 mm^2，1 mm^{2}に約1 500個）．

AVF 4日で突然内弾性板が離断しギャップが生じ始め，7日になるとその内弾性板ギャップは大きく血管軸と垂直の内弾性板の裂け目となり，表面積の15％を占めるようになる[17),19)]（図3.10）．この内弾性板ギャップは内弾性板の小孔とは異なるもっと大きい内弾性板の離断による穴である．内弾性板ギャップは動脈の拡張とともに広がり，負荷後4週では全表面の64％を占めるようになる．

内弾性板ギャップは血流負荷イヌの総頸動脈では負荷後4週でも表面積の数％以下ではあるが生じていた．当初このギャップは本質的な意味合いがないと考えて重要な所見としてとらえられることはなかった[10)]．しかし家兎において著しい出現を見るに至って重要な所見としてとらえられるようになった[11),14),17)～19)]．内弾性板を構成する弾性線維は動脈の長軸と平行に走っているが，初期の内弾性板ギャップ（1週まで）ではその弾性線維が離断した形となり，ギャップの血管軸の方向の両端は内弾性板の断端となっている．したがって局所の機械的ストレス（張力）による破綻であると考えられる．通常，内腔が拡張する場合，円周方向のストレスが存在すると考えられ，著者らが計算したところでは拡張した家兎総頸動脈でもWTSは円周方向に20×10^4 Pa（対照約10×10^4 Pa）である．おそらく血管長軸方向のWTSはもっと小さいものであろう．いったいこのように内弾性板の離断を引き起こすような機械的ストレスはどのように発生したのであろうか．このメカニズムはいまだに不明であるが，局所に内弾性板を破るような強いストレスが発生したとしか考えられない．

3.3.3 内弾性板ギャップ内の内皮細胞の増殖

著者らが観察した限りでは内弾性板ギャップが生じるとき内皮細胞はその内腔面を覆っている．内弾性板ギャップが急速に大きくなるときやはり内腔面を覆っており，内弾性板ギャップが生じるとすぐにギャップの中の内皮細胞が著しく増殖する[17),19)]．負荷後5日には内皮細胞密度ECDは9 000にもなる．ギャップが広がる

とともに内皮細胞密度も低下し，負荷後4週では約5000になる。内皮細胞の増殖と内弾性板ギャップの拡大は並行して生じており，その経過の間つねに内皮細胞が覆っているのである。しかしこの1層の内皮細胞層が増殖したからといって内弾性板を破るような強いストレスにはならないと考えられる。

3.3.4 内皮細胞と平滑筋細胞の接触

内皮細胞と内弾性板を透過電顕で観察するとAVF3日で内皮細胞の著しい活性化が観察される（図3.8）。また内弾性板の小孔で内皮細胞が細胞突起を出して内弾性板の下にある平滑筋細胞としばしば接触している。内皮細胞と平滑筋細胞が接触していること（内皮-平滑筋接触；myo-endothelial contact）はよく知られているが[40)~42)]，血流負荷により接触が増強されるようである。もしもこの内皮-平滑筋接触が内弾性板の小孔を介して生じるとすれば，内弾性板は内皮細胞と平滑筋細胞に挟まれるようになり，平滑筋細胞が増殖あるいは遊走すると小孔周囲には大きなストレスが生じることになる。またこの内皮-平滑筋接触にはいわゆる接着斑（desmosome）とともにギャップジャンクションが存在することがわかっている。このギャップジャンクションにおいて内皮細胞と平滑筋細胞が情報を交換していると考えられるが，その解析は進んでいない。著者らはこの内皮-平滑筋接触が内弾性板ギャップの発生の重要な鍵であると推測しているが，今後の研究の一つの方向であると考えている。

3.3.5 中膜平滑筋細胞のリモデリング

家兎総頸動脈において血流負荷後急速に拡張性のリモデリングが生じているとき，壁厚 t は減少し壁横断面積 csa はそれほど増加しない。しかし4週を過ぎると csa は明らかに増大してくる。またイヌやラットにおいても長期の血流負荷で csa が増大する。通常，中膜の肥厚は壁張力 WTS が増大するためそれに適応した反応性のものと考えられている。しかし血流負荷家兎総頸動脈におけるBrdUのパルスラベル実験では動脈拡張の生じていない3日目に中膜平滑筋細胞に増殖が認められた[17)]。さらにSinghら[15),16)]の実験で負荷後3日にFGFやTGF-βが増大することがわかっている。Xuら[25)]によると血流増大したラット大動脈においてTGF-βがACF後3日をピークとして増大していた。また負荷後1週から4週では内弾性板ギャップの場所の近くの平滑筋細胞が増殖している[17)]。つまり4週までの中膜のリモデリングは中膜平滑筋細胞の増殖＋遊走＋並びかえ＋細胞肥大であると考えられる。しかしこの血流負荷家兎総頸動脈の中膜平滑筋細胞のリモデリングで最も興味があることは，①内皮細胞が剥離した場所ではリモデリングは生じない[12)]，②内弾性板ギャップが生じているにもかかわらず血流量が増大しているときには中膜平滑筋細胞は内膜には遊走しない[17)]，ことである。

3.4 血流減少による動脈の組織形態変化

家兎あるいはラットの総頸動脈を利用した血流減少の実験では，内半径 r の縮小と壁横断面積 csa の減少が明らかである。また成長期の動物を利用した実験では血流の減少により正常な成長よりも小さい動脈になった。このとき内皮細胞を剥離した動脈ではこの血流減少によるリモデリングが抑えられた[28]。血流増大によるリモデリングと同様に血流減少によるリモデリングも，内皮細胞依存性であるといえる。この血流減少による家兎総頸動脈の中膜平滑筋細胞のリモデリングで最も興味があることは，内膜肥厚がほとんどの場合生じていないことである。内腔表面積の縮小により内皮細胞の数は減少し，中膜平滑筋細胞も萎縮あるいは減少する可能性がある。しかしこれらは明らかになっていない。血流増大のリモデリングと比較して形態学的にあまり際立った変化がないため追求が難しいためである。

3.5 血流増大によりリモデリングした動脈の血流減少による組織形態変化

家兎総頸動脈による実験でAVF閉鎖による血流減少後すみやかに内腔表面積の減少が生じる[19),34)]。AVF 4週で拡大した表面積は閉鎖後1日で80％，7日で69％，3週で64％に縮小した。同時に増大していた ECD は5 300（AVF 4週）から4 500（AVF閉鎖3週）に減少した。その結果，閉鎖3週後，内皮細胞は減少しAVF 4週の54％に減少した。この減少と並行して著しいアポトーシスが生じる。

この内腔表面積の縮小とほぼ同時に中膜平滑筋細胞の増殖と内膜への遊走が生じる。閉鎖後12時間で平滑筋細胞の中膜への遊走が生じる[35)]。3.3.5項で示したように血流増大による家兎総頸動脈リモデリングで中膜平滑筋細胞の増殖が生じる。これを利用してBrdUでラベルし，そのままそのラベルされた平滑筋細胞を追跡すると，これらのラベルされた平滑筋細胞は中膜に遊走した。その結果，正常の中膜の断面積の60％にもなる内膜肥厚がAVF閉鎖後1週で生じた。この遊走は基本的に内弾性板ギャップを通過したものである。TGF-β-1のmRNAの発現が *in situ* hybridization で増殖した平滑筋細胞で明らかになった[35)]。これはAVF閉鎖3日目が最も著しかった。

3.6 血流増減による形態変化

血流の増減を3.2.3項〔2〕の要領で作成すると，内膜肥厚が増減の回数と一致して生じる（図3.6）[33),36)]。1回目の組織像は3.2.3項〔1〕で示したように変化する。しかし血流の減少の期間を6週と十分にリモデリングするまで維持すると，

AVF4週で生じていた内弾性板ギャップの跡（図3.10）は消失し，内腔表面はなだらかになる。それと同時に細長い紡錘形であった内皮細胞は短い正六角形に近いものとなり，ECD もほぼ3000になった。2回目のAVF4週により内腔表面には再びギャップと類似した変化が生じた。2回目のAVF閉鎖6週により再び内膜表面はなだらかになり，正六角形に近い内皮細胞になった。3回目は2回目とほぼ同じ変化が生じていた。

1回目のAVF閉鎖による内膜肥厚は純粋な平滑筋細胞の集合である。内弾性板ギャップがある場所で内膜肥厚は厚く全周に及んでいる[33),36)]。2回目のAVF4週では内弾性板はすでに内膜の下になっており，1回目に生じた内弾性板ギャップには変化がない。しかし内皮細胞直下の肥厚した内膜が離断しギャップ様になっていた。2回目のAVF閉鎖6週でさらなる平滑筋細胞の増殖と遊走が生じ新しい内膜を形成した。3回目は2回目とほぼ同じプロセスで新しい内膜が生じた。

3.7　実験をもとにしたヒト動脈病変の解釈

ヒトにおいて血流が増減する場合は多くない。最も顕著で明確な場合が子宮動脈とその枝である。妊娠し胎児が成長するにつれて血流が増大し，分娩により血流は再び元に戻る。これは妊娠分娩ごとに生じるため血流の増減が生じることになる。図3.6のcは3回の妊娠分娩を繰り返した子宮動脈である。内弾性板は断裂し不規則になっている。内膜の中に生じた弾性板は2層あり，いずれも断裂し不規則になっている。これらはそれぞれが血流の増大のためのリモデリングと考えられる[43)～45)]。これは著者らが実験的に示した内膜肥厚とほぼ相同であるといえる。

ヒト動脈の内膜肥厚は幼児期からすでに存在しており，内弾性板に離開（ギャップ）があることが知られている。また内膜肥厚は特に冠状動脈に顕著で（図3.6のd），腎動脈ではしばしば内膜肥厚に数層の弾性線維でできた板状の構造を認める（図3.6のe）。これらは子宮動脈ほどではないが，それぞれ平滑筋細胞の層状の増殖と遊走から成り立っていると考えられる[43)]。したがってヒトにおける動脈の内膜肥厚は血流によるリモデリングが関与している可能性がある。

3.8　血流増大による動脈リモデリングの意義

血流増大による動脈リモデリングの経過は，① 内皮細胞の増殖[10),17)～19)]，② 内皮細胞の中膜平滑筋細胞との接触[17)]，③ 中膜平滑筋細胞の増殖[17)]，④ 内弾性板ギャップの発生と拡大[11),14),17)] である。もしも血管が内皮細胞のみで構成されているのであれば，この②から③は不要となり，すべては内皮細胞の増殖による血管内腔の拡大になる。しかし動脈は自分自身の構造をもっており，内弾性板をリモデリングし中膜をリモデリングしなければ内腔の拡大は達成できない。事実，骨格筋にお

ける毛細血管では血流増大により多くの血管の芽（sprouting）を作り新しい毛細血管のチャネルを完成する[46),47)]。このとき内弾性板ギャップなどは不要で，純粋に血管新生である。したがって動脈の場合も内皮細胞に関しては血管新生と考えるのが妥当であろう。しかし動脈の場合，内弾性板-中膜-外膜というきっちりとした構造がある。この構造を作り替えなければリモデリングは成り立たない。そこに内弾性板ギャップの形成が現れるのである。さらに中膜のリモデリングで完成すると考えられる[17),43)~45)]。この観点からすると血管新生との関連で研究されるべきであろう。

　一方，血流増大リモデリングした動脈の血流減少によるリモデリングは興味ある所見である。家兎総頸動脈の場合ほぼ2倍に大きくなった動脈が再び元の大きさの動脈にふさわしい血流になったが，大きくなった構造物は元の構造物には戻れないため内膜肥厚で内腔だけを小さくしたといえる。これは体育館では大きすぎ，要求される大きさがプレハブでよくなった，しかし体育館が直接リモデリングしてプレハブに戻ることは不可能である。そこで体育館の内側に詰め物をしてプレハブの大きさを残し代償したことと似ている。このとき内皮細胞の減少とともに内膜への平滑筋細胞の増殖と遊走が生じなければならないのである[35)]。さらにこの新しくできた内膜肥厚そのものも構造物である。したがって血流の増減を繰り返すことにより内膜肥厚は積み重なるのである[33),36),43)~45)]。一度遊走した平滑筋細胞が元の場所に戻ることはないのである。リモデリングを繰り返すことによりリモデリングが積み重なるということは，動脈という構造物のリモデリングが不可逆であることからきている。したがって動脈が長い年月の間に内膜肥厚を生じそれが厚くなっていくことは，動脈そのものの宿命であるといえる。

3.9　新しい地平

　血流増大あるいは減少による動脈のリモデリングにおいて現在までにわかっている形態を記載してきたが，その過程で単純に連続的な考え方で理解できない事柄が二つあった。内皮細胞の急激な増殖と内弾性板ギャップの突然の発生である。家兎では内皮細胞の急激な増殖は突然AVF 1.25～1.5日に始まり3日にピークとなり，ほぼ全部の内皮細胞がこのとき増殖した内皮細胞と入れ替わり交換する。しかしこの時点では動脈はまったく拡張していない。したがってこの増殖の意義がリモデリングとの関連では不明となってしまう。一方，内弾性板ギャップの発生はきわめて突然で，AVF 3日にはなかったものが4日にできる。その前兆として内皮細胞-平滑筋細胞の接触が増大するが，その増大の連続的な増強によってギャップが出現するのではなく，おもむろに内弾性板が断裂するのである。その機械的なメカニズムは平滑筋細胞の局所的で急激な増殖を示唆しているが，不思議な現象である。この二つは言い換えると，内皮細胞と平滑筋細胞に急激な増殖がそれぞれ

1.25～1.5日から3日および3日から4日に時間をずらすように生じているということになる。

3.9.1 "急速に増殖する内皮細胞"の発見

今まで述べてきた"血流増大と動脈リモデリング"の関係は「血流はその局所に働き局所の改築が生じる」ことを前提にしてきた。血流の変化，内皮細胞の変化，平滑筋細胞の変化が動脈リモデリングであり，動脈の構築はおおむね不変であると考えてきたのである。内皮細胞と平滑筋細胞は血管の構築細胞でもともと血管に存在してきた細胞であり，それぞれの細胞はそれぞれの場所に昔から住んでおり，今後もそこで生活をしていると考えてきたのである。その細胞が血流増大により刺激されて改築をすると考えられてきた。しかし本当にそうであろうか。最近その前提が大きく変わろうとしている。この問題に関して現在までにわかっていることを列挙してみる。

1) 毛細血管の新生において内皮祖先細胞（endothelial progenitor cell, EPC）が大きな役割をしている。EPCは骨髄の幹細胞から生まれてくると考えられており，毛細血管の内皮細胞は骨髄から供給されていることがわかってきている[48),49)]。

2) 血流増大を負荷した家兎総頸動脈において，負荷後1.25～1.5日に"急速に増殖する内皮細胞"が出現し，その細胞が数回（約4回）増殖を繰り返し，負荷後3日にほぼ全部の内皮細胞が新しく出現した急速に増殖する内皮細胞の子孫に置き換わる[50),51)]。

3) この新しく出現した急速に増殖する内皮細胞は，その出現直後の負荷後1.5日に血管から取り出し組織培養すると，血流増大の刺激が消失したにもかかわらず数回増殖を繰り返す[51)]。

4) この新しく出現した急速に増殖する内皮細胞は，負荷後1日の時点では存在しないが，負荷後3日を過ぎると急速に増殖活性を失い，多くが休止期になる[51)]。

つまり血流増大刺激を動脈に負荷すると，不思議な急速に増殖する内皮細胞が1.25～1.5日に現れ，それが約12時間の周期でほぼ4回細胞分裂し，1個が16個になり，その直後に分裂を止めるのである。しかもその細胞は取り出しても自動的に増殖する能力を失わない。一方でもともとそこに存在していた内皮細胞は消失してしまう。

この不思議な急速に増殖する内皮細胞は"もともとそこに存在していた内皮細胞が血流増大刺激により無原則に（at random）に変化したもの"か"身体のほかの部分から遊走してきた"かどちらかであるが，特別な能力や生じるタイミングを考えると後者の可能性が大きい。しかもこの急速に増殖する内皮細胞はいわゆる組織幹細胞の増殖パターンと非常に類似している。

組織幹細胞が組織で発現するとき，ほぼ4回細胞分裂し1個が16個になり，その直後に分裂をやめる。この急速な一過性の増殖は transit (transient) amplifying と呼ばれている。また急速な一過性の増殖を行っている細胞は transit (transient) amplifying cells (TAC) と呼ばれている。

増殖をする体細胞（腸上皮，表皮など）はいわゆる組織幹細胞により供給されるが，そのとき一つの幹細胞は一つの細胞として組織の構築に寄与するわけではなく，16個あるいはそれ以上の細胞の塊として組織の構築に寄与する[52]。プレハブの改築を行うときに一つの小さい形のない木切れを集めて使用するのではなく，一つの形のあるパネルが単位として使用されるのと同じである。

このように考えると，不思議な急速に増殖する内皮細胞は目的をもって遊走してきた血管内皮細胞の幹細胞である可能性が出てくる。したがって古典的な「血流はその局所に働き局所の改築が生じる」という概念は崩れてしまい，その代わり「血流はその局所に働き不思議な急速に増殖する内皮細胞を呼び寄せ，その細胞の子孫が局所の改築を行う」ことになる。もともとそこに存在しており血流増大の刺激を受けた内皮細胞の役割は呼び寄せである。血流増大による改築は血流増大が著しいほど著しいことがわかっているが，このことはこの呼び寄せが二つの要素をもっている可能性を示唆している。つまり「血流増大が著しいほど多くの急速に増殖する内皮細胞を呼び寄せ，さらに血流増大が著しいほど急速に増殖する内皮細胞の分裂周期を速める」ことである。

もしもこの二つの要素が血流増大の程度と相関するのであれば，いわゆる Kamiya ら[4]あるいは Thoma[1]の原則は，生物の体全体のフィードバックとしてとらえられることになるであろう。

3.9.2 "内弾性板ギャップ"は"急速に増殖する平滑筋細胞"

内皮細胞のリモデリングだけでは動脈のリモデリングは生じない。したがって血流増大3日後でも家兎総頸動脈の拡張は生じない。しかし血流増大4日で突然，内弾性板ギャップが生じる。このギャップの広がりと動脈の拡張は並行して生じ，内弾性板ギャップが動脈のリモデリングの本質であることがわかる。いったいこの内弾性板ギャップはどのようにして生じるのであろうか。著者らはこの問題に注目しているがまだ解決には至っていない。しかしおおよそのアウトラインはつぎのように推測されている。内弾性板ギャップは"急速に増殖する平滑筋細胞"の集合であり，最初の内弾性板ギャップが発生する場所には 3.9.1 項で明らかにした"急速に増殖する内皮細胞"とほぼ同じパターンで増殖する急速に増殖する平滑筋細胞が存在すると考えられる。この急速に増殖する平滑筋細胞は AVF 3 日に出現し，急速に増殖する内皮細胞が出現する AVF 1.25〜1.5 日にはまだ現れていない。

3.9.3 血流増大動脈リモデリングの仮説

粥状動脈硬化症の発症メカニズムの仮説が，動脈の本質である血流-内皮細胞-平滑筋細胞の関連を無視して成り立っているにもかかわらず重用されている。これは動脈を理解できなかったわれわれ血管研究者の責任であると考えている。そこで現在までの知恵で血流増大動脈リモデリングの仮説を提示する。

1) 血流増大の刺激を受けた動脈内皮細胞が活性化し，いわゆる増殖因子などを含めた分子が細胞表面に出現し内皮祖先細胞 (EPC) の遊走を増強する（家兎ではこの活性が発現するのは AVF 1 日以降で 1.25〜1.5 日にピークとなる）。

2) 遊走した EPC はすみやかに内皮細胞になる。同時にすみやかに 4 回の連続増殖を行う。その結果 1 個の EPC は 16 個の内皮細胞の集合になる。しかし内皮細胞層は 1 層なので，この 16 個は平面上を広がり散在することになる。この増殖回転の速さは受け入れる内皮細胞の活性化が著しいほど速くなり，最速で 10〜12 時間である。この 4 回の連続増殖の間，連続増殖内皮細胞は基底膜から浮かんでおり，幼若である。逆にそこに本来存在していた内皮細胞はアポトーシスにより減少する。

3) 連続増殖内皮細胞は 4 回の連続増殖を終え成熟する。この成熟内皮細胞はこれ以降細胞分裂を行わない。成熟すると同時に内皮細胞は細胞突起 (sprouting) を伸ばし内弾性板の小孔 (fenestrae) を広げ，中膜の平滑筋細胞とギャップジャンクションを形成する（家兎では AVF 3 日前後である）。

4) このギャップジャンクションを介して内皮細胞から"血流増大の情報"が平滑筋細胞に伝わり，平滑筋細胞が刺激され活性化し，いわゆる増殖因子などを含めた分子が細胞表面に出現し，血流中に存在する平滑筋祖先細胞（EPC と同じものである可能性があるがまだ同定されていない）の遊走を増強する（これが家兎では AVF 3 日頃である）。

5) 平滑筋祖先細胞は遊走するとすみやかに平滑筋細胞になる。同時にすみやかに 4 回の連続増殖を行う。その結果，1 個の平滑筋祖先細胞は 16 個の平滑筋細胞の集合になる。この場合内皮細胞とは異なり内弾性板の直下での細胞塊となる。この増殖回転の速さは受け入れる平滑筋細胞の活性化が著しいほど速くなり，最速で 10〜12 時間である（家兎ではこれは AVF 後 3 から 4 日である）。

6) 内弾性板の直下での急激に大きくなる 16 個の平滑筋細胞塊は内弾性板に強いストレスを負荷し，内弾性板は断裂し内弾性板ギャップを形成する（家兎では AVF 4 から 5 日である）。

この 1) から 6) はこれ以降時間的にも空間的にも連鎖的に生じ動脈の拡張になっていくと考えられる。動脈のリモデリングは内皮細胞のパネルとしての 16 個の集合と平滑筋細胞のブロックとしての 16 個の塊が単位となっていると考えられる。

3.9.4 今後の課題

　動脈の成立ちの一部が見えてきた。今まで動脈の構築を概観していただけであったものが，その改築の一端をかいま見ることができた。なぜ今までその改築の様子を理解することができなかったのであろうか。それは動脈を改築させる動機が不明であったからである。動脈を改築させることは意外と難しかったのである。例えば蛋白分解酵素を多量に作用させたり，内皮細胞を無理やり剥離したり，中膜の平滑筋細胞を傷害させたりしたが，動脈は自分の形を変えることに頑強に抵抗したのである。

　しかし血流を変化させると見事に改築をする。しかもその推測される過程は血管の方が主体的に改築する。いったい血流とは動脈にとって何なのであろうか。おそらく血流こそが動脈を含む血管そのものなのであろう。血流が最適になるように血管が改築するのであって，血管はその入れ物にすぎない。動脈では壁が厚くたしかな構築をもっているため，あたかも入れ物である動脈が主体であるかのごとき間違いをしてしまったのであろう。今後の研究はこのことを前提に行わなければ本質的な解決を得ることはできないであろう。このことは逆に粥状動脈硬化症をはじめ多くの研究を血流の主体性を前提に行えば解決に近づくことを示している。

4 微小循環と物質交換

4.1 はじめに

　心臓から送り出された血液は，動脈-毛細血管（微小血管）-静脈を通り，再び心臓に戻る。一般的な血液循環はこのマクロな血液の流れをイメージするが，本来の循環の目的は，毛細血管領域で営まれる組織への栄養の補給と老廃物の回収にある。特に組織への酸素供給は最重要課題であり，微小循環はそれに最適な構築をもっている。そのため，心臓の重さが 0.3 g のマウスも 30 kg のゾウも，微小循環では幾何学的に同等の毛細血管網構築をもつ。本章では物質交換のために効率的にデザインされた血液循環システムの合目的性を理解するとともに，骨格筋微小循環における酸素輸送に関する著者らの研究について述べる。

4.2 微小循環の概念

　微小循環（microcirculation）とは，心臓から動脈，静脈を通り心臓に戻る血流を表す広域循環（macrocirculation）に対応して名づけられた用語であるが，比較的新しく，またそれほど一般的ではない。そのため，これまで血液循環というと，広域循環のみ扱われることが多く，一般的な解剖学書の血液循環の概略図には，赤い動脈系血管と青い静脈系血管からなる広域循環しか描かれていない。しかし，血液循環の最終目的である組織との物質交換は，この概略図には描かれていない微小循環領域，すなわち，動脈と静脈の間で行われている。言い換えれば，動脈を流れる赤い血液が青い静脈血に変化する場所が微小循環領域である。さらに，広域循環と微小循環の最大の相違は，広域循環が血流を対象とした閉鎖回路であるのに対し，微小循環は血管内外での物質交換も含めた開放系である点である。

　広域循環と微小循環の機能を，われわれの日常における生活用水の需要と供給の関係で示したものを**図 4.1** に示す。広域循環では，心臓（左心）から駆出された血液は動脈を流れ組織へ到達し，その後，静脈を通り再び心臓（右心）に戻る。これに対応する水の流れは，浄水場から地下の水道本管を通り家庭や工場に供給された後，下水となり下水道本管を通り下水処理場に戻る循環である。浄水場の規模や上下水道本管はその都市の規模に依存し，大都市では太く地方都市では細いが，実際

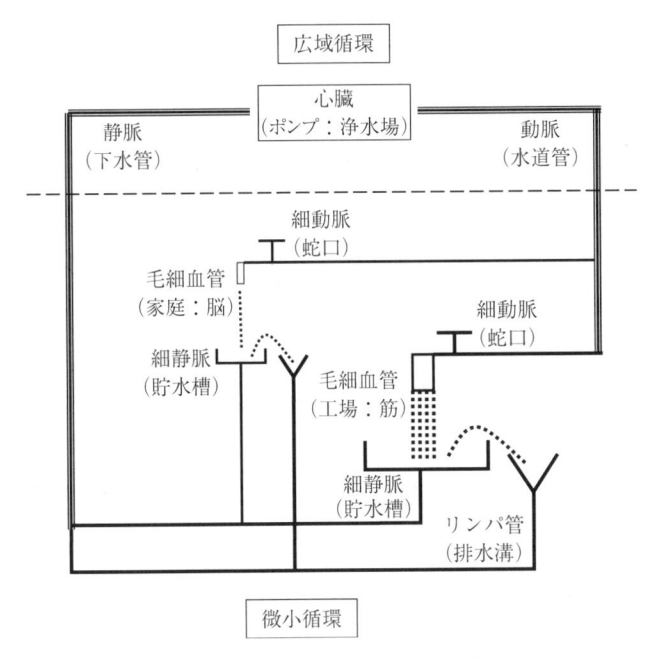

図 4.1 広域循環と微小循環の機能

に水を使用する家庭や工場の水の出口である蛇口は都市の規模にかかわらず同じである。

同様に，心臓や動静脈の大きさは動物の体の大きさに依存するが，実際に組織へ物質供給する場である毛細血管の大きさや構築は動物の大きさにかかわらず同じで，これらは家庭や工場での水利用，あるいは微小循環での物質交換に最も適したデザインとなっている。さらに心臓からの血液の供給は各組織での需要に応じて調節されている。水の使用量が一般家庭と工場で異なるように，体内での血流分布も組織・臓器により大きく異なる。例えば，骨格筋と脳を比較してみよう（図4.2）。

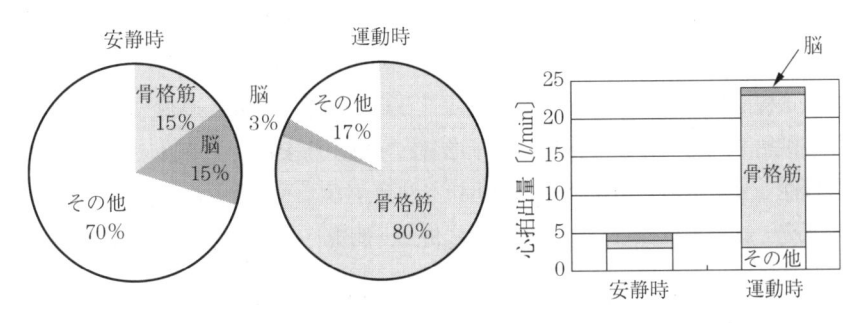

図 4.2 安静時と運動時における骨格筋と脳での血流量の違い

体重 70 kg のヒトの場合，骨格筋の重量は約 30 kg，脳は 1 kg 強を占める。運動時には，この体重の 40 % を占める骨格筋に全血液量の 80 % が供給されるが，安静時は 15 % の血液で賄われている。これは，大きな工場における水の消費パタ

ーンに類似し，稼動時には大量消費する反面，休業時の消費量は必要最小限に抑えられている。

一方，脳は，昼夜を問わずつねに一定量の水を必要とする一般家庭と同じく，運動時，安静時にかかわらずつねに一定血流が供給されている。このような組織への血流調節を行っているところが細動脈で，水道においては蛇口に対応する。蛇口の開閉により必要なだけの水が使用できるように，細動脈も拡張収縮することによりその末梢側への血液供給量を調節している。水の需要が多くすべての蛇口が開けられると水道の水圧が下がるように，細動脈がすべて拡張すると全身での血圧は下がり，反対に細動脈が収縮すると全身血圧は上昇する。

4.3 微小循環系血管の分類

血液循環系についての分類法はいろいろあるが，血管を機能的に分類すると，大動脈や主要な動脈のwindkessel血管，毛細血管前抵抗血管（precapillary resistance vessels），毛細血管前括約筋（precapillary sphincters），毛細交換血管（exchange vessels），毛細血管後容量血管（postcapillary capacitance vessels），容量血管（capacitance vessels）に大きく分類できる。このうち微小循環系血管に分類されるものは，一般的には毛細血管前抵抗血管から毛細血管後容量血管までのおおよそ100 μm以下の径をもつ血管で，細動脈，毛細血管，細静脈などが含まれる。これらの血管の詳細に関しては他の優れた解説書[1]~[3]も多く，ここでは簡単に述べるにとどめる。

4.3.1 細　動　脈

細動脈（arterioles）は，動脈の細末端で，一般に100 μm以下の管径をもち平滑筋と支持結合組織からなり，内腔面は1層の内皮細胞（endothelium）で覆われており，管径が20～30 μmの終末細動脈（terminal arterioles）とその分岐で平滑筋細胞（vascular smooth muscle）がまばらである後細動脈（metarterioles）に分類できる。細動脈は機能的には血流に対する抵抗血管として働き，その径の変化により組織への血液供給を調節するとともに，毛細血管内の静水圧を決定する。これまで，細動脈の機能としては，このように血流抵抗を決定することが重要視されてきたが，近年の研究では，抵抗血管としての機能に併せ，組織への酸素供給血管としての役割も示唆されている[4]~[6]。

4.3.2 毛　細　血　管

細動脈の下流に位置する毛細血管（capillaries）は血液循環系の最も重要な部位であり，主として組織との物質交換に関与する。図4.3に毛細血管断面の略図を示す[28]。毛細血管は1層の内皮細胞よりなる厚さ0.1 μmの円筒管で，その外側を基

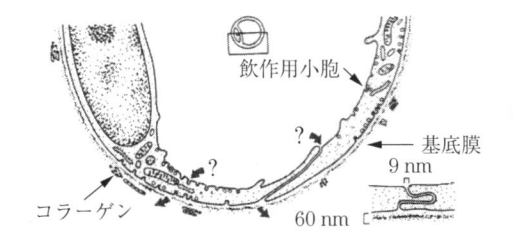

図 4.3 毛細血管壁の断面略図[28]。毛細血管は内腔を規定する1層の内皮細胞と基底膜からなり，細胞接合部に小孔，実質内に小胞（vesicle）が観察される。

底膜（basement membrane）で取り巻かれている。血管径は 4〜6 μm で，その中を流れる赤血球よりわずかに大きく，赤血球は1列に連なり血管内を流れる。毛細血管壁は物質が透過しやすい構造をもち，酸素や炭酸ガスなどの脂溶性物質（lipid-soluble substances）は壁全面を，水や水溶性の物質（電解質，糖分，蛋白質など water-soluble substances）は毛細血管壁に存在する特別な経路（小孔；pore）のみを通り移動する[7]。また，毛細血管の物質透過性（permeability）は臓器によって大いに異なる（図 4.4）。

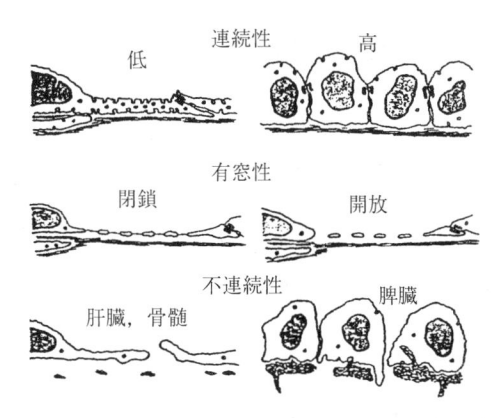

図 4.4 毛細血管の内皮細胞接合部の形態[28]（連続性毛細血管，有窓性毛細血管，不連続性毛細血管の順に物質が透過しにくい）

最も一般的に見られるのは連続性（continuous）毛細血管と呼ばれるもので，心筋や骨格筋，肺や腸間膜に存在し，内皮細胞の接合部（intracellular junction）にほとんど隙間（gap）が見られない。このうち，内皮細胞間の接合が最も密なものが脳の毛細血管で，癒着接合部（tight junction）と呼ばれ，水分もほとんど通らない。小腸絨毛や腎糸球体，内分泌腺など，血液と組織液との物質交換需要の高い部位の毛細血管は，内皮細胞の接合部が薄くその部分に窓のような開口部が存在し，連続性毛細血管より水分や水溶性物質の通過は容易である。このような毛細血管は有窓性（fenestrated）毛細血管と呼ばれている。肝臓や脾臓，骨髄に見られる毛細血管は不連続性（discontinuous）毛細血管と呼ばれ，内皮細胞接合部に大きな隙間が存在し，血清蛋白などの大きな分子もかなり自由に通過できる。これらの毛細血管はその構造には関係なく，血流抵抗の決定や物質交換に関しては能動的に機能しない。

4.3.3 細　静　脈

細静脈（venules）は毛細血管の下流部に位置し，毛細血管より管径，壁厚ともに大きい。細動脈や毛細血管と同じく内腔面は1層の内皮細胞で覆われているが，平滑筋細胞の存在はまばらである。血流抵抗に対してはほとんど影響を与えないが，その内腔の形と直径を変えることにより容量血管としての機能を有する。また，血管壁での内皮細胞間隙がまばらな部分が存在し，この間隙が血漿蛋白以上の大きな物質の透過経路となっているという報告もある[8]。

4.3.4 短　絡　血　管

短絡血管（arteriolovenular anastomoses）は細動脈から毛細血管をバイパスし細静脈に直接通じる血行路で，ほとんど代謝機能をもたず，おもに皮膚に存在し体温調節の機能を果たしている[8]。

4.4　微小循環での物質移動

毛細血管を主とする微小血管壁を介する血液と組織間の物質交換は，その物質の物理化学的な特性と血管壁の機能構造によって決まる[9]〜[11]。血管壁を構成する細胞膜は脂質でできているため酸素や炭酸ガスのような脂溶性物質は血管壁全面を通って移動できるが，水分および水溶性物質の移動には血管壁に存在する特別な経路が必要となる[7]。ここでは，血管壁を透過する物質を，水分および水溶性物質，酸素に区別しそれぞれの透過機序を述べる。

4.4.1 水分の濾過吸収および小さな水溶性物質の透過

体重70 kgの正常なヒトの血液循環量は1日当り8 000〜9 000 lでそのうち20 lの血漿が毛細血管の動脈側から組織へ濾過（filtration）される。さらに，この濾過された20 lのうち16〜18 lが毛細血管の静脈側から再吸収され，残りがリンパ管により血液へ戻されるため，循環系のホメオスタシスが維持され，容易に組織での浮腫や脱水は生じない。しかしひとたびこの平衡状態が破綻するとただちに生命の危険に直面する。この毛細血管における水分の濾過吸収は「Starlingの平衡[12]」（図4.5）[13]によって成り立っている。

毛細血管壁には，水分は通過できるが血漿蛋白などの大きな分子は通過できない一定の大きさの通過孔（small pore）が一様に分布しているため，血管壁は半透膜として機能している。このような半透膜を通過する水分の流束 J_v は

$$J_v = L_p(\Delta p - \sigma \Delta \pi) = L_p(\Delta p - \sigma RT \Delta c)$$

で表せる。ここで，L_p は膜の濾過定数（filtration coefficient），Δp，Δc はそれぞれ膜を介した静水圧差（毛細血管内圧と組織間質圧の差）と濃度差，$\Delta \pi$（$= RT \Delta c$）は溶質についての浸透圧（colloid osmotic pressure），σ は溶質の膜に対

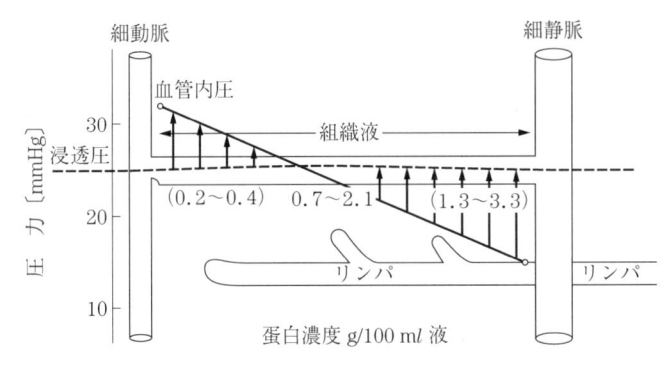

図 4.5 「Starlingの平衡」に基づく水分の濾過-再吸収の模式図[13]

する反射係数（reflection coefficient）であり，$\sigma\Delta\pi$ は実効的浸透圧を表す。

静水圧差は水分を毛細血管から組織へ濾過する力として，また浸透圧は水分を組織から血管内へ吸収する力として働く。このため血管内圧の高い動脈側では水分は血管内から組織へ濾過され，血管内圧が低くなる静脈側毛細血管では浸透圧により水分は血管内に再吸収される。

一方，膜を通過する溶質（水溶性物質）の流束 J_s は

$$J_s = P_s \Delta c + J_v (1-\sigma) c$$

で表せる。右辺第1項は物質濃度差による拡散（diffusion）により通過孔を透過する量を，第2項は水分の濾過に伴って運搬される量である。P_s は通過孔の大きさや存在頻度とともに溶質分子の拡散性にも関与する量（膜透過性 permeability constant）を示す。膜透過性は毛細血管の形態によっても異なるが，溶質分子の分子径が大きくなるに従い低くなる（**表 4.1**）[28]。溶質分子の分子量が大きくなると，分子自身の自由拡散係数も分子量に反比例して小さくなるが，膜透過性の値はこの減少率よりはるかに急激に低下する（**図 4.6**）[14]。これは一定の径をもつ通過孔の中で，大きな分子ほどその拡散が制限されるためであると考えられる。

表 4.1 物質の分子径とその毛細血管膜透過性の関係[28]。物質の分子径が大きくなると分子自身の自由拡散係数も，分子量に反比例して小さくなるが，膜透過性の値はこの減少率よりはるかに急激に低下する。

溶 質	分子量 〔g/mol〕	自由拡散係数 D 〔$cm^2 \cdot s^{-1}$〕	分子径 〔nm〕	有窓性 (胃粘膜)	毛細血管，無窓性		密着性(脳)
					(心筋)	(骨格筋)	
Na^+Cl^-		1.8×10^{-5}	0.23	77×10^{-6}	$\sim 50 \times 10^{-6}$	35×10^{-6}	$\sim 1 \times 10^{-6}$
尿素	60	1.9	0.26	—	27	27	5
6炭糖	180	0.91	0.36	33	10	12	2
イヌリン	5 500	0.22	1.5	—	2	1	
血清アルブミン	69 000	0.09	3.55	—	0.03	0.05	<0.000 1
毛細血管表面積 〔$cm^2 \cdot g^{-1}$〕				(125)	(560)	(70)	(240)

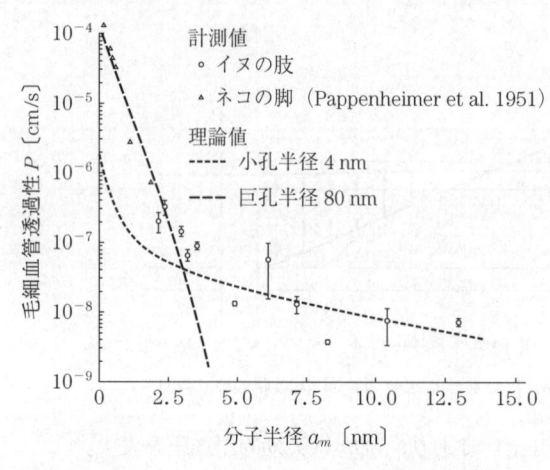

図 4.6 物質の分子半径とその毛細血管透過性の関係[14]

4.4.2 大きな水溶性物質の透過

水および糖質より小さな水溶性物質については，毛細血管壁の内皮細胞接合部の間隙を拡散と水分の移動による運搬によって透過することが認められているが，連続毛細血管壁におけるアルブミンなどの血漿蛋白より大きい水溶性物質の透過経路に関しては，いまだ明らかにされていない[15]。図 4.7 に毛細血管壁に存在すると考えられている水溶性物質の透過経路の概略[28]を示す。

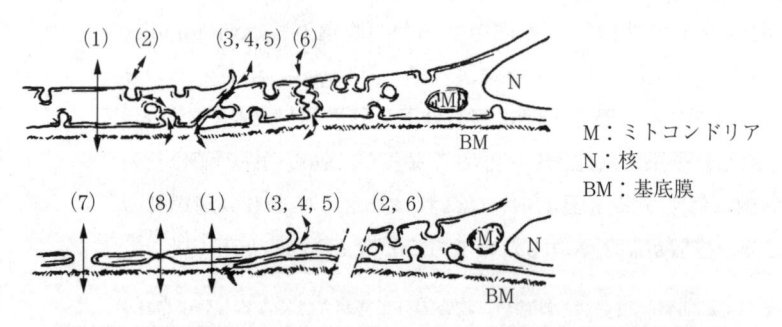

M：ミトコンドリア
N：核
BM：基底膜

図 4.7 毛細血管壁に存在すると考えられている水溶性物質の透過経路[28]

大分子の水溶性物質の血管壁透過に関する代表的な考え方の一つは，水分や小さな分子が通過する通過孔（図中 3, 4, 5）のほかに，少数の大きな通過孔（large pore あるいは leak）が存在し，毛細血管壁が複合孔膜をなしているという説である。他方は，内皮細胞実質内の小胞（vesicle，図中 2）が，大分子の運搬にあずかるという説である。前者は巨孔説（large pore theory），後者は小胞輸送説（vesicular transport theory）と呼ばれている。また中間的な説として，小胞が癒合して毛細血管壁を貫通する小胞管（vesicular channel，図中 6）を構成し，巨孔と同じ働きをするとする説（transendothelial channel theory）もある。図 4.8 に，蛍光標識した高分子デキストランが微小血管から組織へ透過する様子を観察した顕微鏡写真を示すが[16]，高分子の漏出はおもに細静脈で起こっている。

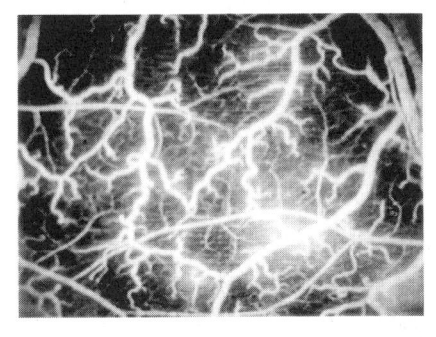

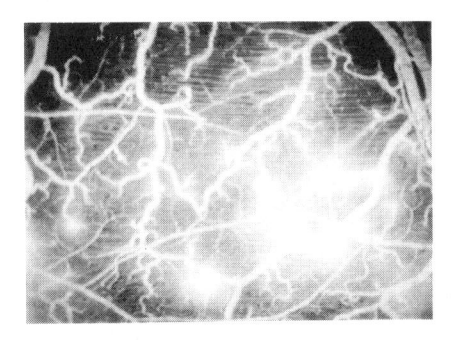

図 4.8 蛍光標識した高分子デキストランが微小血管から組織へ透過する様子。高分子デキストランの漏出はおもに細静脈で起こっていることがわかる[16]。

4.4.3 酸素輸送と組織への酸素供給

酸素に関しては，水分や水溶性物質と違い毛細血管壁を透過するための特別な経路を考える必要はない。生体内での肺から組織への酸素輸送は血液により行われ，血液から組織への酸素輸送は拡散により行われる。組織では代謝率の高いものほど大量に酸素を消費し，同量の炭酸ガスを発生する。炭酸ガスは酸素とは逆に組織から血液に拡散し運び去られる。しかし酸素は脂溶性で水に溶け難いため，組織への酸素供給が血液と組織間での単純な拡散でのみ行われるとすると，組織での必要酸素量を血液で輸送することは到底不可能である。毛細血管に運ばれてくる酸素は高い親和性をもつ赤血球中のヘモグロビンにほとんど結合し，遊離して存在するものはごくわずかである。血液を 100 % 酸素と平衡させるとヘモグロビンの酸素飽和度（oxygen saturation）は 100 % となり，このときヘモグロビン 1 g は 1.34 ml の酸素と結合するため，100 ml の血液には 20.1 ml の酸素が含有できる。これは単に物理的に血中に溶解する場合（酸素分圧 100 mmHg で 0.3 ml）に比べ，約 70 倍酸素輸送能を高める効果がある（**図 4.9**）[17]。

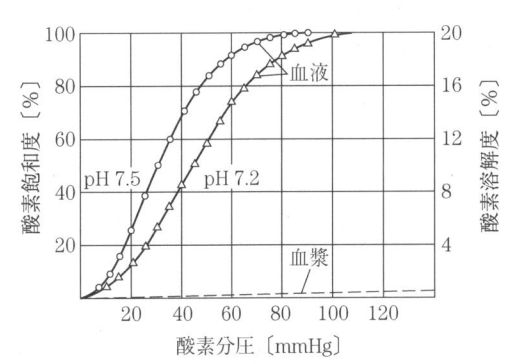

図 4.9 ヘモグロビンの酸素解離曲線と血漿中の酸素溶解度[17]

一方，酸素の消費に伴い産生する炭酸ガスは，水への溶解度が酸素と比べ約 25 倍高いため，血液中でヘモグロビンに結合して輸送される量は全体の 10 % 程度で，ほとんどは血漿中に溶けて輸送される。

肺毛細血管において酸化された直後の血液に含まれるヘモグロビンの酸素飽和度は 97.5％（$P_{O_2}=97\,\mathrm{mmHg}$）で，体循環系の動脈血酸素飽和度にほぼ等しい。末梢組織ではこの血液から組織へ酸素が供給されるが，これは末梢での酸素分圧低下によるヘモグロビンの酸素飽和度の低下が，ヘモグロビンからの酸素を放出させるものである。

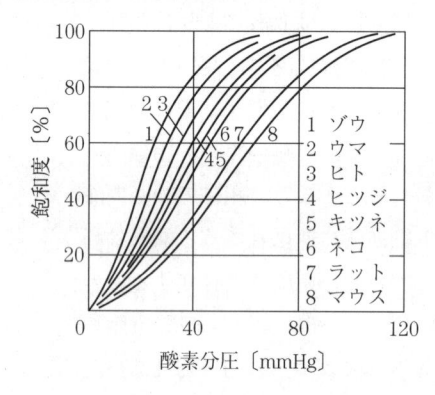

図 4.10 にヘモグロビンの酸素解離曲線（oxygen dissociation curve）を示す。酸素解離曲線酸素分圧に対し特徴的な S 字曲線を示すが[17]，この勾配は動物種により異なり，体重当りの酸素消費率の高い小動物ほど親和性が少なく血液から組織への酸素解離を容易にしている。また運動時においては安静時よりも多量の酸素が組織で消費され，組織の酸素分圧はより低下する。酸素分圧の低い領域ではヘモグロビンの酸素解離曲線の勾配は急峻になるため，より多くの酸素がヘモグロビンから遊離し多量の酸素が組織に供給される。

図 4.10　ヘモグロビンの酸素解離曲線

1 ゾウ　2 ウマ　3 ヒト　4 ヒツジ　5 キツネ　6 ネコ　7 ラット　8 マウス

4.5　微小循環の生体顕微鏡観察

微小循環動態を直接観察する場合，一般的には生体顕微鏡を利用する。生体顕微鏡という言葉は微小循環研究ではよく使われるが，蛍光顕微鏡や実体顕微鏡のように光学機器メーカーのカタログには存在しない。実際にはそれぞれの研究者が自身の目的に合った仕様で，市販の顕微鏡をもとに独自に作っている。観察対象の違いや長期間観察の必要性など，目的の違いにより種々のものが用いられているが，これらの詳細に関しては他の解説書[18]に譲り，ここでは著者らが用いた方法とその結果の一部を述べる。

4.5.1　慢性的変化の観察法

著者らは微小循環動態を長期間観察する方法として，透明窓を皮膚組織に装着するチャンバー法[19),20)]を利用している。チャンバー法では，チャンバー内部に存在する既存組織あるいは再生組織の微小循環が数か月にわたり観察できる。図 4.11 にマウスの背部皮膚チャンバー[21]とウサギの耳介皮膚チャンバー[22)]の装着例を，

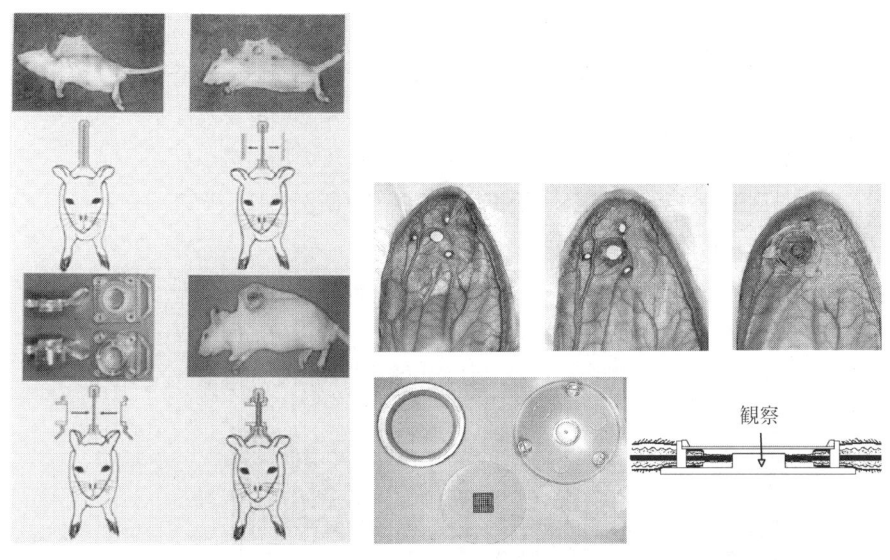

図4.11 マウスの背部皮膚チャンバーとウサギの耳介皮膚チャンバーの装着例

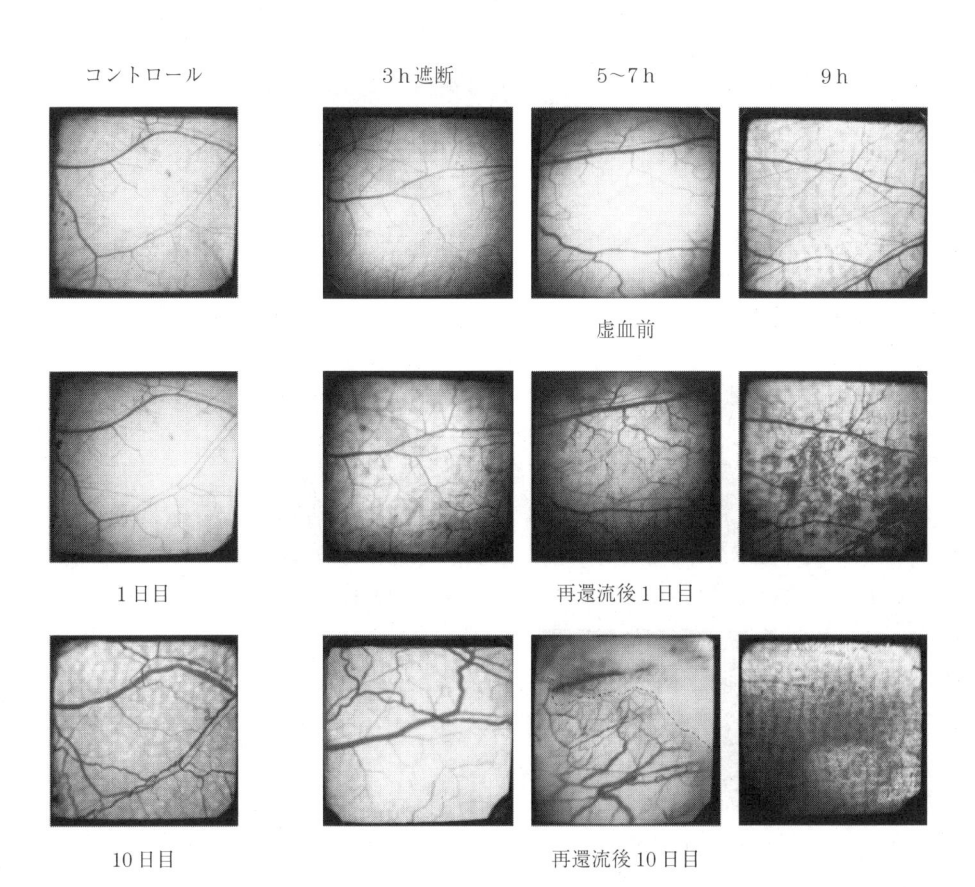

図4.12 マウス背部皮膚チャンバーによる虚血再還流時の皮膚微小循環変化

138　4. 微小循環と物質交換

また図 4.12 に既存組織の微小循環観察例として，マウス背部皮膚チャンバーによる虚血再還流時の微小循環変化を示す。本例では，観察部位への血行をそれぞれ 3 時間，5～7 時間，9 時間遮断し，再還流後 1 日目と 10 日目の微小循環を観察している。3 時間の血流遮断ではその後の再還流後の微小循環にはほとんど影響を及ぼしていない。5～7 時間の血流遮断においては，解除後 1 日目で若干の出血斑が見られるが，その後，症状は回復している。しかし，9 時間の血流遮断例では，その後，血流は回復せず組織は壊死状態に陥っていることがわかる。

図 4.13 は同じくマウス背部皮膚チャンバーで，創傷治癒過程の微小循環変化を観察した一例である。チャンバー内の既存組織に欠損を作成し，その後の治癒過程を 9 日間観察したもので，同図（a）は創傷周辺の出血や組織液の漏出をふき取っ

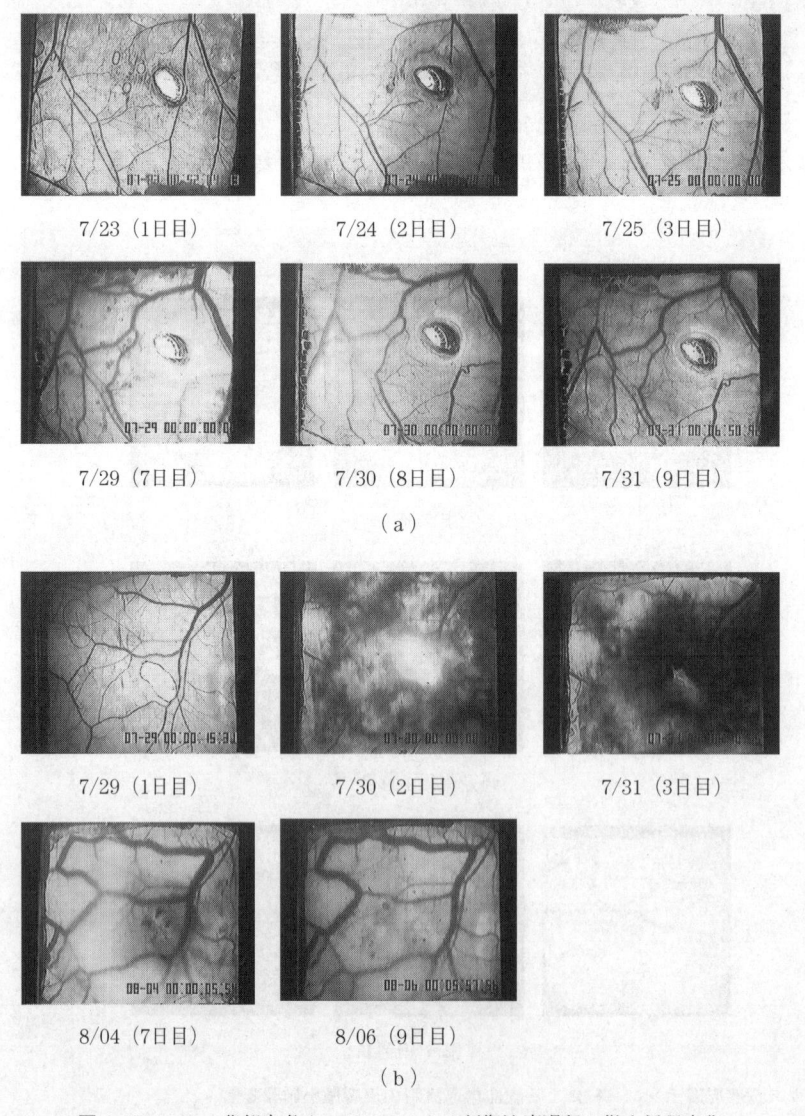

7/23（1日目）　7/24（2日目）　7/25（3日目）

7/29（7日目）　7/30（8日目）　7/31（9日目）

（a）

7/29（1日目）　7/30（2日目）　7/31（3日目）

8/04（7日目）　8/06（9日目）

（b）

図 4.13　マウス背部皮膚チャンバーによる創傷治癒過程の微小循環変化

た場合で，この例では創傷周辺は角質化し組織は再生しなかった。また（b）は出血や組織液の漏出をそのままにした場合で，本例では組織は再生していた。

このようにチャンバー法による微小循環の観察は薬理効果の判定を含め，臨床研究においても有用性は高い。

4.5.2 微小循環の三次元観察法

生体顕微鏡の照明には落射方式か透過方式が一般的に用いられているが，落射方式では深部組織の観察が難しく，透過方式では焦点面前後の画像が視野に重畳するため微小循環構築の三次元観察は難しい[23]。共焦点レーザー顕微鏡による断層像観察も試みられているが[24]~[26]，画像の収録時間や焦点深度の面で生体顕微鏡としての利用には問題も多い。著者らは微小循環動態の三次元観察のため，生体顕微鏡用の照明法として光切断の原理を利用した2本のスリットレーザー照明法を考案し[27]，実際に骨格筋を対象に断層像観察を試みた結果を述べる。

図 4.14 は顕微鏡照明系を模式的に示したものである。光源であるレーザーには，蛍光トレーサーとして一般的に用いられている FITC（fluorescein isothiocyanate）の最大吸収波長 488 nm を発振波長にもつアルゴンイオンレーザーを用いている。ファイバーにより誘導されたレーザー光は，断面形状 28 μm×1.2 mm のスリット光に変換後，試料面に対し 2 方向から出射される。この 2 本のスリット光の交差面が観察視野で，対物レンズ焦点と連動させることにより任意深さ部位の顕微鏡断層像が得られる。

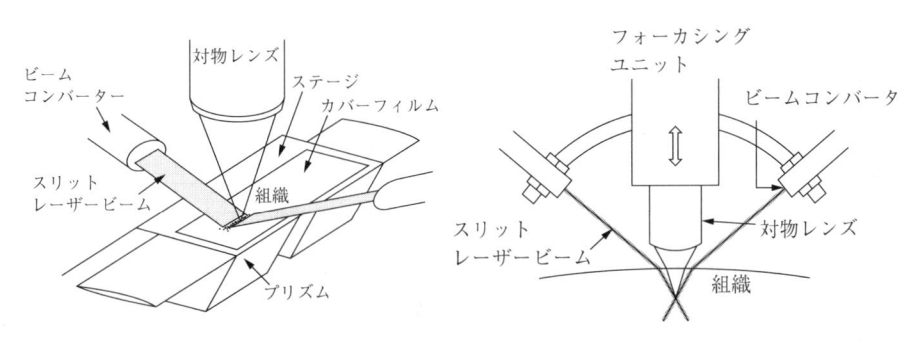

図 4.14 微小循環断層観察用の顕微鏡照明系の模式図

図 4.15 にウサギの tenuissimus 筋（厚み約 0.5 mm）を対象に断層像観察を行った例を示す。同図（a）は FITC 励起用レーザー光を筋直下まで誘導し，透過照明により得られた画像，また（b），（c），（d）はスリット照明により得られたもので，表層部（b），表層部より 80 μm（c），120 μm（d）深層部で，すべて同一部位を観察したものである。（a）に示す透過照明像では対物レンズ焦点面前後の蛍光が血管・組織像に重畳しているが，スリット照明像では，それぞれの深さ部位に分離でき，焦点面以外の蛍光は混入していないことがわかる。

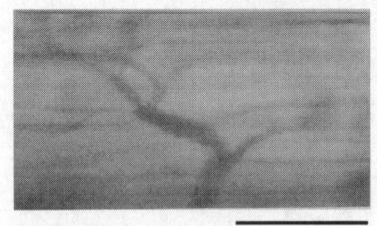

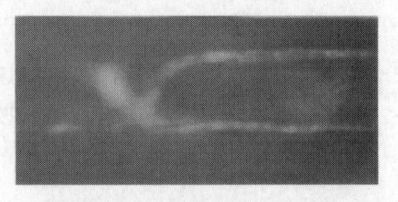

(b) スリット照明 ($z \simeq 40\,\mu m$)

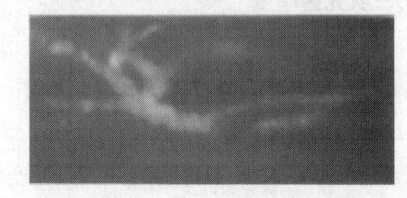

(a) 透過照明

(c) スリット照明 ($z \simeq 80\,\mu m$)

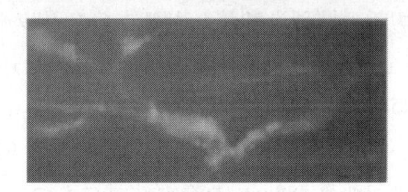

(d) スリット照明 ($z \simeq 120\,\mu m$)

図4.15　骨格筋微小循環の三次元観察例（z：像の深さ）

4.6　骨格筋の微小循環と酸素輸送

　体重の40％を占める骨格筋の血管床は広大であり，血流の変化も大きい。安静時のヒトにおける骨格筋の酸素消費（oxygen consumption）は50〜60 ml/minで，これは全身の酸素消費の約20％に相当し，800〜1000 ml の血流により賄われている。一方，運動時には骨格筋の酸素消費は約3 l/min で安静時の50倍以上に増加し，全身における酸素消費の90％を占める。またこのときの骨格筋の血流は15〜20 l/min にも達し，心拍出量20〜25 l/min の大部分が筋に供給されている。本節では，このような特徴を有する骨格筋を対象として行った微小循環での酸素動態（oxygen dynamics）に関する著者らの研究を紹介する。

4.6.1　骨格筋微小循環の観察

　生体顕微鏡的観察に適する筋の条件としては，①筋自体が薄く透過光による観察が可能，②筋への供給血管が数本以内で，循環系として他の筋や生体から分離しやすい，ことが望ましい。生体内には200以上の骨格筋があるが，このような条件を満たす筋はきわめて少ない。**表4.2**に生体顕微鏡観察に用いられる骨格筋とその毛細血管に関する測定値を示す[28]。

表4.2 生体顕微鏡観察に用いられる骨格筋とその毛細血管に関する測定値[28]

動物	骨格筋	毛細血管				
		長さ〔μm〕	直径〔μm〕	間隔〔μm〕	密度〔1/mm²〕	赤血球速度〔μm/s〕
ネコ	縫工筋 (sartorius) 下腿筋膜張筋* (tenuissimus)	1 015	$\begin{cases}4.7\pm0.9^a\\5.9\pm0.8^v\end{cases}$			380 500 380
家兎	下腿筋膜張筋*				269	290
ラット	挙睾筋 (cremaster)	615±194	$\begin{cases}5.5\pm1.1^a\\6.1\pm1.4^v\end{cases}$ $\begin{cases}4.1\pm1.2^a\\7.6\pm3.5^v\end{cases}$	34±2 34.9	1 300	700
	薄筋 (gracilis)	700 1 012±484			240	
	僧帽筋 (trapezius)			40〜50		
マウス	背部の浅在筋膜 (panniculus)		3〜5			
ハムスター	挙睾筋〔生後35日〕 同〔57日〕 同〔132日〕	170.6 393.5	6.3 5.4 5.7		277 437 274	223 160 157
白色レグホン	前広背筋 (anterior latissimus dorsi) 後広背筋 (posterior latissimus dorsi)	625±260 1 288±548	7.3±1.1 7.9±1.5			560 510±220 340 340±210
カエル	縫工筋 胸筋 (pectoralis)	3 580±1 640	13〜20			30〜480 460±370

4.6.2 骨格筋微小循環の血流調節

生理的状態にある骨格筋の毛細血管血流を観察すると，周期的な（あるいは間欠的な）血流変動が観察される[29),30)]。この周期は心拍および呼吸性の動揺に比してはるかに長く，通常，数秒から1分以上に及ぶ場合もある。平滑筋細胞をもたない毛細血管は能動的な管径変化を示さないため，この血流変動は主として，微小循環系血管網の動脈側にある細動脈，後細動脈ないし前毛細血管括約部の収縮/弛緩に基づくものと考えられている。この収縮/弛緩は交感神経系を介した中枢性調節とは独立に，組織の酸素状態に対応する局所的な調節機構が関与しているとされている[31)〜35)]。

4.6.3 毛細血管血流と組織酸素分圧

ここではウサギの下腿に位置する短冊状の骨格筋，下腿筋膜張筋（tenuissimus muscle）を対象として行った実験結果を述べる。骨格筋における微小血管網は，通常，1本の細動脈から分岐した数本の毛細血管が筋線維と平行に走行し，再び1本の細静脈に集合するという単純な構築をもつ。下腿筋膜張筋は幅4〜7 mm，厚み0.2〜0.5 mm，長さ約10 cmの帯状の筋で，数層の薄い筋線維層からなる[36)]。

この筋への供給血管は大腿動脈からの直接の分岐血管2〜3本であり，他の筋からの接続はないが，筋層が単一ではないため，微小血管系も三次元的構築をもっている。

図4.16にこの筋の微小循環観察用に用いた顕微鏡用ステージを示す。観察部位である下腿筋膜張筋を2個の直角プリズムで構成した顕微鏡ステージに載せ，筋の中央部で流出入する一対の動静脈はプリズム間の隙間を通し圧迫されないように固定する。このプリズムは光ファイバーを介し光源に接続されており，筋に対し照射光が垂直に入射するような照明を兼ねている。また，このステージはチャンバー状になっており，O_2，N_2およびCO_2の混合ガスで泡気し任意の酸素分圧（P_{O_2}）に調節した37℃，pH 7.3〜7.4のタイロード溶液で筋周囲を灌流することにより，局所代謝性調節の主要因子の一つである組織酸素分圧を任意のレベルに維持することができる。

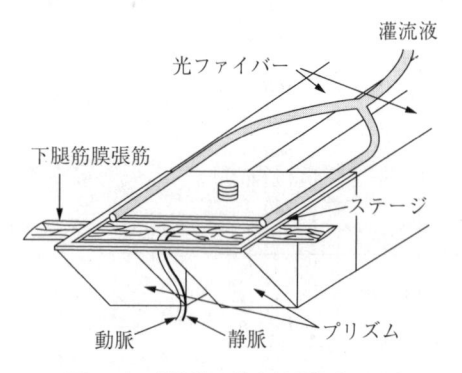

図4.16 骨格筋の微小循環観察用の顕微鏡ステージ

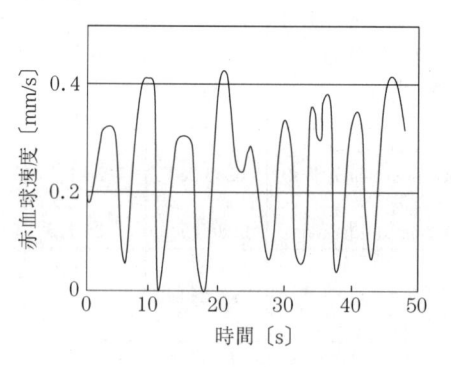

図4.17 単一の毛細血管における赤血球速度変化。安静時における骨格筋の毛細血管血流には周期的な流速変動が見られる。

図4.17に実測した単一の毛細血管における赤血球速度の一例を示す。安静時における骨格筋の毛細血管血流は通常，定常的な流れではなく，数秒から十数秒の周期で複数の毛細血管が順次開存していく。本例においても血圧に重畳する呼吸性の動揺よりも長い周期の間欠流が見られる。さらに安静時においてはすべての毛細血管には血流は存在せず，組織での酸素消費量に応じて一部の血管にのみ血流がある。

図4.18は同様にウサギのtenuissimus筋における組織酸素分圧と開存毛細血管密度および赤血球速度との関係を調べた結果を示したものである。組織酸素分圧は筋周囲の灌流液の酸素分圧を調整することによりコントロールした。毛細血管密度，赤血球速度とも組織酸素分圧の上昇時（安静状態）ほど低下する。すなわち，安静時における血流停止が組織酸素分圧の低下を誘起し，その結果，毛細血管血流が再還流され，再び組織酸素分圧が上昇すると血流停止が起きることから，毛細血管血流の周期的変動の発生機序が説明できる[37]。

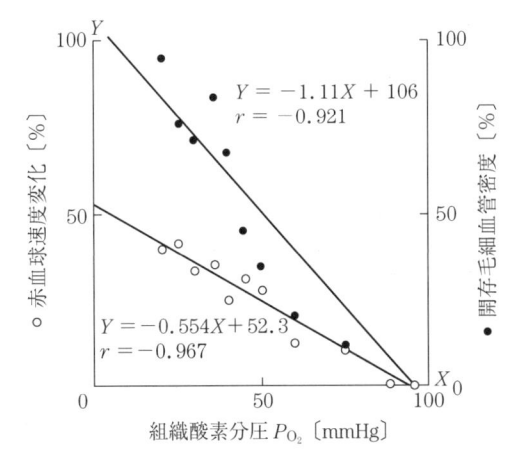

図 4.18 tenuissimus 筋における組織酸素分圧と開存毛細血管密度および赤血球速度との関係

このように酸素は末梢の血流制御に大きく関与している要因の一つであり，したがって組織への酸素輸送過程を解析することは，毛細血管血流における周期的変動の生理学的意義解明の一助になると考えられる。そこで，この酸素輸送過程を計算機シミュレーションにより解析した。

4.6.4 酸素輸送の動的解析

骨格筋における毛細血管構築は他の臓器に比べ単純で，筋線維に沿って長軸に平行に走行している場合が多いことは先にも述べた。そこでシミュレーションでは，安静時の骨格筋では一部の毛細血管にのみ血流が存在することを考慮して，**図 4.19** に示すような四隅に毛細血管を含む直方体組織モデルを想定した。定常流のモデル

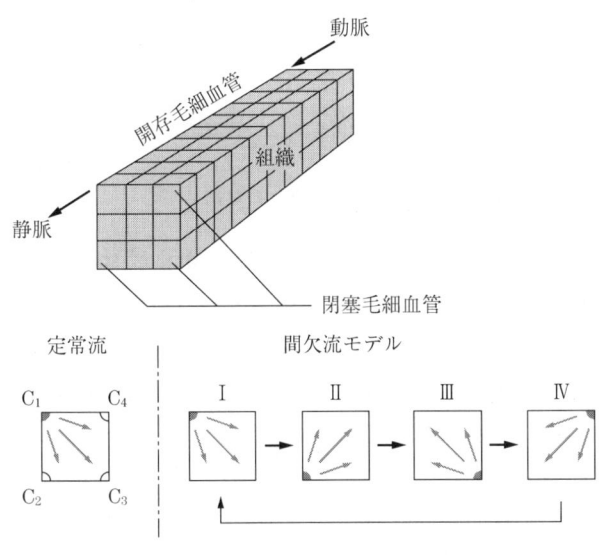

図 4.19 四隅に毛細血管を含む直方体組織モデル

では，特定の血管につねに血流が存在し組織への酸素供給はそこから行われるが，それに対し間欠流では四隅の毛細血管が開存率1/4で順次周期的交代を繰り返すものとした。

組織酸素分圧 P_t の計算は，円筒モデルにおける Krogh-Erlang の定常解

$$P_{tr} = P_c - \frac{Q_t}{tD}\left[\frac{R_t^2}{2}\ln\left(\frac{r}{R_c}\right) - \left(\frac{r^2 - R_c^2}{4}\right)\right]$$

を正方形の領域に近似して用いた。ここで，P_{tr} は組織内の任意の点（半径 r）における酸素分圧，P_c は毛細血管内酸素分圧，Q_t は単位組織体積当りの酸素消費量，t は組織の酸素溶解度，D は組織での酸素拡散係数，R_t は組織円筒半径，R_c は毛細血管半径である。

図 4.20 はシミュレーションによる P_t 分布を計算した結果の一例を示したものである。シミュレーションは，毛細血管間隔 50 μm，血流速度 1 000 μm/s，組織酸素消費率 1.42×10^{-4} ml·s^{-1}·g^{-1} の条件で行ったもので，図中上段に示す直方体モデル内の斜線で示した領域について P_c および P_t を z 軸にとり三次元で表示した。

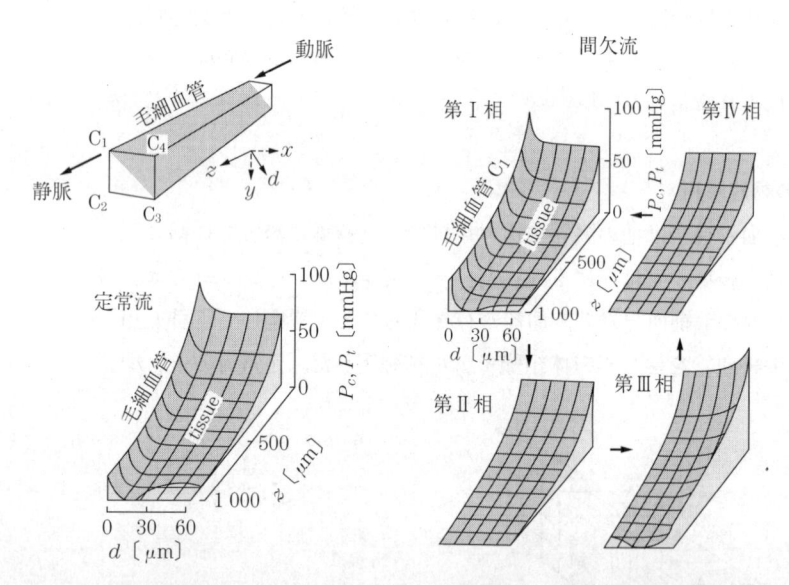

図 4.20 シミュレーションによる組織酸素分圧分布の計算結果

定常流の場合は，血管 C_1 が常時開存しており，したがって C_1 から最も遠い領域（すなわち血管 C_3）の周囲組織ではつねに低い P_t 分布となる。さらに同図中影で示した領域のように静脈側でかつ血管 C_1 から最も遠い領域は $P_t < 0$ となりやすく，特に危険領域あるいは致死領域（lethal corner）とも呼ばれており，この領域では嫌気性解糖（酸素負債）による乳酸の産生が起こりやすい。

一方，間欠流の場合，開存血管が C_1，C_4 の順に交代するため P_c および P_t 分布は時間とともに変化する。本例では各血管の開存周期（各相の持続時間）を 10 秒とし，各相の終了直前の状態を示したものである。これを同じ血流量，開存密度の

定常流の結果と比較すると以下のことが明らかになる。①動脈側の比較的 P_t の高い領域では，その分布状況に大きな差は見られない。②静脈側の P_t の低い領域について，血管 C_1 が開存する第Ⅰ相と定常流の場合とを比較すると，前者では酸素負債の領域が少ない。③さらに $P_t<0$ の領域は第Ⅱ相と第Ⅲ相では出現しない。以上の計算例から組織への酸素供給に対する間欠流の効果は，最も P_t の低い領域において顕著であることが推察される。

このように組織内での酸素分布を解析する上で Krogh のモデルを用いた計算機シミュレーションは有効な一方法であるが，その妥当性を検証するためには酸素分圧分布の実測が必要となる。

4.6.5 微小循環酸素分圧の計測

前述の組織円筒モデルによる理論的解析[38)~40)] は，組織への酸素輸送過程の解明にはきわめて有効な方法であるが，その大前提として，酸素は唯一毛細血管からのみ組織へ供給されるとする，1世紀近く疑われることがなかった仮定のもとに成り立っている。しかし技術的な問題も含め，微小循環レベルでの酸素分圧に関する情報は不十分であるため，毛細血管の手前の細動脈ですでに血中酸素濃度が低下しているという指摘もある[4)~6),41)~44)]。このような現状をかんがみ，著者らは血管内および組織での酸素分圧を，生体顕微鏡下で同時に計測できる方法を開発した[45)]。

微小循環での酸素情報計測としては，従来からポーラログラフの原理に基づいた酸素電極法[46),47)] や，ヘモグロビンの酸素化/脱酸素化のスペクトル変化による分光学的計測法[48)~51)] が知られており，前者は主として組織酸素分圧を，後者は血中酸素飽和度の測定に用いられている。これらの方法は微小循環レベルでの計測においてそれぞれ長所短所を併せもつが，双方とも血管内と組織の酸素レベルの同時計測は困難である。

酸素分圧の光学的計測法として，蛍光あるいはリン光の消光現象を利用する方法がある[52),53)]。この方法は非接触で短時間に酸素分圧の計測が可能であるが，これまでは in vivo での計測に用いられることは少なかった[5),6),43),44),54),55)]。著者らが行ったこの方法による微小循環酸素計測を述べる。

著者らは酸素感受性リン光プローブとして Pd-meso-tetra（4-carboxyphenyl）porphyrin（Pdポルフィリンと略）を使用し，そのリン光寿命 τ を測定した。Pdポルフィリンの励起分子に対し酸素は消光分子として働くため，Stern-Volmer の関係式

$$\frac{I(t)}{I_0} = \exp\left[-\left(\frac{1}{\tau_0} + K_q P_{O_2}\right)t\right] = \exp\left(-\frac{t}{\tau}\right)$$

が成り立つ。ここで，$I(t)$ は時間 t におけるリン光強度，I_0 は時間 $t=0$ におけるリン光強度で，上式はつぎのように書き直せる。

$$\frac{1}{\tau} = \frac{1}{\tau_0} + K_q P_{O_2}$$

ここで，τ_0 と τ は酸素分圧が 0 および P_{O_2} のときのリン光寿命，K_q は Stern-Volmer 定数である。

この関係式に基づき，酸素分圧は Pd ポルフィリンのリン光強度あるいはリン光寿命を計測することにより求められるが，本研究では Pd ポルフィリン濃度に依存しない寿命計測を行った。

図 4.21 はリン光寿命計測用の時間分解形生体顕微鏡の概要を示したものである[45]。Pd ポルフィリン励起用光源には発振波長 535 nm の N_2/dye パルスレーザー（20 Hz）を用い，×20 または ×5 の長作動距離形対物レンズを介し落射方式で照射する。×20 レンズ使用時における組織上での照射径は 10 μm である。フィルター（>600 nm）により有効成分のみ選択された Pd ポルフィリンのリン光は光電子増倍管により検出され，レーザー照射に同期してサンプリング間隔 3 μs，10 ビットの分解能で A-D 変換される。リン光寿命の算出はパーソナルコンピュータで得られたリン光を任意の回数加算平均し，最小 1 秒ごとに連続して得られる。

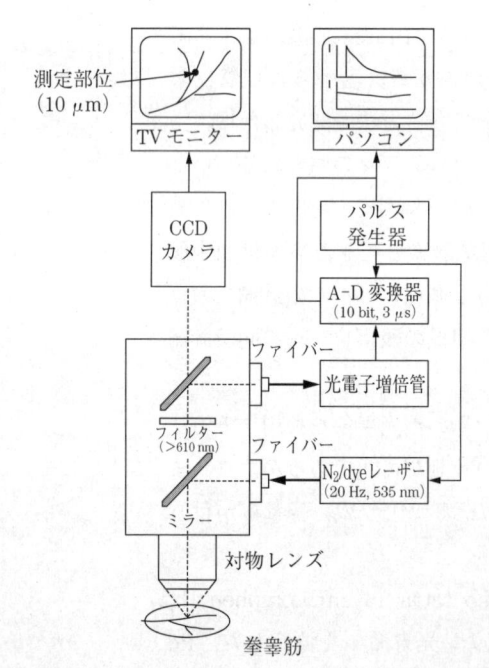

図 4.21 リン光寿命計測用の時間分解形生体顕微鏡の概要[45]

図 4.22 に実際に得られたリン光の消光曲線を示す[45]。

本システムを用い，ラットの挙睾筋（cremaster muscle）を対象として微小循環の酸素分圧計測を行った結果を述べる。図 4.23 にラット挙睾筋微小循環の顕微鏡像を示す。挙睾筋は形態的には他の骨格筋とやや異なったところがあるが，組織学的には体肢の筋と大差はない[45]。この筋は外膜斜筋と腹横筋の 2 種の筋の延長からなり，直交した 2 層の筋層をもち厚みはラットでも 0.2 mm 以下である。有髄

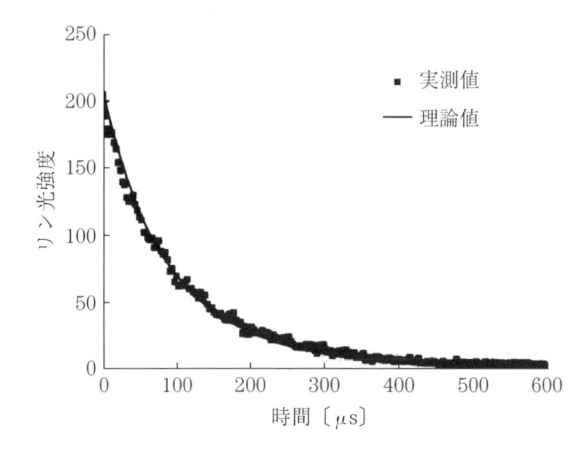

図 4.22 骨格筋組織で得られたリン光の消光曲線の一例[45]

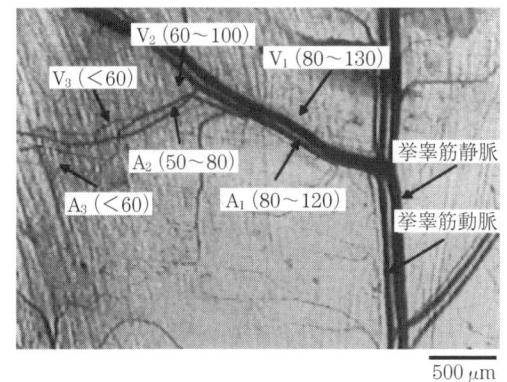

図 4.23 ラット挙睾筋微小循環の顕微鏡像[45]

神経や運動神経終板も豊富で，陰部大腿神経を刺激することにより筋を収縮させることも可能である．この筋への供給血管は通常一対の動静脈で，他の組織との連絡はない．筋内の血管が交感神経支配を受けていることも確認されている．

微小循環の観察および酸素分圧の計測はウレタン麻酔下のラットで行った．酸素感受性リン光プローブである Pd ポルフィリンを頸静脈より約 20 mg/kg 体重の濃度で注入，血中酸素分圧の計測は注入直後より，また組織内計測は注入後 30 分経過時より行う．**表 4.3** および **図 4.24** にその結果を示す[45]．

安静時において，筋の中心を走行する動脈から分岐する一次レベル細動脈 A_1 では約 70 mmHg，もう一度分岐した後の二次レベル細動脈 A_2 では約 55 mmHg に，また 2 回分岐を重ねた後の三次レベル A_3 では約 45 mmHg と分岐を重ねるに従い

表 4.3 ラット挙睾筋微小循環での酸素分圧測定結果〔mmHg〕[45]

血管	動脈	静脈	組織間腔	
			$d<20\,\mu m$	$d<100\,\mu m$
一次レベル	74.6±7.7	29.7±3.5	50.7±4.2	12.5±3.0
二次レベル	54.4±6.0	30.6±6.1	39.4±10.1	10.2±3.5
三次レベル	46.6±7.3	33.6±9.9	28.8±6.1	10.0±2.2

d：血管外壁からの距離

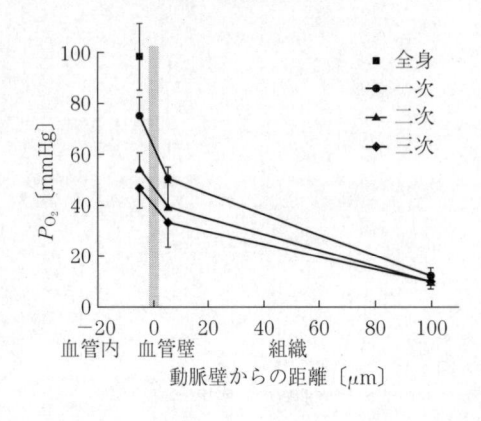

図 4.24 ラット挙睾筋微小循環での酸素分圧測定結果[45]

有意に低下している。

一方，細静脈酸素分圧に関しては，分岐（集合）のレベルにかかわらず約 30 mmHg であった。また，組織間質酸素分圧は細動脈に近接した（15～20 μm）部位ではすべての分岐レベルで細動脈酸素分圧 −20～25 mmHg であったが，離れた（約 100 μm 以上）では分岐のレベルにかかわらず 6～8 mmHg と著しい低下を示した。このような細動脈上・下流および内外での酸素分圧の低下は，細動脈から組織への酸素供給の可能性とともに，細動脈の平滑筋あるいは内皮における酸素消費が，従来考えられていたよりも多い可能性を示唆するものである。

4.6.6 細動脈から組織への酸素供給

Krogh の研究以来 1 世紀近く，生命活動を維持する上で最も重要な物質である酸素は，組織の代謝率に応じて消費されながら拡散により毛細血管から組織へ供給されると信じられてきた。しかし，微小循環での酸素分圧に関する最近の研究結果では，毛細血管の前に位置する細動脈においてもすでに血中酸素濃度は低下していることが明らかにされてきた[4]~[6],[41]~[45]。これらの結果は，毛細血管のみが唯一酸素供給の場ではなく，細動脈も組織への酸素供給源として機能している可能性を示唆するものである。ここでは，4.6.3 項で得られた組織酸素分圧と毛細血管血流のデータをもとに，骨格筋微小循環における血流調節様式と組織への酸素供給について検討してみる。

4.6.3 項で示した結果によると，骨格筋の毛細血管血流は定常流ではなく，周期的な（あるいは間欠的な）血流変動を伴うことがわかる。またこの血流変動は組織の酸素分圧にも依存し，組織の酸素分圧が低い場合には，すべての毛細血管に血流が存在し流速も速い。反対に組織に十分酸素が存在し酸素分圧が高い場合には，毛細血管からの酸素供給の必要性がなくなり，すべての毛細血管血流は停止する。図 4.18 に示した骨格筋における組織酸素分圧と開存毛細血管密度および赤血球速度との関係を図 4.25 にもう一度まとめた。

開存（血流の存在する）毛細血管密度，毛細血管赤血球速度ともに酸素分圧が上

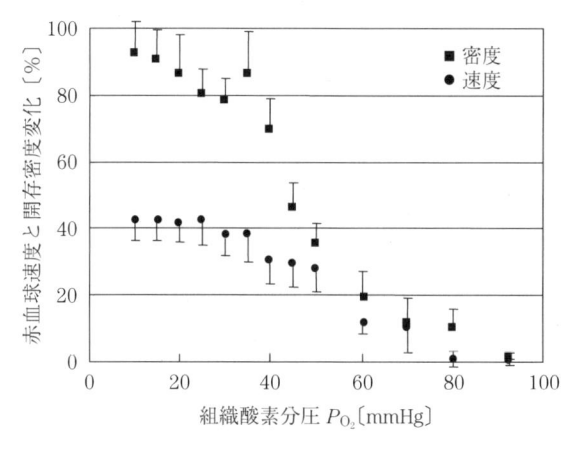

図 4.25 骨格筋における組織酸素分圧と開存毛細血管密度および赤血球速度との関係

昇すると低下している。骨格筋の毛細血管は筋線維と平行に走行する単純な構築をもつため，開存毛細血管密度と毛細血管赤血球速度を掛けた値は，毛細血管血流量に対応した量と考えることができる。**図 4.26** に開存毛細血管密度と毛細血管赤血球速度変化をもとに，毛細血管血流量と組織酸素分圧の関係を表したものを示す。

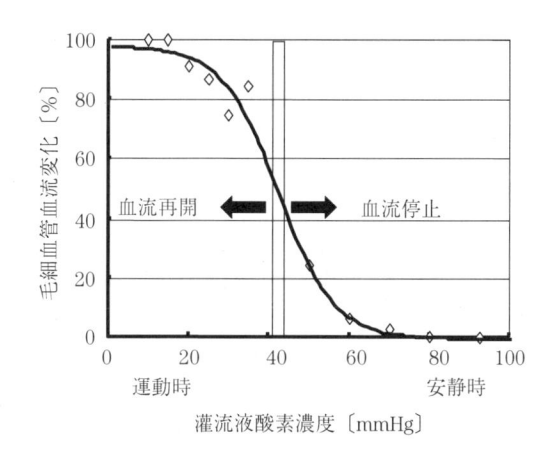

毛細血管血流量は図 4.25 の開存毛細血管密度と毛細血管赤血球速度変化から算出

図 4.26 骨格筋における組織酸素分圧と毛細血管血流量との関係

毛細血管血流量は組織の酸素分圧変化に対し，低酸素領域と高酸素領域ではあまり変化せず，30〜50 mmHg の中間域で変化率が高い。これまで，骨格筋毛細血管は組織の酸素分圧変化に対し直線的に変化すると考えられていたが[31),36),56),57)]，本結果からは，組織酸素分圧に対し非線形的な血流制御をしている可能性が示唆される[58)]。図中には 40 mmHg 近辺に変極点をもつ近似曲線も併せて示しているが，骨格筋毛細血管血流が 40 mmHg 近辺に閾値をもつ ON-OFF 制御をしているとすれ

ば理解しやすい現象も多い。

まず第一に，図4.17に示した安静時の骨格筋毛細血管に見られる間欠的な血流変動を考えてみる。この血流変動の生理的意義についてはまだ不明な点も多いが，組織への酸素供給に関連していると考えることの妥当性は前に述べた。開存毛細血管密度，赤血球速度とも組織酸素分圧の上昇時（安静状態）には低下し，血流も停止してしまう（図4.26）。この安静時における血流停止により組織酸素分圧が低下し，その結果毛細血管血流が再還流される。再還流により組織酸素分圧が上昇すると再び血流停止が起こる。この繰返しが毛細血管血流の周期的変動の発生機序と考えられることは4.6.3項で説明した。しかし，数秒単位の速い周期の間欠流を組織酸素分圧と毛細血管血流の直線的関係で説明することは難しい。酸素は毛細血管から組織へ拡散し，組織で消費される。この拡散速度と組織での酸素消費率を考えると，低酸素状態の組織が毛細血管からの酸素供給により高酸素化されたり，反対に血流停止時において組織での酸素消費により低酸素化されるには，毛細血管血流の周期的変動に見られる数秒の時間では不可能である。しかし，酸素分圧 40 mmHg 近辺に閾値をもつ ON-OFF タイプの血流制御では，間欠流の発生のために酸素分圧が 0 mmHg まで低下したり，100 mmHg 近くまで上昇する必要はなく，40 mmHg の閾値を境にして，それを超えれば毛細血管血流は停止し，低下すると再び血流は再開するため，速い周期での間欠流の発生が可能となりうまく説明できる。それでは，この非線形血流制御の閾値となる酸素分圧は微小循環のどこで感知しているのであろうか。

ラット挙睾筋微小循環の酸素分圧計測結果によると，細動脈内酸素分圧は分岐を重ねるに従い低下し，毛細血管血流制御の変極点である酸素分圧 40 mmHg は，3回分岐後の A_3 細動脈内（47 mmHg）と細動脈周囲組織（29 mmHg）の間の酸素分圧に対応している（図4.27）。

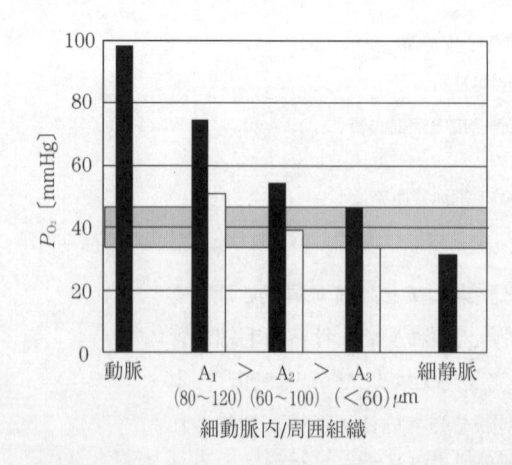

図4.27 ラット挙睾筋細動脈血管壁内外での酸素分圧計測結果

現時点ではあくまで推論にすぎないが，骨格筋毛細血管血流を調節するための酸素感知機構は毛細血管直前の A_3 細動脈壁に存在し，その部位が特定の酸素分圧値

(40 mmHg) を感知し，同時に血管平滑筋の緊張度を変えることにより毛細血管血流を ON-OFF 制御している可能性も十分考えられる．

微小循環の血流調節のための酸素感知に関しては種々の報告[59)〜63)]があるが，このような細動脈自身の酸素感知による血流制御様式であれば，下流側からの酸素情報のフィードバックの必要もなく，酸素感知と血流制御が同部位で同時に可能な単純なシステムで血流調節ができる．

さらに毛細血管あるいは細動脈から組織への酸素供給に関しても矛盾なく説明できる．例えば，安静時のように組織での酸素消費が低く組織の酸素分圧が高い場合には毛細血管血流は停止し，細動脈が組織への主たる酸素供給源になっているのではないかと著者らは考えている．図 4.28 にその血流制御様式の模式図を示す．

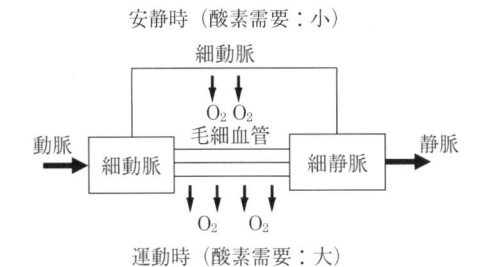

図 4.28 組織への酸素供給のための微小循環血流制御様式の模式図

血流制御のための変極点である酸素分圧 40 mmHg を境にして，組織酸素分圧がそれより高い安静時には細動脈が，それより低くなる運動時のような高代謝時には細動脈の下流にある毛細血管が，組織への酸素供給の役割を果たしていると考えるとわかりやすい．もし，安静時において十分な毛細血管血流が存在すると，高酸素状態の組織から低酸素の毛細血管に酸素が移動し，毛細血管は組織への酸素供給源ではなく，組織の酸素を奪ってしまう存在になる．

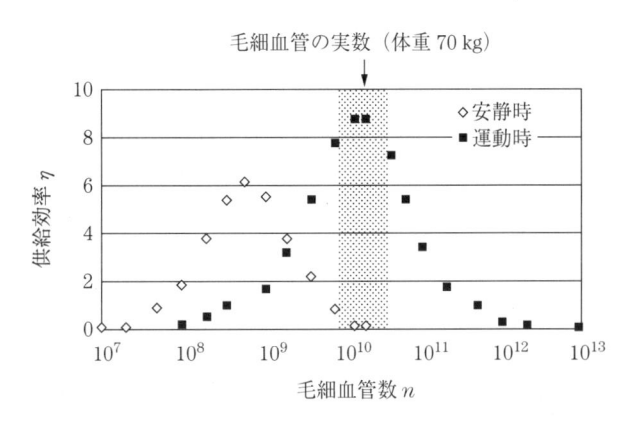

$$\eta(n) = \frac{M(n)}{CF(n)}$$

$M(n)$：n 本の毛細血管が養える組織容積
$CF(n)$：n 本の毛細血管に血液を流すエネルギーコスト

図 4.29 酸素供給効率 η から推定した最適毛細血管数 n

さらに，組織への酸素供給効率を毛細血管数の関数として求めると，安静時ではなく運動時の生理的条件を用いて推定した最適毛細血管数が，実際の毛細血管数とよく一致する[38)~40)]（図4.29）。この結果も，運動時における毛細血管の役割と，安静時における細動脈からの酸素供給の可能性を示唆するものである。

4.6.7 細動脈血管壁での酸素消費

毛細血管の前に位置する細動脈ですでに血中酸素濃度が低下していることが明らかになり，細動脈からも組織へ酸素供給している可能性が高まっている。しかし，この細動脈レベルでの酸素濃度の低下を，血液から組織へ血管壁を介した酸素拡散のみで説明しようとすると，細動脈血管壁内での酸素拡散係数が自由拡散係数よりも大きくなるという物理的矛盾が生じる。酸素は組織で消費されながら拡散により移動することは先に述べたが，このモデルにおいては，血管壁での酸素消費率は血管切片や血管内皮細胞あるいは平滑筋細胞の浮遊液を対象とした *in vitro* 実験系での酸素消費率測定値[64),66)]を用いている。当然これらの細胞組織は機能的（生理的）状態ではない。

一方，生体内での細動脈は，収縮/弛緩を繰り返し組織への血流調節と全身の血圧調節のためつねに仕事を行っている。特に運動時には安静時の20倍以上の血流増加を可能とする骨格筋細動脈の仕事量の多さは容易に想像できる。著者らは，細動脈レベルでの血中酸素濃度の低下に関し，組織への酸素供給と併せ，この細動脈の仕事に伴う血管壁の酸素消費が強く影響しているのではないかという仮説を以前から提唱している。この仮説を実験的に証明するため，微小血管領域での酸素分圧の実測値から細動脈血管壁での酸素消費率を推定し，酸素濃度勾配形成と細動脈血管壁での仕事量の関連を検討しているが，最近得られた興味ある結果についてつぎに述べる[67)]。

酸素は血管壁内も組織と同様に組織により消費されながら拡散により移動する。したがって血管壁での酸素消費率の推定には4.6.4項で示した組織円筒モデルにおける Krogh-Erlang の定常解が利用できる。図4.30 に細動脈血管壁の模式図を示す。

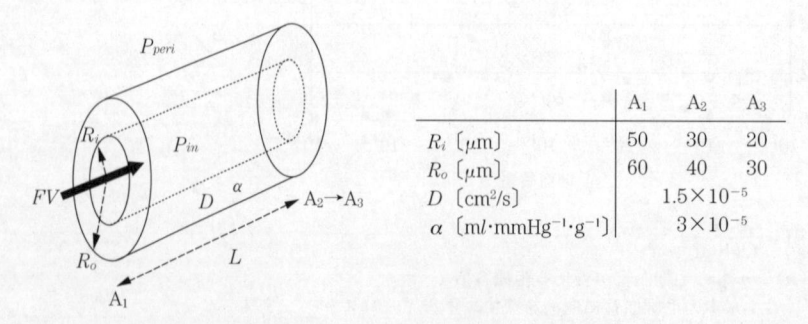

	A_1	A_2	A_3
R_i [μm]	50	30	20
R_o [μm]	60	40	30
D [cm^2/s]		1.5×10^{-5}	
α [m$l\cdot$mmHg$^{-1}\cdot$g^{-1}]		3×10^{-5}	

図4.30 血管壁における酸素消費率算出のための細動脈モデル

血管壁の外径を R_o，内径を R_i，また血管の長さを L とすると，単位組織，単位時間当りの血管壁での酸素消費率 Q_{O_2} は

$$Q_{O_2} = \frac{(P_{in} - P_{peri})(4\alpha_t D_t)}{[2R_o^2 \ln(R_o/R_i) - (R_o^2 - R_i^2)]}$$

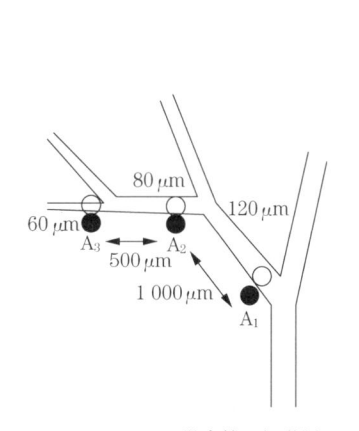

と表せる。ここで，P_{peri} と P_{in} は血管内と血管壁のすぐ外側での酸素分圧，α_t と D_t は血管壁内での酸素溶解度と酸素拡散係数を示す。よって，血管内と血管壁のすぐ外側での酸素分圧 P_{peri} と P_{in} が得られれば血管壁での酸素消費率を求めることができる。酸素分圧の計測は 4.6.5 項で述べたリン光酸素プローブ Pd ポルフィリン消光現象を利用する光学的方法を用いた。**図 4.31** にラット挙睾筋による細動脈血管内外での酸素分圧測定部位を示す。酸素分圧の測定は一次レベルの細動脈から三次レベルの細動脈まで上流から下流にかけて行い，その後，筋表層に血管平滑筋の弛緩剤，パパベリンを局所的に投与し，同一部位において血管拡張状態での測定も試みた。

図 4.31 ラット挙睾筋の細動脈血管内外での酸素分圧測定部位

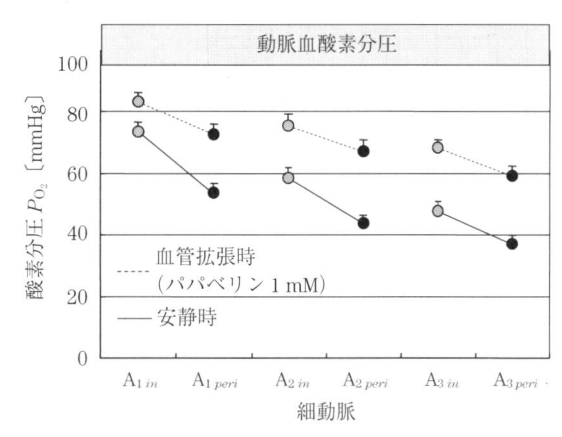

図 4.32 ラット挙睾筋の安静時と血管拡張時における細動脈血管内外での酸素分圧測定結果（パパベリンの局所投与により血管拡張を保った）

図 4.32 に酸素分圧の測定結果を示す。安静時における血中酸素分圧 P_{in} は，最も上流に位置する一次レベルでの細動脈（A_1：直径約 120 μm）において，すでに中枢動脈での酸素分圧より低下しており，さらに二次（A_2：直径約 80 μm），三次（A_3：直径 60 μm 以下）レベルと下流にいくに従い，より低下している。また，細動脈血管壁のすぐ外側での酸素分圧 P_{peri} も，各部位において血中より 15〜20 mmHg 低い値で，下流にいくに従い低下している。一方，パパベリンの局所投与による血管拡張状態では，すべての細動脈部位において血管内外での酸素分圧は安静時より有意に高い値を示している。これは，パパベリンによる血管拡張が局所血流を増加させた結果であると考えられる。また，血管壁での酸素分圧勾配（血管内外での酸素分圧差）は，すべての部位において安静時より緩やかになっていることがわかる。

これら血管内外の酸素分圧をもとに求めた細動脈血管壁での酸素消費率を図 4.33 に示す。酸素消費率の単位は $ml\cdot s^{-1}\cdot g^{-1}$ で，血管平滑筋や内皮細胞を含めた細動脈血管壁 1g が 1 秒間に消費する酸素量を ml で表している。安静時における細動脈壁の酸素消費率は，下流側（A_3）に比べ上流側（A_1）が有意に高い。これは上流側に位置する A_1 レベルの細動脈血圧が下流側の A_2，A_3 より高く，この高い血圧に対抗して血流調節を行うためには，より多くのエネルギーが必要となるであろうことは容易に想像できる。

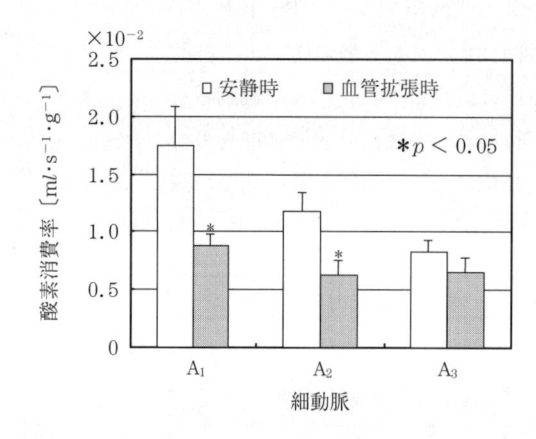

図 4.33 ラット挙睾筋の安静時と血管拡張時における細動脈血管壁での酸素消費率

一方，パパベリンによる血管拡張時においては，上流側の A_1 から下流側の A_3 細動脈まで，血管壁の酸素消費率はすべて安静時より有意に低下し，3 部位ともほぼ同レベルになっている。これらの結果は，血管壁による酸素消費の多少は細動脈の仕事量に依存し，また，安静時における血管壁の高酸素消費は，主として血管平滑筋の酸素消費によるものではないかと考えられる。

これらの酸素消費率は，安静時，拡張時ともにこれまでの *in vitro* 実験系による報告値[64)～66)]よりはるかに高く，細動脈での酸素濃度勾配の形成に強く関与していることが明らかになった。

また，安静時の細動脈血管壁の酸素消費率は，骨格筋組織の酸素消費率に比べ 500 倍以上高く，骨格筋組織内に存在する細動脈血管壁の容積比（約 0.7 ％）を考慮した場合，安静時の全骨格筋が消費する酸素量と同等の酸素を，容積的にはごくわずかな細動脈血管壁が消費していることになる。

これらの結果から，安静時の骨格筋では，筋への流入血液量を制限するために細動脈血管壁が大きな仕事を行い（酸素を消費し），少ない全身血流量で他臓器の血流を確保しようとする一方，運動時の骨格筋においては，細動脈血管壁が弛緩して仕事量（酸素消費）を減らすことにより，結果として酸素需要の高い骨格筋組織へ効率的な酸素供給を行うというきわめて合目的な血流調節機構の存在が示唆される。

4.7 おわりに

　Kroghの研究以来1世紀近く，生命活動を維持する上で最も重要な物質である酸素は，組織の代謝率に応じて消費されながら拡散により毛細血管から組織へ供給されると信じられてきた。よって生理的状態にある骨格筋組織の毛細血管分布は，酸素拡散に関する物理的特性により支配されるため，ゾウもマウスもほぼ同等の幾何学的特徴を有している。しかし近年，毛細血管の前に位置する細動脈においてもすでに血中酸素濃度は低下しており，かつ細動脈壁で大きな酸素濃度勾配が存在することが明らかになってきた。これらの結果は，毛細血管のみが唯一酸素供給の場ではなく，細動脈も組織への酸素供給源として機能している可能性を示唆するものである。しかし，この細動脈での血中酸素濃度の低下を，組織への酸素拡散のみで説明しようとすると，細動脈血管壁内での酸素拡散係数が自由拡散係数よりも大きくなるという物理的矛盾が生じる。

　一方，細動脈は，収縮/弛緩を繰り返し組織への血流調節と全身の血圧調節のためつねに仕事を行っている。特に運動時には安静時の20倍以上の血流増加を可能とする骨格筋細動脈の仕事量の多さは容易に想像できる。そこで，仕事量に対応する生理量として細動脈血管壁の酸素消費率を，微小血管領域での酸素分圧の実測値をもとに求め，酸素濃度勾配形成と細動脈血管壁での酸素消費の関連を検討した。その結果，細動脈レベルでの血中酸素濃度の低下には，細動脈から組織への酸素供給に加え，この細動脈の仕事に伴う血管壁の酸素消費が強く影響していることが明らかになった。また，細動脈血管壁の酸素消費は血管拡張時（擬似運動時）に少なく，結果として酸素需要の高い骨格筋組織へ効率的な酸素供給を行うというきわめて合目的的な血流調節機構の存在が示唆される。

5 人工臓器を応用した新しい血液・血漿粘度計測法

5.1 ホローファイバー人工肺を用いた血液粘度計測法の原理

　開心術中に使用される膜形人工肺であるキャピラリー形の人工肺では，ポリプロピレンホローファイバーシリコーンなどの中空糸（ホローファイバー）が使用される。通常の圧力では変形しない円筒形の中空糸を数万本束ね，その内腔に血液を流し，ファイバーとハウジングの間にガスを流す内部灌流形の人工肺がある。200 μm程度の内径をもつ細管中の血液の流れはポアズイユ流れとしてよく知られている。ポアズイユ流れは液体粘度に従う。そこで人工肺の圧力-流量関係を検討することで，ハーゲン-ポアズイユの式を用いて血液粘度を連続的に計測することが可能である。

5.2 方　　　法

　図5.1に人工肺の構造の一例を示す。また表5.1にホローファイバーの諸元の一例を示す。内径180 μmのホローファイバー 20×10^3 本をもつ人工肺を用いて図5.2のように人工肺の前後の圧力損失を求めるために，水道水を流量を変えて流し，流量が安定したときの人工肺前後の圧力損失と流量関係を求めると，図5.3のような結果が得られる。

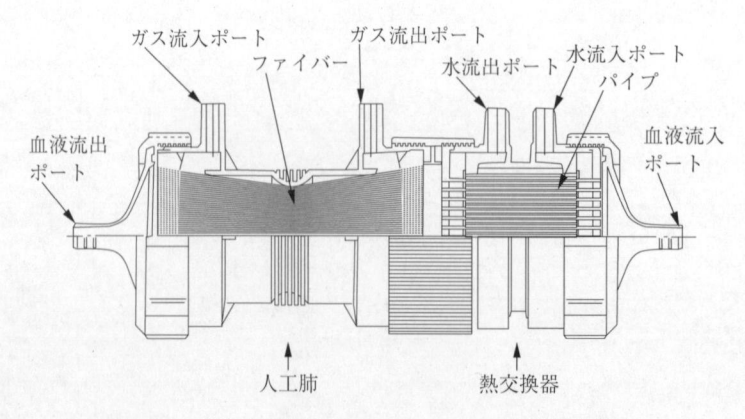

図5.1　ポリプロピレンホローファイバー人工肺の構造[3]

表5.1 ポリプロピレンホローファイバー人工肺の諸元の一例

ポリプロピレンホローファイバー		ステンレスパイプ	
内　　径	0.020 (0.019～0.021) cm	内　　径	0.145 cm
肉　　厚	0.002 5 cm	長　　さ	9.0 cm
長　　さ	16.0 cm	有効長さ**	7.0 cm
有効長さ*	13.0 cm	本　　数	253 本
本　　数	20 000 本		

＊ ガス交換に関与する長さ　　＊＊ 熱交換に関与する長さ

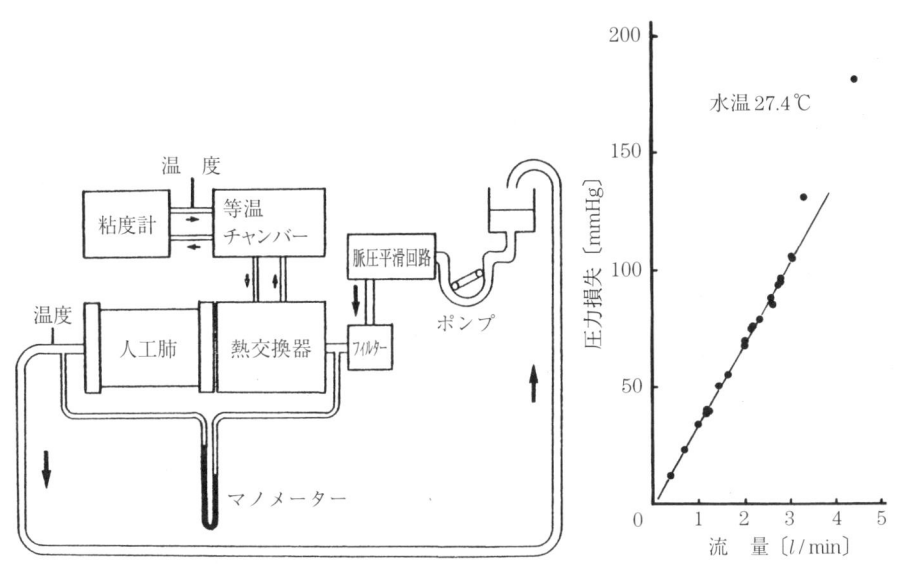

図 5.2　実験回路図[3]

図 5.3　人工肺を流れる水の流量と人工肺前後の圧力損失の関係[3]

ハーゲン-ポアズイユの式

$$V = \frac{\Delta P D^2}{32 L U} \tag{5.1}$$

を見ると，ΔP と U は比例する。ここで，V は粘度，ΔP は圧力差，D はホローファイバー内径，L はホローファイバー長さ，U は流量である。

D は既知であるので，L を同定すれば，V を推定できることがわかる。既知の粘度の流体における圧力損失と流量の関係を求め，人工肺前後の圧力損失がファイバーによってのみ起こると仮定した場合の L を算定する。

水道水の粘度の温度依存性を表す式として

$$V = \frac{100}{2.1\,482\{(T-8.435)+\sqrt{8\,078.4+(T-8.435)^2}\}-120} \tag{5.2}$$

が知られている。ここで，T は水温〔℃〕である。ハーゲン-ポワズイユの式によって算定される水粘度が，水温について既知の水粘度と等しいとした場合，見かけの L を求めることができる。

図 5.4 にハーゲン-ポアズイユの式から求めた，見かけのファイバー長さと流量との関係を示す。流量が 3 l/min 以上になると良好な相関関係が崩れるが，それ以

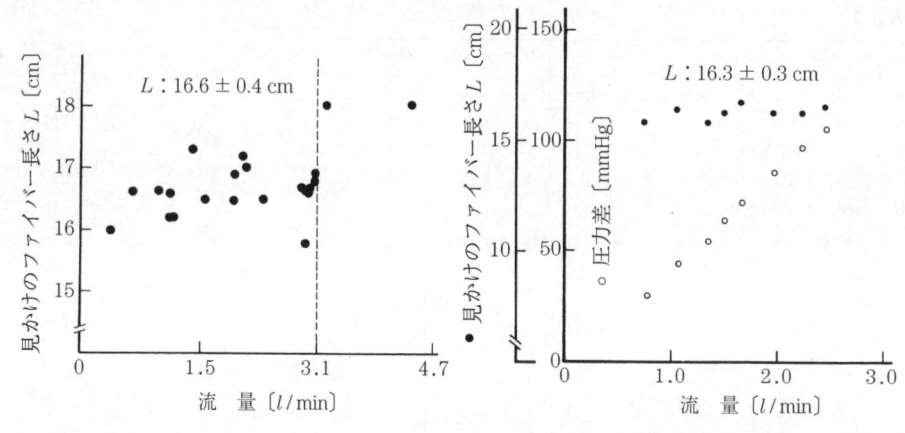

158   5. 人工臓器を応用した新しい血液・血漿粘度計測法

図 5.4 ハーゲン-ポアズイユの式から求めたホローファイバーの見かけの長さと流量の関係[3]

図 5.5 拍動流の平均流量と圧力損失ならびにハーゲン-ポアユイズの式から求めたホローファイバーの見かけの長さ[3]

下の流量では良好な相関を示す。これより 3 l/min 以下ではファイバー内の流れがポアズイユ流れとして近似できることがわかる。

以上は定常流での検討であるが，拍動流の場合についても同様な現象が確認されている。体外循環模擬回路により，ローラーポンプにて拍動流を発生し，そのときの人工肺前後圧力差の最大値，最小値，平均値を計測する。そのときのローラーポンプ回転数，平均流量，圧力損失の最大値・最小値とその平均値，水温と式 (5.1) で算出される水の粘度をもとに算出した見かけのファイバーの長さ L を求めると図 5.5 のようになる。拍動流においても同様の結果が得られている。以上より人工肺を用いて流体粘度を計測できることがわかる。

温度により変化する水の粘度を回転粘度計と本手法を用いて計測した結果を比較したものを図 5.6 に示す。両者の計測値の間に有意の差は見られなかった。

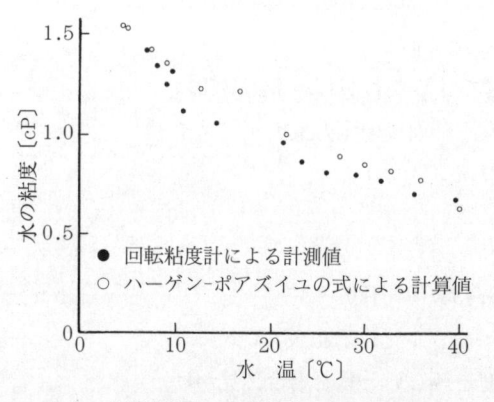

(a) 水温変化による水粘度の変化の実測例

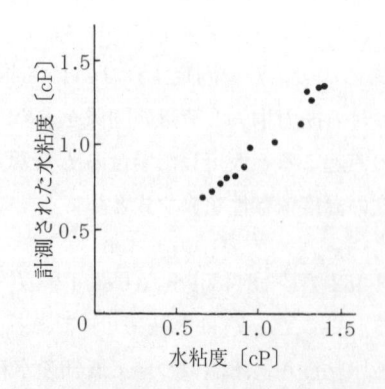

(b) 式 (5.2) から求めた水粘度と回転粘度計によって計測された水粘度の関係

図 5.6 各温度における水粘度の回転粘度計による計測結果との比較[3]

5.3 血液粘度計測への応用

対外循環後のヒトの血液（ヘマトクリット18％）を用い，同様の設定で血液粘度の計測を行った．測定値の対象として，回転粘度計により同一試料の粘度を計測した．血液の温度は10〜35℃まで5℃ごとに変化させた．

図5.7に同一血液の回転粘度計と本方法による計測値の比較を示す．血液の粘度は温度のみならず，ずり速度の影響も受けることが知られているが，本手法では回転粘度計による計測に比べて，計測された粘度は低い値となっている．血液では流路が小さくなると見かけの粘度が小さくなることが知られており，この結果はこのような現象を実験的に示したものと考えられる．

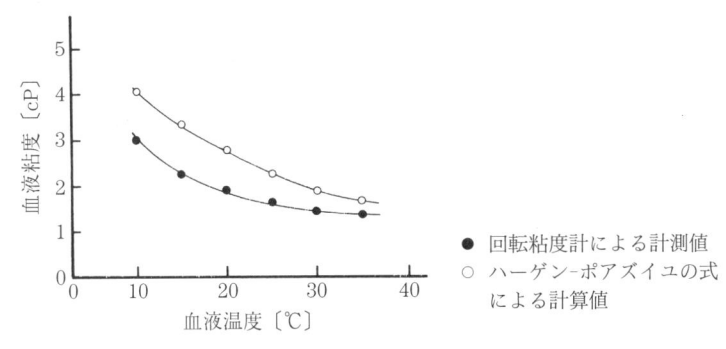

図5.7 各温度における血液の粘度の本手法による計測結果と回転粘度計による計測結果[3]

5.4 本手法の特徴

粘度はずり速度に対するずり応力の比で定義される．流体粘度が水に代表されるようなニュートン流体と，血液で代表されるような非ニュートン流体ではその性質が異なることはよく知られている．水の粘度は温度によって変化するが，ずり速度や流路の径が異なってもそれらの影響を受けない．これに対して血液の粘度は，温度のみならず，ずり速度や流路径の影響も受ける．ずり速度が低い値から高くなると粘度は低くなり，ほぼ200/s程度からは一定になる．また流路の径が小さくなると（ほぼ0.05 cm以下），見かけの粘度も低くなる．前者の性質を shear thinning 現象といい，後者を Fahraeus-Lindqvist 効果（シグマ効果）という．さらに血液はヘマトクリットの影響を大きく受け，ヘマトクリットが大きくなると粘度も高くなる．

血液粘度の計測には一般に回転粘度計と細管式粘度計が用いられることが多い．円錐平板形の回転粘度計は金属の円錐と平板の間隙に試料を入れ，円錐を回転させて試料にずり速度を与え，そのときに円錐に働くトルク（ずり応力）を計測して，粘度を求める装置である．それに対し，細管式粘度計は細管に試料を流し，その圧

力-流量関係からハーゲン-ポアズイユの式を用いて粘度を求める装置である。

　生体では細小動脈（血管径 0.4〜0.01 mm）で圧力損失の大部分が起きることはよく知られている。回転粘度計では，低いずり速度を正確，容易に実現できるが，細小動脈のような細い径をもつ細管内での血液の流れを再現することは困難である。すなわち shear shinning 現象はよく検討できるが，シグマ効果は検討できないことを意味している。一方，細管粘度計ではずり速度を制御するのが難しく，ほとんど血漿粘度の計測にしか使用されていない。細小動脈に相当するような細管中の全血液粘度との関係を検討するには本手法のような新しい粘度計測法が必要である。

　水温によって粘度がわかっている水を流したときに，本計測手法では，一定流量以下であれば流量にかかわらず見かけのファイバーの長さはほぼ一定である。逆にいえば，ファイバーの長さに適切な値を決定し，流量と圧力損失を計測すれば，水温が変わってもホローファイバー形の人工肺で水の粘度が正確に計測できることを意味している。事実，本手法で計測された水の粘度と回転粘度計で計測された水の粘度はほとんど同じであった。

　これに対して，人工肺細管中のヒト血液粘度の値は回転粘度計による方法より低い粘度を示している。これはホローファイバーという細管内の血液流れにおけるシグマ効果が現れたものと考えられる。

　ファイバーの長さ（16 cm），内径（0.020 cm），ファイバーの本数（2万本）のポリプロピレンホローファイバー人工肺に，粘度が既知のニュートン流体を流して，ハーゲン-ポワズイユの式により前もってその人工肺前後の流量と圧力損失関係を較正する。そしてこの系を用い，人工肺前後の流量と圧力損失を連続的に計測すれば，生体（細小動脈）内を流動しているときに近い状態での血液粘度（見かけの粘度）を計測することができる。

引用・参考文献

第1章

1) Schmidt-Nielsen, K.：Animal Physiology：Adaptation and Environment, pp.67-92, Cambridge Univ. Press, Cambridge（1990）
2) 神谷 瞭：物質輸送のシステム生理学，神谷，井街，上野共著「医用生体工学」，pp.1-54，培風館（2000）
3) 林紘三郎：バイオメカニクス，コロナ社（2000）
4) Whittaker, S. R. F. and Winton, F. R.：The apparent viscosity of blood flowing in the isolated hindlimb of the dog and its variation with corpuscular concentration, J. Physiol. London, **78**, pp.339-369（1933）
5) Chien, S., Usami, S. and Skalak, R.：Blood flow in small tubes, *in* "Handbook of Physiology", Sect. 2, Vol. IV, pp.217-250, American Physiological Society, Bethesda（1984）
6) Chien, S.：Present state of blood rheology, *in* "Hemodilution, Theoretical Basis and Clinical Application"（Messmer, K. and Schmidt-Shonbein, H. eds.）, pp.1-40, Karger, Basel（1972）
7) Koury, S. T., Bondurant, M. C. and Koury, M. J.：Localization of erythropoietin synthesizing cells in mourine kidneys by *in situ* hybridization, Blood, **71**, pp.524-527（1988）
8) Jerkman, W.：Renal erythropoietin：Properties and production, Rev. Physiol. Biochem. Pharmacol., **104**, pp.140-215（1986）
9) Goldberg, M. A., Dunning, S. P. and Bunn, H. F.：Regulation of the erythropoietin gene：Evidence that the oxygen sensor is a heme protein, Science, **342**, pp.1412-1415（1988）
10) Reinhart, W. H.：Shear stress modulates erythropoietin secretion and explains unexpectedly low erythropoietin levels, J. Lab. Clin. Med., **123**, pp.930-931（1994）
11) Suga, H.：Ventricular energetics, Physiol. Rev., **70**, pp.247-277（1990）
12) 菅 弘之，高木 都，後藤葉一，砂川賢二編著：心臓力学とエナジェティクス，ME教科書シリーズ，日本エム・イー学会（コロナ社）（2000）
13) Nozawa, T., Cheng, C., Noda, T. and Little, W. C.：Relation between left ventricular oxygen consumption and pressure-volume area in conscious dogs, Circulation, **89**, pp.810-917（1994）
14) Yamada, O., Kamiya, T. and Suga, H.：Right ventricular mechanical and energetic properties, Jpn. Circ. J., **53**, pp.1260-1268（1989）
15) Swynghedauw, B.：Developmental and functional adaptation of contractile proteins in cardiac and skeletal muscles, Physiol. Rev., **66**, pp.710-771（1986）
16) Berger, H., Prasad, S. K., Davidoff, A. J., Pimentel, D., Ellingsen, O., Marsh, J. D., Smith, T. W. and Kelly, R. A.：Continuous electric field stimulation preserves contractile function of adult ventricular myocytes in primary culture, Am. J. Physiol., **266**, pp.H341-H349（1994）
17) McDonough, P. M. and Glembotski, C. C.：Induction of atrial natriuretic factor and myosin light chain 2 gene expression in cultured ventricular myocytes by electrical stimulation of contraction, J. Biol. Chem., **267**, pp.11665-11668（1992）
18) Johnson, T. M., Kent, R. L., Bubolz, B. A. and McDermott, P. J.：Electrical stimulation of

contractile activity stimulates growth of cultured neonatal cardiocytes, Circ. Res., **74**, pp.448-459 (1994)

19) Xia, Y., Buja, R. C., Scaprulla, R. C. and McMillin, J. M. : Electrical stimulation of neonatal cardiomyocytes results in the sequential activation of nuclear genes governing mitochondrial proliferation and differentiation, Proc. Natl. Acad. Sci. USA, **94**, pp.11399-11404 (1997)

20) Komura, I. and Yazaki, Y. : Control of cardiac gene expression by mechanical stress. Ann. Rev. Physiol., **55**, pp.55-75 (1993)

21) Mandelbrot, B. B. : The Fractal Geometry of Nature, pp.156-165, Freeman and Company, New York (1977)

22) Murray, C. D. : The physiological principle of minimum work I. The vascular system and the cost of blood volume, Proc. Natl. Acad. Sci. USA, **12**, pp.207-214 (1926)

23) Zamir, M. : Shear forces and blood vessel radii in the cardiovascular system, J. Gen. Physiol., **69**, pp.449-461 (1977)

24) Kamiya, A. and Togawa, T. : Adaptive regulation of wall shear stress to flow change in the canine carotid artery, Am. J. Physiol., **239**, pp.H 14-H 21 (1980)

25) Langille, B. L. and O'Donnell, F. : Reductions in arterial diameter produced by chronic decrease in blood flow are endothelium dependent, Science, **231**, pp.405-407 (1986)

26) Tohda, K., Masuda, H., Kawamura, K. and Shozawa, T. : Difference in dilatation between endothelium-preserved and -desquamated segments in the flow loaded rat common carotid artery, Arterioscler. Thromb., **12**, pp.519-528 (1992)

27) Kamiya, A. and Ando, J. : Responses of vascular endothelial cells to fluid shear stress, *in* "Mechanism, Biomechanics — Functional Adaptation and Remodeling" (Hayashi, K. et al. eds.), pp.29-56, Springer-Verlag, Tokyo (1996)

28) Rosen, R. : Optimality Principle in Biology, Butterworths, London, pp.41-60 (1985)

29) Kamiya, A. and Togawa, T. : Optimum branching structure of the vascular tree, Bull. Math. Biophys., **34**, pp.431-438 (1972)

30) Kamiya, A., Bukhari, R. and Togawa, T. : Adaptive regulation of wall shear stress optimizing vascular tree function, Bull. Math. Biol., **46**, pp.127-137 (1984)

31) Pries, A. R., Secomb, T. W. and Gaehtgens, P. : Design principles of vascular beds, Circ. Res., **77**, pp.1017-1023 (1995)

32) Paul, R. J. : Chemical energetics of vascular smooth muscle, *in* "Handbook of Physiology", Sect.2, Vol. II, pp.201-236, American Physiological Society, Bethesda (1980)

33) Folkow, B. and Neil, E. : Circulation, pp.97-124, Oxford Univ. Press, London (1971)

34) Shibata, M. and Kamiya, A. : Microcirculatory responses to carotid sinus nerve stimulation at various ambient O_2 tension in the rat tenuissimus muscle, Microvasc. Res., **30**, pp.333-345 (1985)

35) Kamiya, A., Ando, J., Shibata, M. and Wakayama, H. : The efficiency of the vascular-tissue system for oxygen transport in the skeletal muscles, Microvasc. Res., **39**, pp.169-185 (1990)

36) Baba, K., Kawamura, T., Shibata, M., Sohirad, M. and Kamiya, A. : Capillary-tissue arrangement in the skeletal muscle optimized for oxygen transport in all mammals, Macrovasc. Res., **49**, pp.163-179 (1995)

37) Schmidt-Nielsen, K. : Scaling : Why is animal size so important? Cambridge Univ. Press, Cambridge (1984)

38) Hudlicka, O., Brown, M. and Egginton, S.：Angiogenesis in skeletal and cardiac muscle, Physiol. Rev., **72**, pp.369-417（1992）
39) Ichioka, S., Shibata, M., Kosaki, K., Sato, Y., Harii, K. and Kamiya, A.：*In vivo* measurement of morphometric and hemodynamic changes in the microcirculation during angiogenesis under chronic α_1-adrenergic blocker treatment, Microvasc. Res., **55**, pp.165-174（1998）
40) Shibata, M., Ichioka, S., Ando, J. and Kamiya, A.：Microvascular and interstitial PO_2 measurements in rat skeletal muscle by phosphorescence quenching, J. Appl. Physiol., **91**, pp.321-327（2001）
41) 中澤 透, 浅見行一：ミトコンドリア，東京大学出版会（1995）
42) Mitchell, P.：Keilin's respiratory chain concept and its chemiosmotic consequences（Nobel Prize Lecture）, Science, **206**, pp.1148-1155（1979）
43) 香川靖雄：生体膜と生体エネルギー，東京大学出版会（1985）
44) Guyton, A. C., Jones, C. E. and Coleman, T. G.：Circulatory Physiology：Cardiac Output and Its Regulation, Saunders, Philadelphia（1973）
45) Kamiya, A., Yamakoshi, K., Shibata, M., Kawarada, A. and Shimazu, M.：Step response analyses of the cardiovascular system and their application to measurement of systemic and pulmonary vein compliances, Heart & Vessel, **2**, pp.91-101（1986）
46) Shoukas, A. A.：Pressure-flow and pressure-volume relations in the entire pulmonary vascular bed of the dog determined by two port analysis, Circ. Res., **37**, pp.809-818（1975）
47) Kamiya, A., Wakayama, H. and Baba, K.：Optimality analysis of vascular-tissue system in mammals for oxygen transport, J. Theor. Biol., **162**, pp.229-242（1993）
48) Grover, R. F., Wagner, W. W., Jr., McMurtry, I. F. and Reeves, J. T.：Pulmonary circulation, *in* "Handbook of Physiology", Sect. 2, Vol. III, pp.103-136, American Physiological Society, Bethesda（1983）
49) Roussos, C. and Campbell, A. J. M.：Respiratory muscle energetics, *in* "Handbook of Physiology", Sect. 3, Vol. III, Part 2, pp.481-510, American Physiological Society, Bethesda（1986）
50) Bassingthwaite, J. M.：Strategies for the physiome project, Annals of Biomed. Engng., **28**, pp.1043-1058（2000）

第2章

1) Shepro, D. and D'amore, P. A.：Physiology and biochemistry of the vascular wall endothelium, *in* "The Handbook of Physiology", Sect.2：The Cardiovascular System, Vol. IV, pp.103-164（1984）
2) Liu, S. Q., Yen, M. and Fung, Y. C.：On measuring the third dimension of cultured endothelial cells in shear flow, Proc. Natl. Acad. Sci. USA, **91**, pp.8782-8786（1994）
3) 岡 小天：レオロジー―生物レオロジー，物理科学選書7，裳華房（1974）
4) Kamiya, A., Bukhari, R. and Togawa, T.：Adaptive regulation of wall shear stress optimizing vascular tree function, Bull. Math. Biol., **46**, pp.127-137（1984）
5) Talbot, L. and Berger, S. A.：Fluid-mechanical aspects of the human circulation, Am. Sci., **62**, pp.671-682（1974）
6) Schmid-Schönbein, G. W. and Murakami, H.：Blood flow in contracting arterioles, Int. J. Microcirc. Clin. Exp., **4**, pp.311-328（1985）

7) Naumann, A. and Schmid-Schönbein, H.：A fluid-synamicist's and a physiologist's look at arterial flow and arteriosclerosis, *in* "Fluid Dynamicis as a Localizing Factor for Atherosclerosis" (Schettler, G. ed.), Springer-Verlag, Heiderberg, Berlin (1983)

8) 山口隆美：コンピューターによる血流の解析―血管病変と血流の研究における数値流体力学の基礎と応用, 病理と臨床, **11**, pp.784-795 (1993)

9) Back, L. D., Radbill, J. R. and Crawford, D. W.：Analysis of pulsatile, viscous blood flow through diseased coronary arteries of man, J. Biomechanics, **10**, pp.339-353 (1977)

10) Strony, J., Beaudoin, A., Brands, D. and Adelman, B.：Analysis of shear stress and hemodynamic factor in a model of coronary artery stenosis and thrombosis, Am. J. Physiol., **265**, pp.H 1787-H 1796 (1993)

11) Lipowsky, H. H., Usami, S. and Chien, S.：In vivo measurements of "apparent viscosity" and microvessel hematocrit in the mesentery of the cat, Microvasc. Res., **19**, pp.297-319 (1980)

12) Dobrin, P. B.：Mechanical properties of arteries, *in* "The Mechanics of the Circulation" (Caro, C. G., Pedley, T. J., Schroter, R. C. and Seed, W.A. eds.), pp.397-460, Oxford University Press, New York (1978)

13) Bussolari, S. R. and Dewey, C. F. J.：Apparatus for subjecting living cells to fluid shear stress, Rev. Sci. Instrum., **53**, pp.1851-1854 (1982)

14) Nomura, H., Ishikawa, C., Komatsuda, T., Ando, J. and Kamiya, A.：A disk-type apparatus for applying fluid shear stress on cultured endothelial cell, Biorheology, **25**, pp.461-470 (1988)

15) Stathopoulos, N. A. and Hellums, J. D.：Shear stress effects on human embryonic kidney cells in vitro, Biotechnol. Bioeng., **27**, pp.1021-1026 (1985)

16) Viggers, R. F., Wechezak, A. R. and Sauvage, L. R.：An apparatus to study the response to cultured endothelium to shear stress, Trans. ASME, **108**, pp.332-337 (1986)

17) Koslow, A. R., Stromberg, R. R., Friedman, L. I., Lutz, R. J., Hilbert, S. L. and Schuster, P.：A flow system for the study of shear forces upon cultured endothelial cells, Trans. ASME, **108**, pp.338-341 (1986)

18) Moore, J. E., Jr., Burki, E., Suciu, A., Zhao, S., Burnier, M., Brunner, H. R. and Meister, J.J.：A device for subjecting vascular endothelial cells to both fluid shear stress and circumferential cyclic stretch, Ann. Biomed. Eng., **22**, pp.416-422 (1994)

19) Benbrahim, A., L'Italien, G. J., Milinazzo, B. B., Warnock, D. F., Dhara, S., Gertler, J. P., Orkin, R. W. and Abbott, W. M.：A compliant tubular device to study the influences of wall strain and fluid shear stress on cells of the vascular wall, J. Vasc. Surg., **20**, pp.184-194 (1994)

20) Sumpio, B. E., Banes, A. J., Link, G. W. and Iba, T.：Modulation of endothelial cell phenotype by cyclic stretch：inhibition of collagen production, J. Surg. Res., **48**, pp.415-420 (1990)

21) Naruse, K. and Sokabe, M.：Involvement of stretch-activated ion channels in Ca^{2+} mobilization to mechanical stretch in endothelial cells, Am. J. Physiol., **264**, pp.C 1037-C 1044 (1993)

22) Reidy, M. A. and Langille, B. L.：The effect of local blood flow patterns on endothelial cell morphology, Exp. Mol. Pathol., **32**, pp.276-289 (1980)

23) Langille, B. L. and Adamson, S. L.：Relationship between blood flow direction and endothelial cell orientation at arterial branch sites in rabbits and mice, Circ. Res., **48**, pp.481-488 (1981)

24) Nerem, R. M., Levesque, M. J. and Cornhill, J. F.：Vascular endothelial morphology as an indicator of the pattern of blood flow, J. Biomech. Eng., **103**, pp.172-176 (1981)

25) Krueger, J. W., Young, D. F. and Cholvin, N. R. : An in vitro study of flow response by cells, J. Biomech., **4**, pp.31-36 (1971)
26) Dewey, C. F., Jr., Bussolari, S. R., Gimbrone, M. A., Jr. and Davies, P. F. : The dynamic response of vascular endothelial cells to fluid shear stress, J. Biomech. Eng., **103**, pp.177-184 (1981)
27) Barbee, K. A., Davies, P. F. and Lal, R. : Shear stress-induced reorganization of the surface topology of living endothelial cells imaged by atomic force microscopy, Circ. Res., **74**, pp.163-171 (1994)
28) Gotlieb, A. I., Spector, W., Wong, M. K. K. and Lacey, C. : In vitro reendothelialization : Microfilament bundle reorganization in migrating porcine endothelial cells, Arteriosclerosis, **4**, pp.91-96 (1984)
29) Gabbiani, G., Gabbiani, F., Lombardi, D. and Schwartz, S. M. : Organization of actin cytoskeleton in normal and regenerating arterial endothelial cells, Proc. Natl. Acad. Sci. USA, **80**, pp.2361-2364 (1983)
30) Kim, D. W., Langille, B. L., Wong, M. K. K. and Gotlieb, A. I. : Patterns of endothelial microfilament distribution in the rabbit aorta in situ, Circ. Res., **64**, pp.21-31 (1989)
31) Wong, A. J., Pollard, T. D. and Herman, I. M. : Actin filament stress fibers in vascular endothelial cells in vivo, Science, **219**, pp.867-869 (1983)
32) White, G. E. and Fujiwara, K. : Expression and intracellular distribution of stress fibers in aortic endothelium, J. Cell Biol., **103**, pp.63-70 (1986)
33) Masuda, H., Shozawa, T., Hosoda, S., Kanda, M. and Kamiya, A. : Cytoplasmic microfilaments in endothelial cells of flow loaded canine carotid arteries, Heart and Vessels, **1**, pp.65-69 (1985)
34) Kim, D. W., Gotlieb, A. I. and Langille, B. L. : In vivo modulation of endothelial F-actin microfilaments by experimental alterations in shear stress, Arteriosclerosis, **9**, pp.439-445 (1989)
35) Franke, R. P., Grafe, M., Schnittler, H., Seiffge. D. and Mittermayer, C. : Induction of human vascular endothelial stress fibres by fluid shear stress, Nature, **307**, pp.648-649 (1984)
36) Wechezak, A. R., Viggers, R. F. and Sauvage, L. R. : Fibronectin and F-actin redistribution in cultured endothelial cells exposed to shear stress, Lab. Invest., **53**, pp.639-647 (1985)
37) Girard, P. R. and Nerem, R. M. : Shear stress modulates endothelial cell morphology and F-actin organization through the regulation of focal adhesion-associated proteins, J. Cell. Physiol., **163**, pp.179-193 (1995)
38) Wechezak, A. R., Wight, T. N., Viggers, R. F. and Sauvage, L. R. : Endothelial adherence under shear stress is dependent upon microfilament reorganization, J. Cell. Physiol., **139**, pp.136-146 (1989)
39) Davies, P. F., Robotewskyj, A. and Griem, M. L. : Quantitative studies of endothelial cell adhesion. Directional remodeling of focal adhesion sites in response to flow forces, J. Clin. Invest., **93**, pp.2031-2038 (1994)
40) Sato, M., Levesque, M. J. and Nerem, R. M. : Micropipette aspiration of cultured bovine aortic endothelial cells exposed to shear stress, Arteriosclerosis, **7**, pp.276-286 (1987)
41) Ando, J., Nomura, H. and Kamiya, A. : The effect of fluid shear stress on the migration and proliferation of cultured endothelial cells, Microvasc. Res., **33**, pp.62-70 (1987)
42) Ando, J., Ishikawa, C., Komatsuda, T. and Kamiya, A. : The effect of fluid shear stress on growth behavior of vascular endothelial cells in vitro, *in* "Role of Blood Flow in Atherogenesis"

(Yoshida, Yamaguchi, Caro, Glagov and Nerem eds.), pp.195-200, Springer-Verlag, Tokyo (1988)

43) Ando, J., Komatsuda, T., Ishikawa, C. and Kamiya, A.: Fluid shear stess enhanced DNA synthesis in cultured endothelial cells during repair of mechanical denudation, Biorheology, **27**, pp.675-684 (1990)

44) Eskin, S. G., Sybers, H. D., O'Bannon, W. and Navarro, L. T.: Performance of tissue cultured endothelial cells, Artery, **10**, pp.159-171 (1982)

45) Masuda, H., Kawamura, K., Tohda, K., Shozawa, T., Sageshima, M. and Kamiya, A.: Increase in endothelial cell density before artery enlargement in flow-loaded canine carotid artery, Arteriosclerosis, **9**, pp.812-823 (1989)

46) Dewey, C. F., Jr.: Effects of fluid flow on living vascular cells, J. Biomech. Eng, **106**, pp.31-35 (1984)

47) Levesque, M. J., Sprague, E. A., Schwartz, C. J. and Nerem, R. M.: The influence of shear stress on cultured vascular endothelial cells: the stress response of an anchorage-dependent mammalian cell, Biotechnol. Prog., **5**, pp.1-8 (1989)

48) Akimoto, S., Mitsumata, M., Sasaguri, T. and Yoshida, Y.: Laminar shear stress inhibits vascular endothelial cell proliferation by inducing cyclin-dependent kinase inhibitor p 21 (Sdi 1/Cip 1/Waf 1), Circ. Res., **86**, pp.185-190 (2000)

49) Davies, P. F., Remuzzi, A., Gordon, E. J., Dewey, C. F., Jr. and Gimbrone, M. A., Jr: Turbulent fluid shear stress induces vascular endothelial cell turnover in vitro, Proc. Natl. Acad. Sci. USA, **83**, pp.2114-2117 (1986)

50) Depaola, N., Gimbrone, M. A., Jr., Davies, P. F. and Dewey, C. F., Jr: Vascular endothelium responds to fluid shear stress gradients, Arteriosclerosis and Thrombosis, **12**, pp.1254-1257 (1992)

51) Shibata, M. and Kamiya, A.: Blood flow dependence of local capillary permeability of Cr-EDTA in the rabbit skeletal muscle, Jpn. J. Physiol., **42**, pp.631-639 (1992)

52) DeForrest, J. M. and Hollis, T. M.: Shear stress and aortic histamine synthesis, Am. J. Physiol., **234**, pp.H 701-H 705 (1978)

53) Rosen, L. A., Hollis, T. M. and Sharma, M. G.: Alterations in bovine endothelial histidine decarboxylase activity following exposure to shearing stresses, Exp. Mol. Pathol., **20**, pp.329-343 (1974)

54) Jo, H., Dull, R. O., Hollis, T. M. and Tarbell, J. M.: Endothelial albumin permeability is shear dependent, time dependent, and reversible, Am. J. Physiol., **260**, pp.H 1992-H 1996 (1991)

55) Davies, P. F., Dewey, C. F., Jr., Bussolari, S. R., Gordon, E. J. and Gimbrone, M. A., Jr.: Influence of hemodynamic forces on vascular endothelial function, J. Clin. Invest., **73**, pp.1121-1129 (1984)

56) Pohl, U., Holtz, J., Busse, R. and Bassenge, E.: Crucial role of endothelium in the vasodilator response to increased flow in vivo, Hypertension, **8**, pp.37-44 (1986)

57) Rubanyi, G. M., Romero, J. C. and Vanhoutte, P. M.: Flow-induced release of endothelium-derived relaxing factor, Am. J. Physiol., **250**, pp.H 1145-H 1149 (1986)

58) Holtz, J., Forstermann, U., Pohl, U., Giesler, M. and Bassenge, E.: Flow-dependent, endothelium-mediated dilation of epicardial coronary arteries in conscious dogs: effects of cyclooxygenase inhibition, J. Cardiovasc. Pharmacol., **6**, pp.1161-1169 (1984)

59) Cooke, J. P., Rossitch, E., Jr., Andon, N. A., Loscalzo, J. and Dzau, V. J.：Flow activates an endothelial potassium channel to release an endogenous nitrovasodilator, J. Clin. Invest., **88**, pp.1663-1671 (1991)

60) Korenaga, R., Ando, J., Tsuboi, H., Yang, W., Sakuma, I., Toyo-oka, T. and Kamiya, A.：Laminar flow stimulates ATP- and shear stress-dependent nitric oxide production in cultured bovine endothelial cells, Biochem. Biophys. Res. Commun., **198**, pp.213-219 (1994)

61) Cooke, J. P., Stamler, J., Andon, N., Davies, P. F., McKinley, G. and Loscalzo, J.：Flow stimulates endothelial cells to release a nitrovasodilator that is potentiated by reduced thiol, Am. J. Physiol., **259**, pp.H 804-H 812 (1990)

62) Buga, G. M., Gold, M. E., Fukuto, J. M. and Ignarro, L. J.：Shear stress-induced release of nitric oxide from endothelial cells grown on beads, Hypertension, **17**, pp.187-193 (1991)

63) Ohno, M., Gibbons, G. H., Dzau, V. J. and Cooke, J. P.：Shear stress elevates endothelial cGMP. Role of a potassium channel and G protein coupling, Circulation, **88**, pp.193-197 (1993)

64) Boo, Y. C. and Jo, H.：Flow-dependent regulation of endothelial nitric oxide synthase：role of protein kinases, Am. J. Physiol., **285**, pp.C 499-C 508 (2003)

65) Michel, J., Feron, O., Sachs, D. and Michel, T.：Reciprocal regulation of endothelial nitric oxide synthase by Ca^{2+}-calmodulin and caveolin, J. Biol. Chem., **272**, pp.15583-15586 (1997)

66) Cao, S., Yao, J., McCabe, T. J., Yao, Q., Katusic, Z. S., Sessa, W. C. and Shah, V.：Direct interaction between endothelial nitric-oxide synthase and dynamin-2. Implications for nitric-oxide synthase function, J. Biol. Chem., **276**, pp.14249-14256 (2001)

67) Sun, J. and Liao, J. K.：Functional interaction of endothelial nitric oxide synthase with a voltage-dependent anion channel, Proc. Natl. Acad. Sci. USA, **99**, pp.13108-13113 (2002)

68) Ayajiki, K., Kindermann, M., Hecker, M., Fleming, I. and Busse, R.：Intracellular pH and tyrosine phosphorylation but not calcium determine shear stress-induced nitric oxide production in native endothelial cells, Circ. Res., **78**, pp.750-758 (1996)

69) Corson, M. A., Berk, B. C., Navas, J. P. and Harrison, D. G.：Phosphorylation of endothelial nitric oxide synthase in response to shear stress, Circ. Res., **79**, pp.984-991 (1996)

70) Fleming, I., Bauersachs, J., Fisslthaler, B. and Busse, R.：Ca^{2+}-independent activation of the endothelial nitric oxide synthase in response to tyrosine phosphatase inhibitors and fluid shear stress, Circ. Res., **82**, pp.686-695 (1998)

71) Dimmeler, S., Fleming, I., Fisslthaler, B., Hermann, C., Busse, R. and Zeiher, A. M.：Activation of nitric oxide synthase in endothelial cells by Akt-dependent phosphorylation, Nature, **399**, pp.601-605 (1999)

72) Boo, Y. C., Sorescu, G., Boyd, N., Shiojima, I., Walsh, K., Du, J. and Jo, H.：Shear stress stimulates phosphorylation of endothelial nitric-oxide synthase at Ser 1179 by Akt-independent mechanisms：role of protein kinase A, J. Biol. Chem., **277**, pp.3388-3396 (2002)

73) Garcia-Cardena, G., Fan, R., Shah, V., Sorrentino, R., Cirino, G., Papapetropoulos, A. and Sessa, W. C.：Dynamic activation of endothelial nitric oxide synthase by Hsp 90, Nature, **392**, pp.821-824 (1998)

74) Nishida, K., Harrison, D. G., Navas, J. P., Fisher, A. A., Dockery, S. P., Uematsu, M., Nerem, R. M., Alexander, R. W. and Murphy, T. J.：Molecular cloning and characterization of the constitutive bovine aortic endothelial cell nitric oxide synthase, J. Clin. Invest., **90**, pp.2092-2096

(1992)

75) Davis, M. E., Cai, H., Drummond, G. R. and Harrison, D. G. : Shear stress regulates endothelial nitric oxide synthase expression through c-Src by divergent signaling pathways, Circ. Res., **89**, pp.1073-1080 (2001)

76) Resnick, N., Collins, T., Atkinson, W., Bonthron, D. T., Dewey, C. F. Jr. and Gimbrone, M. A., Jr. : Platelet-derived growth factor B chain promoter contains a cis-acting fluid shear-stress-responsive element, Proc. Natl. Acad. Sci. USA, **90**, pp.4591-4595 (1993)

77) Li, J., Billiar, T. R., Talanian, R. V. and Kim, Y. M. : Nitric oxide reversibly inhibits seven members of the caspase family via S-nitrosylation, Biochem. Biophys. Res. Commun., **240**, pp.419-424 (1997)

78) De Nadai, C., Sestili, P., Cantoni, O., Lievremont, J. P., Sciorati, C., Barsacchi, R., Moncada, S., Meldolesi, J. and Clementi, E. : Nitric oxide inhibits tumor necrosis factor-alpha-induced apoptosis by reducing the generation of ceramide, Proc. Natl. Acad. Sci. USA, **97**, pp.5480-5485 (2000)

79) Kim, Y. M., de Vera, M. E., Watkins, S. C. and Billiar, T. R. : Nitric oxide protects cultured rat hepatocytes from tumor necrosis factor-alpha-induced apoptosis by inducing heat shock protein 70 expression, J. Biol. Chem., **272**, pp.1402-1411 (1997)

80) Rossig, L., Haendeler, J., Hermann, C., Malchow, P., Urbich, C., Zeiher, A. M. and Dimmeler, S. : Nitric oxide down-regulates MKP-3 mRNA levels : involvement in endothelial cell protection from apoptosis, J. Biol. Chem., **275**, pp.25502-25507 (2000)

81) Dimmeler, S., Assmus, B., Herman, C., Haendeler, J. and Zeiher, A. M. : Fluid shear stress stimulates phosphorylation of Akt in human endothelial cells : Involvement in suppression of apoptosis, Circ. Res., **83**, pp.334-341 (1998)

82) Tsao, P. S., Buitrago, R., Chan, J. R. and Cooke, J. P. : Fluid flow inhibits endothelial adhesiveness. Nitric oxide and transcriptional regulation of VCAM-1, Circulation, **94**, pp.1682-1689 (1996)

83) Murohara, T., Asahara, T., Silver, M., Bauters, C., Masuda, H., Kalka, C., Kearney, M., Chen, D., Symes, J. F., Fishman, M. C., Huang, P. L. and Isner, J. M. : Nitric oxide synthase modulates angiogenesis in response to tissue ischemia, J. Clin. Invest., **101**, pp.2567-2578 (1998)

84) Reeves, J. T., van Grondelle, A. and Voelkel, N. F. : Prostacyclin production and lung endothelial cell shear stress, Prog. Clin. Biol. Res., **136**, pp.125-131 (1983)

85) Frangos, J. A., Eskin, S. G., McIntire, L. V. and Ives, C. L. : Flow effects on prostacyclin production by cultured human endothelial cells, Science, **227**, pp.1477-1479 (1985)

86) Grabowski, E. F., Jaffe, E. A. and Weksler, B. B. : Prostacyclin production by cultured endothelial cell monolayers exposed to step increases in shear stress, J. Lab. Clin. Med., **105**, pp.36-43 (1985)

87) Nollert, M. U., Hall, E. R., Eskin, S. G. and McIntire, L. V. : The effect of shear stress on the uptake and metabolism of arachidonic acid by human endothelial cells, Biochim. Biophys. Acta, **1005**, pp.72-78 (1989)

88) Okahara, K., Kambayashi, J., Ohnishi, T., Fujiwara, Y., Kawasaki, T. and Monden, M. : Shear stress induces expression of CNP gene in human endothelial cells, FEBS Lett., **373**, pp.108-110 (1995)

89) Chun, T. W., Itoh, H., Ogawa, Y., Tamura, N., Takaya, K., Igaki, T., Yamashita, J., Doi, K., Inoue, M., Masatsugu, K., Korenaga, R., Ando, J. and Nakao, K.：Shear stress augments expression of C-type natriuretic peptide and adrenomedulin, Hypertension, **29**, pp.1296-1302 (1997)

90) Yoshizumi, M., Kurihara, H., Sugiyama, T., Takaku, F., Yanagisawa, M., Masaki, T. and Yazaki, Y.：Hemodynamic shear stress stimulates endothelin production by cultured endothelial cells, Biochem. Biophys. Res. Commun., **161**, pp.859-864 (1989)

91) Morita, T., Kurihara, H., Maemura, K., Yoshizumi, M., Nagai, R. and Yazaki, Y.：Role of Ca^{2+} and protein kinase C in shear stress-induced actin depolymerization and endothelin 1 gene expression, Circ. Res., **75**, pp.630-636 (1994)

92) Sharefkin, J. B., Diamond, S. L., Eskin, S. G., McIntire, L. V. and Dieffenbach, C. W.：Fluid flow decreases preproendothelin mRNA levels and suppresses endothelin-1 peptide release in cultured human endothelial cells, J. Vasc. Surg., **14**, pp.1-9 (1991)

93) Malek, A. and Izumo, S.：Physiological fluid shear stress causes downregulation of endothelin-1 mRNA in bovine aortic endothelium, Am. J. Physiol., **263**, pp.C 389-C 396 (1992)

94) Rieder, M. J., Carmona, R., Krieger J, E., Pritchard, K. A., Jr. and Greene A. S.：Suppression of angiotensin-converting enzyme expression and activity by shear stress, Circ. Res., **80**, pp.312-319 (1997)

95) Takada, Y., Shinkai, F., Kondo, S., Yamamoto, S., Tsuboi, H., Korenaga, R. and Ando, J.：Fluid shear stress increases the expression of thrombomodulin by cultured human endothelial cells, Biochem. Biophys. Res. Commun., **205**, pp.1345-1352 (1994)

96) Arisaka, T., Mitsumata, M., Kawasumi, M., Tohjima, T., Hirose, S. and Yoshida, Y.：Effects of shear stress on glycosaminoglycan synthesis in vascular endothelial cells, Ann. N. Y. Acad. Sci., **748**, pp.543-554 (1995)

97) Diamond, S. L., Eskin, S. G. and McIntire, L. V.：Fluid flow stimulates tissue plasminogen activator secretion by cultured human endothelial cells, Science, **243**, pp.1483-1485 (1989)

98) Sterpetti, A. V., Cucina, A., Morena, A. R., Donna, S. D., D'Angelo, L. S., Cavalarro, A. and Stipa, S.：Shear stress increases the release of interleukin-1 and interleukin-6 by aortic endothelial cells, Surgery, **114**, pp.911-914 (1993)

99) Thoma, R.：Über die Histomechanik des Gefässystems und die Pathogenese der Angiskleose, Virchows Arch. Path. Anat. Physiol., **204**, pp.1-74 (1911)

100) Clark, E. R. and Clark, E. L.：Microscopic observation of the extraencothelial cells of living mammalian blood vessels, Am. J. Anat., **66**, pp.1-49 (1940)

101) Hudlicka, O., Brown, M. and Egginton, S.：Angiogenesis in skeletal and cardiac muscle, Physiological Reviews, **72**, pp.369-417 (1992)

102) Ichioka, S., Shibata, M., Kosaki, K., Sato, Y., Harii, K. and Kamiya, A.：Effects of shear stress on wound-healing angiogenesis in the rabbit ear chamber, J. Surg. Res., **72**, pp.29-35 (1997)

103) Tanaka, Y., Sung, K. C., Tsutsumi, A., Ohba, S., Ueda, K. and Morrison, W. A.：Tissue engineering skin flaps：which vascular carrier, arteriovenous shunt loop or arteriovenous bundle, has more potential for angiogenesis and tissue generation？ Plast. Reconstr. Surg., **112**, pp.1636-1644 (2003)

104) Masuda, H., Kawamura, K., Tohda, K., Shozawa, T., Sageshima, M. and Kamiya, A.：Increase

in endothelial cell density before artery enlargement in flow-loaded canine carotid artery, Arteriosclerosis, **9**, pp.812-823 (1989)

105) Asahara, T., Murohara, T., Sullivan, A., Silver, M., van der Zee, R., Li, T., Witzenbichler, B., Schatteman, G. and Isner, J. M. : Isolation of putative progenitor endothelial cells for angiogenesis, Science, **275**, pp.964-967 (1997)

106) Yamamoto, K., Takahashi, T., Asahara, T., Ohura, N., Sokabe, T., Kamiya, A. and Ando, J. : Proliferation, differentiation, and tube formation by endothelial progenitor cells in response to shear stress, J. Appl. Physiol., **95**, pp.2081-2088 (2003)

107) Cho, A., Courtman, D. W. and Langille, B. L. : Apoptosis (programmed cell death) in arteries of the neonatal lamb, Circ. Res., **76**, pp.168-175 (1995)

108) Kaiser, D., Freyberg, M. A. and Friedl, P. : Lack of hemodynamic forces triggers apoptosis in vascular endothelial cells, Biochem. Biophys. Res. Commun., **231**, pp.586-590 (1997)

109) Dimmeler, S., Haendeler, J., Rippmann, V., Nehls, M. and Zeiher, A. M. : Shear stress inhibits apoptosis of human endothelial cells, FEBS Lett., **399**, pp.71-74 (1996)

110) Dimmeler, S., Haendeler, J., Nehls, M. and Zeiher, A. M. : Suppression of apoptosis by nitric oxide via inhibition of interleukin-1 beta-converting enzyme (ICE)-like and cysteine protease protein (CPP)-32-like proteases, J. Exp. Med., **185**, pp.601-607 (1997)

111) Rossig, L., Haendeler, J., Hermann, C., Malchow, P., Urbich, C., Zeiher, A. M. and Dimmeler, S. : Nitric oxide down-regulates MKP-3 mRNA levels : involvement in endothelial cell protection from apoptosis, J. Biol. Chem., **275**, pp.25502-25507 (2000)

112) Dimmeler, S., Hermann, C., Galle, J. and Zeiher, A. M. : Upregulation of superoxide dismutase and nitric oxide synthase mediates the apoptosis-suppressive effects of shear stress on endothelial cells, Arterioscler. Thromb. Vasc. Biol., **19**, pp.656-664 (1999)

113) Urbich, C., Fritzenwanger, M., Zeiher, A. M. and Dimmeler, S. : Laminar shear stress upregulates the complement-inhibitory protein clusterin : a novel potent defense mechanism against complement-induced endothelial cell activation, Circulation, **101**, pp.352-355 (2000)

114) Jin, X., Mitsumata, M., Yamane, T. and Yoshida, Y. : Induction of human inhibitor of apoptosis protein-2 by shear stress in endothelial cells, FEBS Lett., **529**, pp.286-292 (2002)

115) Tricot, O., Mallat, Z., Heymes, C., Belmin, J., Leseche, G. and Tedgui, A. : Relation between endothelial cell apoptosis and blood flow direction in human atherosclerotic plaques, Circulation, **101**, pp.2450-2453 (2000)

116) Freyberg, M. A., Kaiser, D., Graf, R., Buttenbender, J. and Friedl, P. : Proatherogenic flow conditions initiate endothelial apoptosis via thrombospondin-1 and the integrin-associated protein, Biochem. Biophys. Res. Commun., **286**, pp.141-149 (2001)

117) Sata, M. and Walsh, K. : Oxidized LDL activates fas-mediated endothelial cell apoptosis, J. Clin. Invest., **102**, pp.1682-1689 (1998)

118) Finkel, T. : Oxygen radicals and signaling, Curr. Opin. Cell Biol., **10**, pp.248-253 (1998)

119) Laurindo, F. R., Pedro Mde. A., Barbeiro, H. V., Pileggi, F., Carvalho, M. H., Augusto, O. and da Luz, P. L. : Vascular free radical release. Ex vivo and in vivo evidence for a flow-dependent endothelial mechanism, Circ. Res., **74**, pp.700-709 (1994)

120) De Keulenaer, G. W., Chappell, D. C., Ishizaka, N., Nerem, R. M., Alexander, R. W. and Griendling, K. K. : Oscillatory and steady laminar shear stress differentially affect human

endothelial redox state : role of a superoxide-producing NADH oxidase, Circ. Res., **82**, pp.1094-1101 (1998)

121) Silacci, P., Desgeorges, A., Mazzolai, L., Chambaz, C. and Hayoz, D. : Flow pulsatility is a critical determinant of oxidative stress in endothelial cells, Hypertension, **38**, pp.1162-1166 (2001)

122) Hwang, J., Ing, M. H., Salazar, A., Lassegue, B., Griendling, K., Navab, M., Sevanian, A. and Hsiai, T. K. : Pulsatile versus oscillatory shear stress regulates NADPH oxidase subunit expression : implication for native LDL oxidation, Circ. Res., **93**, pp.1225-1232 (2003)

123) Yeh, L. H., Kinsey, A. M., Chatterjee, S. and Alevriadou, B. R. : Lactosylceramide mediates shear-induced endothelial superoxide production and intercellular adhesion molecule-1 expression, J. Vasc. Res., **38**, pp.551-559 (2001)

124) Yeh, L. H., Park, Y. J., Hansalia, R. J., Ahmed, I. S., Deshpande, S. S., Goldschmidt-Clermont, P., J., Irani, K. and Alevriadou, B. R. : Shear-induced tyrosine phosphorylation in endothelial cells requires Rac 1-dependent production of ROS, Am. J. Physiol., **276**, pp.C 838-C 847 (1999)

125) Tai, L. K., Okuda, M., Abe, J., Yan, C. and Berk, B. C. : Fluid shear stress activates proline-rich tyrosine kinase via reactive oxygen species-dependent pathway, Arterioscler. Thromb. Vasc. Biol., **22**, pp.1790-1796 (2002)

126) Chiu, J. J., Wung, B. S., Shyy, J. Y., Hsieh, H. J. and Wang, D. L. : Reactive oxygen species are involved in shear stress-induced intercellular adhesion molecule-1 expression in endothelial cells, Arterioscler. Thromb. Vasc. Biol., **17**, pp.3570-3577 (1997)

127) Inoue, N., Ramasamy, S., Fukai, T., Nerem, R. M. and Harrison, D. G. : Shear stress modulates expression of Cu/Zn superoxide dismutase in human aortic endothelial cells, Circ. Res., **79**, pp.32-37 (1996)

128) Hermann, C., Zeiher, A. M. and Dimmeler, S. : Shear stress inhibits H_2O_2-induced apoptosis of human endothelial cells by modulation of the glutathione redox cycle and nitric oxide synthase, Arterioscler. Thromb. Vasc. Biol., **17**, pp.3588-3592 (1997)

129) Lawrence, M. B., McIntire, L. V. and Eskin, S. G. : Effect of flow on polymorphonuclear leukocyte/endothelial cell adhesion, Blood, **70**(5), pp.1284-1290 (1987)

130) Lawrence, M. B., Kansas, G. S., Kunkel, E. J. and Ley, K. : Threshold levels of fluid shear promote leukocyte adhesion through selectins (CD 62 L,P,E), J. Cell Biol., **136**, pp.717-727 (1997)

131) Ohtsuka, A., Ando, J., Korenaga, R., Kamiya, A., Toyama-Sorimachi, N. and Miyasaka, M. : The effect of flow on the expression of vascular adhesion molecule-1 by cultured mouse endothelial cells, Biochem. Biophys. Res. Commun., **193**, pp.303-310 (1993)

132) Ando, J., Tsuboi, H., Korenaga, R., Takada, Y., Toyama-Sorimachi, N., Miyasaka, M. and Kamiya, A. : Shear stress inhibits adhesion of cultured mouse endothelial cells to lymphocytes by downregulating VCAM-1 expression, Am. J. Physiol., **267**, pp.C 679-C 687 (1994)

133) Ando, J., Tsuboi, H., Korenaga, R., Kosaki, K., Isshiki, M., Takada, Y. and Kamiya, A. : Fluid shear stress differentially modulates adhesion molecule expression in human vascular endothelial cells, in "Organ Microcirculation : Bridging between Basic and Clinical Sciences" (Tsuchiya, M., Katori, M. and Suematsu, M. eds.), pp.61-68, Excerpta Medica, Tokyo (1997)

134) Walpola, P. L., Gotlieb, A. I., Cybulsky, M. I. and Langille, B. L. : Expression of ICAM-1 and

VCAM-1 and monocyte adherence in arteries exposed to altered shear stress, Arterioscler. Thromb. Vasc. Biol., **15**, pp.2-10 (1995)

135) Warabi, E., Wada, Y., Kajiwara, H., Kobayashi, M., Koshiba, N., Hisada, T., Shibata, M., Ando, J., Tsuchiya, M., Kodama, T. and Noguchi, N. : Effect on endothelial cell gene expression of shear stress, oxygen concentration, and low-density lipoprotein as studied by a novel flow cell culture system, Free Radic. Biol. Med., **37**, pp.682-694 (2004)

136) Hajra, L., Evans, A. I., Chen, M., Hyduk, S. J., Collins, T. and Cybulsky, M. I. : The NF-kappa B signal transduction pathway in aortic endothelial cells is primed for activation in regions predisposed to atherosclerotic lesion formation, Proc. Natl. Acad. Sci. USA, **97**, pp.9052-9057 (2000)

137) Mohan, S., Mohan, N. and Sprague, E. A. : Differential activation of NFκB in human aortic endothelial cells conditioned to specific flow environments, Am. J. Physiol., **273**, pp.C572-C578 (1997)

138) Weinbaum, S., Tzeghai, G., Ganatos, P., Pfeffer, R. and Chien, S. : Effect of cell turnover and leaky junctions on arterial macromolecular transport, Am. J. Physiol., **248**, pp.H945-H960 (1985)

139) Murase, T., Kume, N., Korenaga, R., Ando, J., Sawamura, T., Masaki, T. and Kita, T. : Fluid shear stress transcriptionally induces lectin-like oxidized LDL receptor-1 in vascular endothelial cells, Circ. Res., **83**, pp.328-333 (1998)

140) Chen, X. L., Varner, S. E., Rao, A. S., Grey, J. Y., Thomas, S., Cook, C. K., Wasserman, M. A., Medford, R. M., Jaiswal, A. K. and Kunsch, C. : Laminar flow induction of antioxidant response element-mediated genes in endothelial cells. A novel anti-inflammatory mechanism, J. Biol. Chem., **278**, pp.703-711 (2003)

141) Kosaki, K., Ando, J., Korenaga, R., Kurokawa, T. and Kamiya, A. : Fluid shear stress increases the production of granulocyte-macrophage colony-stimulating factor by endothelial cells via mRNA stabilization, Circ. Res., **82**, pp.794-802 (1998)

142) Sokabe, T., Yamamoto, K., Ohura, N., Nakatsuka, H., Qin, K., Obi, S., Kamiya, A. and Ando, J. : Differential regulation of urokinase-type plasminogen activator expression by fluid shear stress in human coronary artery endothelial cells, Am. J. Physiol., **287**, pp.H2027-H2034 (2004)

143) Lupu, F., Heim, D. A., Bachmann, F., Hurni, M., Kakkar, V. V. and Kruithof, E. K. : Plasminogen activator expression in human atherosclerotic lesions, Arterioscler. Thromb. Vasc. Biol., **15**, pp.1444-1455 (1995)

144) Magid, R., Murphy, T. J. and Galis, Z. S. : Expression of matrix metalloproteinase-9 in endothelial cells is differentially regulated by shear stress. Role of c-Myc, J. Biol. Chem., **278**, pp.32994-32999 (2003)

145) Sorescu, G. P., Sykes, M., Weiss, D., Platt, M. O., Saha, A., Hwang, J., Boyd, N., Boo, Y. C., Vega, J. D., Taylor, W. R. and Jo, H. : Bone morphogenic protein 4 produced in endothelial cells by oscillatory shear stress stimulates an inflammatory response, J. Biol. Chem., **278**, pp.31128-31135 (2003)

146) Ikeda, Y., Handa, M., Kawano, K., Kamata, T., Murata, M., Araki, Y., Anbo, H., Kawai, Y., Watanabe, K., Itagaki, I., Sakai, K. and Ruggeri, Z. M. : The role of von Willebrand factor and fibrinogen in platelet aggregation under varying shear stress, J. Clin. Invest., **87**, pp.1234-1240

(1991)

147) Diamond, S. L., Sharefkin, J. B., Dieffenbach, C., Frasier-Scott, K., McIntire, L. V. and Eskin, S. G. : Tissue plasminogen activator messenger RNA levels increase in cultured human endothelial cells exposed to laminar shear stress, J. Cell. Physiol., **143**, pp. 364-371 (1990)

148) Hsieh, H. J., Li, N. Q. and Frangos, J. A. : Shear stress increases endothelial platelet-derived growth factor mRNA levels, Am. J. Physiol., **260**, pp. H 642-H 646 (1991)

149) Mitsumata, M., Fishel, R. S., Nerem, R. M., Alexander, R. W. and Berk, B. C. : Fluid shear stress stimulates platelet-derived growth factor expression in endothelial cells, Am. J. Physiol., **265**, pp. H 3-H 8 (1993)

150) Malek, A. M., Gibbons, G. H., Dzau, V. J. and Izumo, S. : Fluid shear stress differentially modulates expression of genes encoding basic fibroblast growth factor and platelet-derived growth factor B chain in vascular endothelium, J. Clin. Invest., **92**, pp. 2013-2021 (1993)

151) Kraiss, L. W., Geary, R. L., Mattsson, E. J. R., Vergel, S., Au, Y. P. T. and Clowes, A. W. : Acute reductions in blood flow and shear stress induce platelet-derived growth factor-A expression in baboon prosthetic grafts, Circ. Res., **79**, pp. 45-53 (1996)

152) Mondy, J. S., Lindner, V., Miyashiro, J. K., Berk, B. C., Dean, R. H. and Geary, R. L. : Platelet-derived growth factor ligand and receptor expression in response to altered blood flow in vivo, Circ. Res., **81**, pp. 320-327 (1997)

153) Morita, T., Yoshizumi, M., Kurihara, H., Maemura, K., Nagai, R. and Yazaki, Y. : Shear stress increases heparin-binding epidermal growth factor-like growth factor mRNA levels in human vascular endothelial cells, Biochem. Biophys. Res. Commun., **197**, pp. 256-262 (1993)

154) Uematsu, M., Ohara, Y., Navas, J. P., Nishida, K., Murphy, T. J., Alexander, R. W., Nerem, R. M. and Harrison, D. G. : Regulation of endothelial cell nitric oxide synthase mRNA expression by shear stress, Am. J. Physiol., **269**, pp. C 1371-C 1378 (1995)

155) Hsieh, H. J., Li, N. Q. and Frangos, J. A. : Pulsatile and steady flow induces c-fos expression in human endothelial cells, J. Cell. Physiol., **154**, pp. 143-151 (1993)

156) Shyy, Y. J., Hsieh, H. J., Usami, S. and Chien, S. : Fluid shear stress induces a biphasic response of human monocyte chemotactic protein 1 gene expression in vascular endothelium, Proc. Natl. Acad. Sci. USA, **91**, pp. 4678-4682 (1994)

157) Nagel, T., Resnick, N., Atkinson, W. J., Dewey, C. F., Jr. and Gimbrone, M. A., Jr. : Shear stress selectively upregulates intercellular adhesion molecule-1 expression in cultured human vascular endothelial cells, J. Clin. Invest., **94**, pp. 885-891 (1994)

158) Sampath, R., Kukielka, G. L., Smith, C. W., Eskin, S. G. and McIntire, L. V. : Shear stress-mediated changes in the expression of leukocyte adhesion receptors on human umbilical vein endothelial cells in vitro, Ann. Biomed. Eng., **23**, pp. 247-256 (1995)

159) Tsuboi, H., Ando, J., Korenaga, R., Takada, Y. and Kamiya, A. : Flow stimulates ICAM-1 expression time and shear stress dependently in cultured human endothelial cells, Biochem. Biophys. Res. Commun., **206**, pp. 988-996 (1995)

160) Malek, A. M., Jackman, R., Rosenberg, R. D. and Izumo, S. : Endothelial expression of thrombomodulin is reversibly regulated by fluid shear stress, Circ. Res., **74**, pp. 852-860 (1994)

161) Ohno, M., Cooke, J. P., Dzau, V. J. and Gibbons, G. H. : Fluid shear stress induces endothelial transforming growth factor beta-1 transcription and production, J. Clin. Invest., **95**, pp. 1363-

1369 (1995)

162) Topper, J. N., Cai, J., Qiu, Y., Anderson, K. R., Xu, Y. Y., Deeds, J. D., Feeley, R., Gimeno, C. J., Woolf, E. A., Tayber, O., Mays, G. G., Sampson, B. A., Schoen, F. J., Gimbrone, M. A., Jr. and Falb, D. : Vascular MADs : two novel MAD-related genes selectively inducible by flow in human vascular endothelium, Proc. Natl. Acad. Sci. USA, **94**, pp.9314-9319 (1997)

163) Topper, J. N., Cai, J., Falb, D. and Gimbrone, M. A., Jr. : Identification of vascular endothelial genes differentially responsive to fluid mechanical stimuli : Cyclooxygenase-1, manganese superoxide dismutase, and endothelial cell nitric oxide synthase are selectively up-regulated by steady laminar shear stress, Proc. Natl. Acad. Sci. USA, **93**, pp.10417-10422 (1996)

164) Topper, J. N., Wasserman, S. M., Anderson, K. R., Cai, J., Falb, D. and Gimbrone, M. A., Jr. : Expression of the bumetanide-sensitive Na-K-Cl cotransporter BSC 2 is differentially regulated by fluid mechanical and inflammatory cytokine stimuli in vascular endothelium, J. Clin. Invest., **99**, pp.2941-2949 (1997)

165) Lin, M. C., Almus-Jacobs, F., Chen, H. H., Parry, G. C. N., Mackman, N. and Shyy, J. Y. J. : Shear stress induction of the tissue factor gene, J. Clin. Invest., **99**, pp.737-744 (1997)

166) Matsumoto, Y., Kawai, Y., Watanabe, K., Sakai, K., Murata, M., Handa, M., Nakamura, S. and Ikeda, Y. : Fluid shear stress attenuates tumor necrosis factor-alpha-induced tissue factor expression in cultured human endothelial cells, Blood, **91**, pp.4164-4172 (1998)

167) Masatsugu, K., Itoh, H., Chun, T. H., Ogawa, Y., Tamura, N., Yamashita, J., Doi, K., Inoue, M., Fukunaga, Y., Sawada, N., Saito, T., Korenaga, R., Ando, J. and Nakao, K. : Physiologic shear stress suppresses endothelin-converting enzyme-1 expression in vascular endothelial cells, J. Cardiovasc. Pharmacol., **31**, pp.S 42-S 45 (1998)

168) Nagase, M., Abe, J., Takahashi, K., Ando, J., Hirose, S. and Fujita, T. : Genomic organization and regulation of expression of the lectin-like oxidized low-density lipoprotein receptor (LOX-1) gene. J. Biol. Chem., **273**, pp.33702-33707 (1998)

169) Urbich, C., Walter, D. H., Zeiher, A. M. and Dimmeler, S. : Laminar shear stress upregulates integrin expression : role in endothelial cell adhesion and apoptosis, Circ. Res., **87**, pp.683-689 (2000)

170) Taba, Y., Sasaguri, T., Miyagi, M., Abumiya, T., Miwa, Y., Ikeda, T. and Mitsumata, M. : Fluid shear stress induces lipocalin-type prostaglandin D(2) synthase expression in vascular endothelial cells, Circ. Res., **86**, pp.967-973 (2000)

171) Schubert, A., Cattaruzza, M., Hecker, M., Darmer, D., Holtz, J. and Morawietz, H. : Shear stress-dependent regulation of the human beta-tubulin folding cofactor D gene, Circ. Res., **87**, pp.1188-1194 (2000)

172) Nguyen, K. T., Eskin, S. G., Patterson, C., Runge, M. S. and McIntire, L. V. : Shear stress reduces protease activated receptor-1 expression in human endothelial cells, Ann. Biomed. Eng., **29**, pp.145-152 (2001)

173) Urbich, C., Mallat, Z., Tedgui, A., Clauss, M., Zeiher, A. M. and Dimmeler, S. : Upregulation of TRAF-3 by shear stress blocks CD 40-mediated endothelial activation, J. Clin. Invest., **108**, pp.1451-1458 (2001)

174) Negishi, M., Lu, D., Zhang, Y. Q., Sawada, Y., Sasaki, T., Kayo, T., Ando, J., Izumi, T., Kurabayashi, M., Kojima, I., Masuda, H. and Takeuchi, T. : Upregulatory expression of furin

and transforming growth factor-beta by fluid shear stress in vascular endothelial cells, Arterioscler. Thromb. Vasc. Biol., **21**, pp.785-790 (2001)

175) Inoue, H., Taba, Y., Miwa, Y., Yokota, C., Miyagi, M. and Sasaguri, T.：Transcriptional and posttranscriptional regulation of cyclooxygenase-2 expression by fluid shear stress in vascular endothelial cells, Arterioscler. Thromb. Vasc. Biol., **22**, pp.1415-1420 (2002)

176) Urbich, C., Stein, M., Reisinger, K., Kaufmann, R., Dimmeler, S. and Gille, J.：Fluid shear stress-induced transcriptional activation of the vascular endothelial growth factor receptor-2 gene requires Sp 1-dependent DNA binding, FEBS Lett., **535**, pp.87-93 (2003)

177) Korenaga, R., Ando, J., Kosaki, K., Isshiki, M., Takada, Y. and Kamiya, A.：Negative transcriptional regulation of the VCAM-1 gene by fluid shear stress in murine endothelial cells, Am. J. Physiol., **273**, pp.C1506-C1515 (1997)

178) Shyy, J. Y., Lin, M. C., Han, J., Lu, Y., Petrime, M. and Chien, S.：The cis-acting phorbol ester "12-O-tetradecanoylphorbol 13-acetate"-responsive element is involved in shear stress-induced monocyte chemotactic protein 1 gene expression, Proc. Natl. Acad. Sci. USA, **92**, pp.8069-8073 (1995)

179) Lin, M. C., Almus-Jacobs, F., Chen, H. H., Parry, G. C. N, Mackman, N. and Shyy, J. Y. J.：Shear stress induction of the tissue factor gene, J. Clin. Invest., **99**, pp.737-744 (1997)

180) Khachigian, L. M., Anderson, K., Halnon, N., Gimbrone, M. A., Jr., Resnick, N. and Collins, T.：Egr-1 is activated in endothelial cells exposed to fluid shear stress and interacts with a novel shear-stress-response element in the PDGF A-chain promoter, Arterioscle. Thromb. Vasc. Biol., **17**, pp.2280-2286 (1997)

181) Korenaga, R., Yamamoto, K., Ohura, N., Sokabe, T., Kamiya, A. and Ando, J.：Sp 1-mediated downregulation of P2X$_4$ receptor gene transcription in endothelial cells exposed to shear stress, Am. J. Physiol., **280**, pp.H2214-H2221 (2001)

182) Malek, A. M., Greene, A. L. and Izumo, S.：Regulation of endothelin 1 gene by fluid shear stress is transcriptionally mediated and independent of protein kinase C and cAMP, Proc. Natl. Acad. Sci. USA, **90**, pp.5999-6003 (1993)

183) Lan, Q., Mercurius, K. O. and Davies, P. F.：Stimulation of transcription factors NFκB and AP 1 in endothelial cells subjected to shear stress, Biochem. Biophys. Res. Cummun., **201**, pp.950-956 (1994)

184) Mohan, S., Mohan, N. and Sprague, E. A.：Differential activation of NFκB in human aortic endothelial cells conditioned to specific flow environments, Am. J. Physiol., **273**, pp.C572-C578 (1997)

185) Khachigian, L. M., Resnick, N., Gimbrone, M. A., Jr. and Collins, T.：Nuclear Factor-κB interacts functionally with the platelet-derived growth factor B-chain shear-stress response element in vascular endothelial cells exposed to fluid shear stress, J. Clin. Invest., **96**, pp.1169-1175 (1995)

186) Gerhold, D., Rushmore, T. and Caskey, C. T.：DNA chips：promising toys have become powerful tools, Trends Biochem. Sci., **24**, pp.168-173 (1999)

187) Ohura, N., Yamamoto, K., Ichioka, S., Sokabe, T., Nakatsuka, H., Baba, A., Shibata, M., Nakatsuka, T., Harii, K., Wada, Y., Kohro, T., Kodama, T. and Ando, J.：Global analysis of shear stress-responsive genes in vascular endothelial cells, J. Atheroscler. Thromb., **10**, pp.304-

313 (2003)

188) Ando, J., Tsuboi, H., Korenaga, R., Takahashi, K., Kosaki, K., Isshiki, M., Tojo, T., Takada, Y. and Kamiya, A. : Differential display and cloning of shear stress-responsive messenger RNAs in human endothelial cells, Biochem. Biophys. Res. Commun., **225**, pp.347-351 (1996)

189) Brooks, A. R., Lelkes, P. I. and Rubanyi, G. M. : Gene expression profiling of human aortic endothelial cells exposed to disturbed flow and steady laminar flow, Physiol. Genomics, **9**, pp.27-41 (2002)

190) Garcia-Cardena, G., Comander, J., Anderson, K. R., Blackman, B. R. and Gimbrone, M. A., Jr. : Biomechanical activation of vascular endothelium as a determinant of its functional phenotype, Proc. Natl. Acad. Sci. USA, **98**, pp.4478-4485 (2001)

191) Chen, B. P., Li, Y. S., Zhao, Y., Chen, K. D., Li, S., Lao, J., Yuan, S., Shyy, J. Y. and Chien, S. : DNA microarray analysis of gene expression in endothelial cells in response to 24-h shear stress, Physiol. Genomics, **7**, pp.55-63 (2001)

192) McCormick, S. M., Eskin, S. G., McIntire, L. V., Teng, C. L., Lu, C. M., Russell, C. G. and Chittur, K. K. : DNA microarray reveals changes in gene expression of shear stressed human umbilical vein endothelial cells, Proc. Natl. Acad. Sci. USA, **98**, pp.8955-8960 (2001)

193) Ives, C. L., Eskin, S. G. and McIntire, L. V. : Mechanical effects on endothelial cell morphology : an in vitro assessment, In Vitro Cell Dev. Biol., **22**, pp.500-507 (1986)

194) Dartsch, P. C. and Betz, E. : Response of cultured endothelial cells to mechanical stimulation, Basic Res. Cardiol., **84**, pp.268-281 (1989)

195) Sumpio, B. E., Banes, A. J., Buckley, M. and Johnson, G., Jr. : Alterations in aortic endothelial cell morphology and cytoskeletal protein synthesis during cyclic tensional deformation, J. Vasc. Surg., **7**, pp.130-138 (1988)

196) Sumpio, B. E., Banes, A. J., Levin, L. G. and Johnson, G., Jr. : Mechanical stress stimulates aortic endothelial cells to proliferate, J. Vasc. Surg., **6**, pp.252-256 (1987)

197) Rosales, O. R. and Sumpio, B. E. : Protein kinase C is a mediator of the adaptation of vascular endothelial cells to cyclic strain in vitro, Surgery, **112**, pp.459-466 (1992)

198) Rubanyi, G. M. : Ionic mechanisms involved in the flow- and pressure-sensor function of the endothelium, Z. Kardiol., **80** (Suppl.7), pp.91-94 (1991)

199) Rubanyi, G. M. : Endothelium-dependent pressure-induced contraction of isolated canine carotid arteries, Am. J. Physiol., **255**, pp.H 783-H 788 (1988)

200) Hutcheson, I. R. and Griffith, T. M. : Modulation of EDRF release by the frequency and amplitude of pulsatile flow, Blood Vessels, **28**, pp.296-297 (1991)

201) Awolesi, M. A., Widmann, M. D., Sessa, W. C. and Sumpio, B. E. : Cyclic strain increases endothelial nitric oxide synthase activity, Surgery, **116**, pp.439-445 (1994)

202) Sumpio, B. E. and Banes, A. J. : Prostacyclin synthetic activity in cultured aortic endothelial cells undergoing cyclic mechanical deformation, Surgery, **104**, pp.383-389 (1988)

203) Macarthur, H., Warner, T. D., Wood, E. G., Corder, R. and Vane, J. R. : Endothelin-1 release from endothelial cells in culture is elevated both acutely and chronically by short periods of mechanical stretch, Biochem. Biophys. Res. Commun., **200**, pp.395-400 (1994)

204) Iba, T., Shin, T., Sonoda, T., Rosales, O. and Sumpio, B. E. : Stimulation of endothelial secretion of tissue-type plasminogen activator by repetitive stretch, J. Vasc. Surg., **50**, pp.457-460 (1991)

205) Cheng, J. J., Chao, Y. J., Wung, B. S. and Wang, D. L. : Cyclic strain-induced plasminogen activator inhibitor-1 (PAI-1) release from endothelial cells involves reactive oxygen species, Biochem. Biophys. Res. Commun., **225**, pp.100-105 (1996)

206) Howard, A. B., Alexander, R. W., Nerem, R. M., Griendling, K. K. and Taylor, W. R. : Cyclic strain induces an oxidative stress in endothelial cells, Am. J. Physiol., **272**, pp.C 421-C 427 (1997)

207) Hishikawa, K. and Luscher, T. F. : Pulsatile stretch stimulates superoxide production in human aortic endothelial cells, Circulation, **96**, pp.3610-3616 (1997)

208) Sumpio, B. E., Banes, A. J., Link, G. W. and Iba, T. : Modulation of endothelial cell phenotype by cyclic stretch : inhibition of collagen production, J. Surg. Res., **48**, pp.415-420 (1990)

209) Ono, O., Ando, J., Kamiya, A., Kuboki, Y. and Yasuda, H. : Flow effects on cultured vascular endothelial and smooth muscle cell functions, Cell Struc. Funct., **16**, pp.365-374 (1991)

210) Wung, B. S., Cheng, J. J., Chao, Y. J., Lin, J., Shyy, J. Y. and Wang, D. L. : Cyclic strain increases monocyte chemotactic protein-1 secretion in human endothelial cells, Am. J. Physiol., **270**, pp. H 1462-H 1468 (1996)

211) Cowan, D., Lye, S. and Langille, B. : Regulation of vascular connexin 43 gene expression by mechanical loads, Circ. Res., **82**, pp.786-793 (1998)

212) Wung, B. S., Cheng, J. J., Chao, Y. J., Hsieh, H. J. and Wang, D. L. : Modulation of Ras/Raf/extracellular signal-regulated kinase pathway by reactive oxygen species is involved in cyclic strain-induced early growth response-1 gene expression in endothelial cells, Circ. Res., **84**, pp.804-812 (1999)

213) Du, W., Mills, I. and Sumpio, B. E. : Cyclic strain causes heterogeneous induction of transcription factors, AP-1, CRE binding protein and NFκB, in endothelial cells : species and vascular bed diversity, J. Biomech., **28**, pp.1485-1491 (1995)

214) Sumpio, B. E., Chang, R., Xu, W. J., Wang, X. J. and Du, W. : Regulation of tPA in endothelial cells exposed to cyclic strain : role of CRE, AP-2, and SSRE binding sites, Am. J. Physiol., **273**, pp.C 1441-C 1448 (1997)

215) Benbrahim, A., L'Italien, G. J., Milinazzo, B. B., Warnock, D. F., Dhara, S., Gertler, J. P., Orkin, R. W. and Abbott, W. M. : A compliant tubular device to study the influences of wall strain and fluid shear stress on cells of the vascular wall, J. Vasc. Surg., **20**, pp.184-194 (1994)

216) Moore, J. E., Jr., Burki, E., Suciu, A., Zhao, S., Burnier, M., Brunner, H. R. and Meister, J. J. : A device for subjecting vascular endothelial cells to both fluid shear stress and circumferential cyclic stretch. Ann. Biomed. Eng., **22**, pp.416-422 (1994)

217) Davies, P. F. : Flow-mediated endothelial mechanotransduction, Physiol. Rev., **75**, pp.519-560 (1995)

218) Berridge, M. J. : The molecular basis of communication within the cell, Sci. Am., **253**, pp.124-134 (1985)

219) Malek, A. M. and Izumo, S. : Mechanism of endothelial cell shape change and cytoskeletal remodeling in response to fluid shear stress, J. Cell Sci., **109**, pp.713-726 (1996)

220) Azuma, N., Akasaka, N., Kito, H., Ikeda, M., Gahtan, V., Sasajima, T. and Sumpio, B. E. : Role of p 38 MAP kinase in endothelial cell alignment induced by fluid shear stress, Am. J. Physiol., **280**, pp.H 189-H 197 (2001)

221) Li, S., Kim, M., Hu, Y. L. Jalai, S., Schlaepfer, D. D., Hunter, T., Chien, S. and Shyy, J. Y. : Fluid

shear stress activation of focal adhesion kinase, J. Biol. Chem., **272**, pp.30455-30462 (1997)

222) Li, S., Chen, B. P., Azuma, N., Hu, Y. L., Wu, S. Z., Sumpio, B. E., Shyy, J. Y. and Chien, S.： Distinct roles for the small GTPases Cdc 42 and Rho in endothelial responses to shear stress, J. Clin. Invest., **103**, pp.1141-1150 (1999)

223) Lin, T., Zeng, L., Liu, Y., DeFea, K., Schwartz, M. A., Chien, S. and Shyy, J. Y.： Rho-ROCK-LIMK-cofilin pathway regulates shear stress activation of sterol regulatory element binding proteins, Circ. Res., **92**, pp.1296-1304 (2003)

224) Cooke, J. P., Rossitch, E., Jr., Andon, N. A., Loscalzo, J. and Dzau, V. J.： Flow activates an endothelial potassium channel to release an endogenous nitrovasodilator, J. Clin. Invest., **88**, pp.1663-1671 (1991)

225) Ohno, M., Gibbons, G. H., Dzau, V. J. and Cooke, J. P.： Shear stress elevates endothelial cGMP. Role of a potassium channel and G protein coupling, Circulation, **88**, pp.193-197 (1993)

226) Kuchan, M. J. and Frangos, J. A.： Role of calcium and calmodulin in flow-induced nitric oxide production in endothelial cells, Am. J. Physiol., **266**, pp.C 628-C 636 (1994)

227) Kuchan, M. J., Jo, H. and Frangos, J. A.： Role of G proteins in shear stress-mediated nitric oxide production by endothelial cells, Am. J. Physiol., **267**, pp.C 753-C 758 (1994)

228) Malek, A. M., Jiang, L., Lee, I., Sessa, W., Izumo, S. and Alper, S.： Induction of nitric oxide synthase mRNA by shear stress requires intracellular calcium and G-protein signals and is modulated by PI 3 kinase, Biochem. Biophys. Res. Commun., **254**, pp.231-242 (1999)

229) Malek, A. M., Greene, A. L. and Izumo, S.： Regulation of endothelin 1 gene by fluid shear stress is transcriptionally mediated and independent of protein kinase C and cAMP, Proc. Natl. Acad. Sci. USA, **90**, pp.5999-6003 (1993)

230) Kuchan, M. J. and Frangos, J. A.： Shear stress regulates endothelin-1 release via protein kinase C and cGMP in cultured endothelial cells, Am. J. Physiol., **264**, pp.H 150-H 156 (1993)

231) Bhagyalakshmi, A. and Frangos, J. A.： Mechanism of shear-induced prostacyclin production in endothelial cells, Biochem. Biophys. Res. Commun., **158**, pp.31-37 (1989)

232) Berthiaume, F. and Frangos, J. A.： Flow-induced prostacyclin production is mediated by a pertussis toxin-sensitive G protein, FEBS Lett., **308**, pp.277-279 (1992)

233) Pearce, M. J., McIntyre, T. M., Prescott, S. M., Zimmerman, G. A. and Whatley, R. E.： Shear stress activates cytosolic phospholipase A 2 (cPLA 2) and MAP kinase in human endothelial cells, Biochem. Biophys. Res. Cummun., **218**, pp.500-504 (1996)

234) Sun, D., Huang, A., Sharma, S., Koller, A. and Kaley, G.： Endothelial microtubule disruption blocks flow-dependent dilation of arterioles, Am. J. Physiol., **280**, pp.H 2087-H 2093 (2001)

235) Loufrani, L., Matrougui, K., Gorny, D., Duriez, M., Blanc, I., Levy, B. I. and Henrion, D.： Flow (shear stress)-induced endothelium-dependent dilation is altered in mice lacking the gene encoding for dystrophin, Circulation, **103**, pp.864-870 (2001)

236) Li, Y. S., Shyy, J. Y., Li, S., Lee, J., Su, B., Karin, M. and Chien, S.： The ras-JNK pathway is involved in shear-induced gene expression, Mole. Cell. Biol., **16**, pp.5947-5954 (1996)

237) Masuda, M., Osawa, M., Shigematsu, H., Harada, N. and Fujiwara, K.： Platelet endothelial cell adhesion molecule-1 is a major SH-PTP 2 binding protein in vascular endothelial cells, FEBS Lett., **408**, pp.331-336 (1997)

238) Chen, K. D., Li, Y. S., Kim, M., Li, S., Yuan, S., Chien, S. and Shyy, J. Y.： Mechanotransduction

in response to shear stress. Roles of receptor tyrosine kinases, integrins, and Shc, J. Biol. Chem., **274**, pp.18393-18400 (1999)

239) Shay-Salit, A., Shushy, M., Wolfovitz, E., Yahav, H., Breviario, F., Dejana, E. and Resnick, N.: VEGF receptor 2 and the adherens junction as a mechanical transducer in vascular endothelial cells, Proc. Natl. Acad. Sci. USA, **99**, pp.9462-9467 (2002)

240) Lee, H. J. and Koh, G. Y.: Shear stress activates Tie 2 receptor tyrosine kinase in human endothelial cells, Biochem. Biophys. Res. Commun., **304**, pp.399-404 (2003)

241) Jin, Z. G., Ueba, H., Tanimoto, T., Lungu, A. O., Frame, M. D. and Berk, B. C.: Ligand-independent activation of vascular endothelial growth factor receptor 2 by fluid shear stress regulates activation of endothelial nitric oxide synthase, Circ. Res., **93**, pp.354-363 (2003)

242) Wang, Y., Miao, H., Li, S., Chen, K. D., Li, Y. S., Yuan, S., Shyy, J. Y. and Chien, S.: Interplay between integrins and FLK-1 in shear stress-induced signaling, Am. J. Physiol., **283**, pp.C 1540-C 1547 (2002)

243) Rothberg, K., Heuser, J., Donzell, W., Ying, Y. S., Glenney, J. and Anderson, R.: Caveolin, a protein component of caveolae membrane coats, Cell, **68**, pp.673-682 (1992)

244) Anderson, R.: Caveolae: where incoming and outgoing messengers meet, Proc. Natl. Acad. Sci. USA, **90**, pp.10909-10913 (1993)

245) Boyd, N. L., Park, H., Yi, H., Boo, Y. C., Sorescu, G. P., Sykes, M. and Jo, H.: Chronic shear induces caveolae formation and alters ERK and Akt responses in endothelial cells, Am. J. Physiol., **285**, pp.H 1113-H 1122 (2003)

246) Park, H., Go, Y. M., Darji, R., Choi, J. W., Lisanti, M. P., Maland, M. C. and Jo, H.: Caveolin-1 regulates shear stress-dependent activation of extracellular signal-regulated kinase, Am. J. Physiol., **278**, pp.H 1285-H 1293 (2000)

247) Rizzo, V., McIntosh, D. P., Oh, P. and Schnitzer, J. E.: In situ flow activates endothelial nitric oxide synthase in luminal caveolae of endothelium with rapid caveolin dissociation and calmodulin association, J. Biol. Chem., **273**, pp.34724-34729 (1998)

248) Rizzo, V., Morton, C., DePaola, N., Schnitzer, J. E. and Davies, P. F.: Recruitment of endothelial caveolae into mechanotransduction pathways by flow conditioning in vitro, Am. J. Physiol., **285**, pp.H 1720-H 1729 (2003)

249) Czarny, M. and Schnitzer, J. E.: Neutral sphingomyelinase inhibitor scyphostatin prevents and ceramide mimics mechanotransduction in vascular endothelium, Am. J. Physiol., **287**, pp.H 1344-H 1352 (2004)

250) Ando, J., Komatsuda, T. and Kamiya, A.: Cytoplasmic calcium response to fluid shear stress in cultured vascular endothelial cells, In Vitro Cell Dev. Biol., **24**, pp.871-877 (1988)

251) Mo, M., Eskin, S. G. and Schilling, W. P.: Flow-induced changes in Ca^{2+} signaling of vascular endothelial cells: effect of shear stress and ATP, Am. J. Physiol., **260**, pp.H 1698-H 1707 (1991)

252) Ando, J., Ohtsuka, A., Korenaga, R. and Kamiya, A.: Effect of extracellular ATP level on flow-induced Ca^{++} response in cultured vascular endothelial cells, Biochem. Biophys. Res. Commun., **179**, pp.1192-1199 (1991)

253) Shen, J., Luscinskas, F. W., Connolly, A., Dewey, C. F., Jr. and Gimbrone, M. A., Jr.: Fluid shear stress modulates cytosolic free calcium in vascular endothelial cells, Am. J. Physiol., **262**, pp.C 384-C 390 (1992)

254) Geiger, R. V., Berk, B. C., Alexander, R. W. and Nerem, R. M. : Flow-induced calcium transients in single endothelial cells : spatial and temporal analysis, Am. J. Physiol., **262**, pp. C1411-C1417 (1992)

255) Ando, J., Ohtsuka, A., Korenaga, R., Kawamura, T. and Kamiya, A. : Wall shear stress rather than shear rate regulates cytoplasmic Ca^{++} responses to flow in vascular endothelial cells, Biochem. Biophys. Res. Commun., **190**, pp. 716-723 (1993)

256) Evans, R., Surprenat, A. and North, R. A. : P2X receptors cloned and expressed, *in* "The P2 Nucleotide Receptors" (Turner, J., Weisman, G. A. and Feda, J. S. eds.), pp. 43-61, Humana Press, Totowa, NJ (1998)

257) Yamamoto, K., Korenaga, R., Kamiya, A., Qi, Z., Sokabe, M. and Ando, J. : $P2X_4$ receptors mediate ATP-induced calcium influx in human vascular endothelial cells, Am. J. Physiol., **279**, pp. H285-H292 (2000)

258) Yamamoto, K., Korenaga, R., Kamiya, A. and Ando, J. : Fluid shear stress activates Ca^{2+} influx into human endothelial cells via $P2X_4$ purinoceptors, Circ. Res., **87**, pp. 385-391 (2000)

259) Burnstock, G. : Release of vasoactive substances from endothelial cells by shear stress and purinergic mechanosensory transduction, J. Anat., **194**, pp. 335-342 (1999)

260) Yamamoto, K., Sokabe, T., Ohura, N., Nakatsuka, H., Kamiya, A. and Ando, J. : Endogenously released ATP mediates shear stress-induced Ca^{2+} influx into pulmonary artery endothelial cells, Am. J. Physiol., **285**, pp. H793-H803 (2003)

261) Isshiki, M., Ando, J., Korenaga, R., Kogo, H., Fujimoto, T., Fujita, T. and Kamiya, A. : Endothelial Ca^{2+} waves preferentially originate at specific loci in caveolin-rich cell edges, Proc. Natl. Acad. Sci. USA, **95**, pp. 5009-5014 (1998)

262) Olesen, S. P., Clapham, D. E. and Davies, P. F. : Haemodynamic shear stress activates a K^+ current in vascular endothelial cells, Nature, **331**, pp. 168-170 (1998)

263) Nakache, M. and Gaub, H. E. : Hydrodynamic hyperpolarization of endothelial cells, Proc. Natl. Acad. Sci. USA, **85**, pp. 1841-1843 (1988)

264) Barakat, A. I., Leaver, E. V., Pappone, P. A. and Davies, P. F. : A flow-activated chloride-selective membrane current in vascular endothelial cells, Circ. Res., **85**, pp. 820-828 (1999)

265) Lieu, D. K., Pappone, P. A. and Barakat, A. I. : Differential membrane potential and ion current responses to different types of shear stress in vascular endothelial cells, Am. J. Physiol., **286**, pp. C1367-C1375 (2004)

266) Haidekker, M. A., L'Heureux, N. and Frangos, J. A. : Fluid shear stress increases membrane fluidity in endothelial cells : a study with DCVJ fluorescence, Am. J. Physiol., **278**, pp. H1401-H1406 (2000)

267) Butler, P. J., Norwich, G., Weinbaum, S. and Chien, S. : Shear stress induces a time- and position-dependent increase in endothelial cell membrane fluidity, Am. J. Physiol., **280**, pp. C962-C969 (2001)

268) Butler, P. J., Tsou, T. C., Li, J. Y., Usami, S. and Chien, S. : Rate sensitivity of shear-induced changes in the lateral diffusion of endothelial cell membrane lipids : a role for membrane perturbation in shear-induced MAPK activation, FASEB J., **16**, pp. 216-218 (2002)

269) Ruoslahti, E. : Integrins as receptors for extracellular matrix, *in* "Cell Biology of Extracellular Matrix" (Hay, E. D. ed.), pp. 343-363, Plenum Press, New York and London (1991)

270) Ingber, D. : Integrins as mechanochemical transducers, Curr. Opin. Cell Biol., **3**, pp.841-848 (1991)
271) Burridge, K. and Chrzanowska-Wodnicka, M. : Focal adhesions, contractility, and signalling, Annu. Rev. Cell Dev. Biol., **12**, pp.463-519 (1996)
272) Wang, N., Butler, J. P. and Ingber, D. E. : Mechanotransduction across the cell surface and through the cytoskeleton, Science, **260**, pp.1124-1127 (1993)
273) Chen, J., Fabry, B., Schiffrin, E. L. and Wang, N. : Twisting integrin receptors increases endothelin-1 gene expression in endothelial cells, Am. J. Physiol., **280**, pp.C1475-C1484 (2001)
274) Ishida, T., Peterson, T. E., Kovach, N. L. and Berk, B. C. : MAP kinase activation by flow in endothelial cells, Circ. Res., **79**, pp.310-316 (1996)
275) Li, S., Kim, M., Hu, Y. L., Jalai, S., Schlaepfer, D. D., Hunter, T., Chien, S. and Shyy, J. Y. : Fluid shear stress activation of focal adhesion kinase, J. Biol. Chem., **272**, pp.30455-30462 (1997)
276) Shyy, J. Y. and Chien, S. : Role of integrins in endothelial mechanosensing of shear stress, Circ. Res., **91**, pp.769-775 (2002)
277) Chicurel, M. E., Singer, R. H., Meyer, C. J. and Ingber, D. E. : Integrin binding and mechanical tension induce movement of mRNA and ribosomes to focal adhesions, Nature, **392**, pp.730-733 (1998)
278) Ingber, D. E. : Tensegrity : the architectural basis of cellular mechanotransduction, Annu. Rev. Physiol., **59**, pp.575-599 (1997)
279) Wang, N., Naruse, K., Stamenovic, D., Fredberg, J. J., Mijailovich, S. M., Tolic-Norrelykke, I. M., Polte, T., Mannix, R. and Ingber, D. E. : Mechanical behavior in living cells consistent with the tensegrity model, Proc. Natl. Acad. Sci. USA, **98**, pp.7765-7770 (2001)
280) Harada, N., Masuda, M. and Fujiwara, K. : Fluid flow and osmotic stress induce tyrosine phosphorylation of an endothelial cell 128 kDa surface glycoprotein, Biochem. Biophys. Res. Commun., **214**, pp.69-74 (1995)
281) Osawa, M., Masuda, M., Kusano, K. and Fujiwara, K. : Evidence for a role of platelet endothelial cell adhesion molecule-1 in endothelial cell mechanosignal transduction : is it a mechanoresponsive molecule? J. Cell Biol., **158**, pp.773-785 (2002)
282) Secomb, T. W., Hsu, R. and Pries, A. R. : Effect of the endothelial surface layer on transmission of fluid shear stress to endothelial cells, Biorheology, **38**, pp.143-150 (2001)
283) Siegel, G., Walter, A., Kauschmann, A., Malmsten, M. and Buddecke, E. : Anionic biopolymers as blood flow sensors, Biosens. Bioelectron., **11**, pp.281-294 (1996)
284) Mochizuki, S., Vink, H., Hiramatsu, O., Kajita, T., Shigeto, F., Spaan, J. A. and Kajiya, F. : Role of hyaluronic acid glycosaminoglycans in shear-induced endothelium-derived nitric oxide release, Am. J. Physiol., **285**, pp.H722-H726 (2003)
285) Florian, J. A., Kosky, J. R., Ainslie, K., Pang, Z., Dull, R. O. and Tarbell, J. M. : Heparan sulfate proteoglycan is a mechanosensor on endothelial cells, Circ. Res., **93**, pp.136-142 (2003)
286) Naruse, K. and Sokabe, M. : Involvement of stretch-activated ion channels in Ca^{2+} mobilization to mechanical stretch in endothelial cells, Am. J. Physiol., **264**, pp.C1037-C1044 (1993)
287) Letsou, G. V., Rosales, O., Maitz, S., Vogt, A. and Sumpio, B. E. : Stimulation of adenylate cyclase activity in cultured endothelial cells subjected to cyclic stretch, J. Cardiovasc. Surg., **31**, pp.634-639 (1990)

288) Brophy, C. M., Mills, I., Rosales, O., Isales, C. and Sumpio, B. E.: Phospholipase C: a putative mechanotransducer for endothelial cell response to acute hemodynamic changes, Biochem. Biophys. Res. Commun., **190**, pp.576-581 (1993)

289) Evans, L., Frenkel, L., Brophy, C. M., Rosales, O., Sudhaker, C. B., Li, G., Du, W. and Sumpio, B. E.: Activation of diacylglycerol in cultured endothelial cells exposed to cyclic strain, Am. J. Physiol., **272**, pp.C 650-C 656 (1997)

290) Yano, Y., Geibel, J. and Sumpio, B. E.: Tyrosine phosphorylation of pp 125 FAK and paxillin in aortic endothelial cells induced by mechanical strain, Am. J. Physiol., **271**, pp.C 635-C 549 (1996)

291) Naruse, K., Yamada, T. and Sokabe, M.: Involvement of SA channels in orienting response of cultured endothelial cells to cyclic stretch, Am. J. Physiol., **274**, pp.H 1532-H 1538 (1998)

292) Naruse, K., Yamada, T., Sai, X. R., Hamaguchi, M. and Sokabe, M.: Pp 125 FAK is required for stretch dependent morphological response of endothelial cells, Oncogene, **17**, pp.455-463 (1998)

293) Kawakami, K., Tatsumi, H. and Sokabe, M.: Dynamics of integrin clustering at focal contacts of endothelial cells studied by multimode imaging microscopy, J. Cell Sci., **114**, pp.3125-3135 (2001)

294) Wang, D. L., Tang, C. C., Wung, B. S., Chen, H. H., Hung, M. S. and Wang, J. J.: Cyclical strain increases endothelin-1 secretion and gene expression in human endothelial cells, Biochem. Biophys. Res. Commun., **195**, pp.1050-1056 (1993)

295) Wang, D. L., Wung, B. S., Shyy, J. Y., Lin, C. F., Chao, Y. J., Usami, S. and Chien, S.: Mechanical strain induces monocyte chemotactic protein-1 gene expression in endothelial cells. Effects of mechanical strain on monocyte adhesion to endothelial cells, Circ. Res., **77**, pp.294-302 (1995)

296) Wung, B. S., Cheng, J. J., Chao, Y. J., Lin, J., Shyy, J. Y. and Wang, D. L.: Cyclic strain increases monocyte chemotactic protein-1 secretion in human endothelial cells, Am. J. Physiol., **270**, pp.H 1462-H 1468 (1996)

297) Hishikawa, K. and Luscher, T. F.: Pulsatile stretch stimulates superoxide production in human aortic endothelial cells, Circulation, **96**, pp.3610-3616 (1997)

298) Howard, A. B., Alexander, R. W., Nerem, R. M., Griendling, K. K. and Taylor, W. R.: Cyclic strain induces an oxidative stress in endothelial cells, Am. J. Physiol., **272**, pp.C 421-C 427 (1997)

299) Cheng, J. J., Chao, Y. J., Wung, B. S. and Wang, D. L.: Cyclic strain-induced plasminogen activator inhibitor-1 (PAI-1) release from endothelial cells involves reactive oxygen species, Biochem. Biophys. Res. Commun., **225**, pp.100-105 (1996)

300) Rosales, O. R. and Sumpio, B. E.: Protein kinase C is a mediator of the adaptation of vascular endothelial cells to cyclic strain in vitro, Surgery, **112**, pp.459-466 (1992)

301) Wung, B. S., Cheng, J. J., Hsieh, H. J., Shyy, Y. J. and Wang, D. L.: Cyclic strain-induced monocyte chemotactic protein-1 gene expression in endothelial cells involves reactive oxygen species activation of activator protein 1, Circ. Res., **81**, pp.1-7 (1997)

第3章

1) Thoma, R.: Untersuchungen über die Histogenese und Histomechanik des Gefässysetms, Enke, Stuttgart, Germany (1893);
増田弘毅, 他:血管系の組織発生と組織メカニズム (オリジナルの復刻版), 無明舎出版, 秋田 (1994)

2) Kamiya, A., Bukhari, R. and Togawa, T. : Adaptive regulation of wall shear stress optimizing vascular tree function, Bull. Mathematical Biology, **46**, pp.127-137 (1984)
3) Kamiya, A., Ando, J., Shibata, M. and Masuda, H. : Roles of fluid shear stress in physiological regulation of vascular structure and function, Biorheology, **25**, pp.271-278 (1988)
4) Kamiya, A. and Togawa, T. : Adaptive regulation of wall shear stress to flow change in the canine carotid artery, Am. J. Physiol., **239**, pp.H14-H21 (1980)
5) Masuda, H., Shozawa, T., Hosoda, S., Kanda, M. and Kamiya, A. : Cytoplasmic microfilaments in endothelial cells of flow loaded canine carotid arteries, Heart and Vessels, **1**, pp.65-69 (1985)
6) Masuda, H., Shozawa, T., Kanda, M. and Kamiya, A. : Endothelial surface of the blood flow loaded canine carotid artery. A scanning and transmission electron microscopical study, Acta Pathol. Jpn., **35**, pp.1037-1046 (1985)
7) Masuda, H., Saito, N., Kawamura, K., Sageshima, M., Shozawa, T. and Kanazawa, A. : Flow loaded canine carotid artery. I. A morphometric study of microfilament bundles in endothelial cells, Acta Pathol. Jpn., **36**, pp.1833-1842 (1986)
8) Masuda, H., Saito, N., Kawamura, K., Shozawa, T., Kanazawa, A. and Sageshima, M. : Flow loaded canine carotid artery. II. Ultrastructural changes in the subendothelial layer, Acta Pathol. Jpn., **37**, pp.239-251 (1987)
9) 増田弘毅, 川村公一, 所沢 剛：血流負荷による犬総頸動脈中膜層弾性線維の変化について, 日本バイオレオロジー学会誌, **1**, pp.19-26 (1987)
10) Masuda, H., Kawamura, K., Tohda, K., Shozawa, T., Sageshima, M. and Kamiya, A. : Increase in endothelial cell density before artery enlargement in flow-loaded canine carotid artery, Arteriosclerosis, **9**, pp.812-823 (1989)
11) Masuda, H., Bassiouny, H., Glagov, S. and Zarins, C. K. : Artery wall restructuring in response to increased flow, Surgical Forum, **40**, pp.285-286 (1989)
12) Masuda, H., Kawamura, K., Sugiyama, T. and Kamiya, A. : Effects of endothelial denudation in flow-induced arterial dilatation, Frontiers Med. Biol. Engng., **5**, pp.57-62 (1993)
13) 増田弘毅：内皮細胞のインテリジェンス, 脈管学, **33**, pp.465-470 (1993)
14) Tronc, F., Wassef, M., Esposito, B., Henrion, D., Glagov, S. and Tedgui, A. : Role of NO in flow-induced remodeling of the rabbit common carotid artery, Arterioscler. Thromb. Vasc. Biol., **16**, pp.1256-1262 (1996)
15) Singh, T. M., Abe, K. Y., Sasaki, T., Zhuang, Y-J, Masuda, H. and Zarins, C. K. : Basic fibroblast growth factor expression precedes flow-induced arterial enlargement, J. Surg. Res., **77**, pp.165-173 (1998)
16) Singh, T. M., Abe, K. Y., Sasaki, T., Zhuang, Y-J, Masuda, H. and Zarins, C. K. : Arterial adaptation to increased flow requires transforming growth factor $\beta1$, Surgical Forum, **49**, pp.296-298 (1998)
17) Masuda, H., Zhuang, Y-J, Singh, T. M., Kawamura, K., Murakami, M., Zarins, C. K. and Glagov, S. : Adaptive remodeling of internal elastic lamina and endothelial lining during flow-induced arterial enlargement, Arterioscler. Thromb. Vasc. Biol., **19**, pp.2298-2307 (1999)
18) 村上正代：血流負荷家兎総頸動脈における内皮細胞の増殖と血管再構築について, 秋田医学, **27**, pp.89-100 (2000)
19) Masuda, H., Kawamura, K., Nanjo, H., Sho, E., Komatsu, M., Sugiyama, T., Sugita, A., Asari, Y.,

Kobayashi, M., Ebina, T., Hoshi, N., Singh, T. M., Xu, C. and Zarins, C. K. : Ultrastructure of endothelial cells under flow alteration, Microsc. Res. Tech., **60**, pp.2-12 (2003)

20) Tohda, K., Masuda, H., Kawamura, K. and Shozawa, T. : Difference in dilatation between endothelium-preserved and -desquamated segments in the flow-loaded rat common carotid artery, Arteriosclerosis and Thrombosis, **12**, pp.519-528 (1992)

21) Sugiyama, T., Kawamura, K., Nanjo, H., Sageshima, M. and Masuda, H. : Loss of arterial dilatation in the reendothelialized area of the flow-loaded rat common carotid artery, Arterioscler. Thromb. Vasc. Biol., **17**, pp.3083-3091 (1997)

22) Zarins, C. K., Zatina, M. A., Giddens, D. P., Ku, D. N. and Glagov, S. : Shear stress regulation of artery lumen diameter in experimental atherogenesis, J. Vasc. Surg., **5**, pp.413-420 (1987)

23) Garcia, R. and Diebold, S. : Simple, rapid, and effective method of producing aortocaval shunts in the rat, Cardiovasc. Res., **24**, pp.430-432 (1990)

24) Ben, D. A., Benessiano, J., Poitevin, P., Levy, B. I. and Michel, J. B. : Arterial expansive remodeling induced by high flow rates, Am. J. Physiol., **272**, pp.H851-H858 (1997)

25) Xu, C., Lee, S., Shu, C., Masuda, H. and Zarins, C. K. : Expression of TGF-β1 and β3 but not apoptosis factors relates to flow-induced aortic enlargement, BMC Cardiovascular Disorder, **2**, p.11 (2002) (http//www.biomedcentral.com/1471-2261/2/11)

26) Perry, G. J., Mori, T., Wei, C-C, Xu, X. Y., Chen, Y-F, Oparil, S., Lucchesi, P. and Dell'Italia, L. J. : Genetic variation in angiotensin-converting enzyme does not prevent development of cardiac hypertrophy or upregulation of angiotensin II in response to aortocaval fistula, Circulation, **103**, pp.1012-1016 (2001)

27) Guzman, R. J., Krystkowiak, A. and Zarins, C. K. : Early and sustained medial cell activation after aortocaval fistula creation in mice, J. Surg. Res., **108**, pp.112-121 (2002)

28) Langille, B. L. and O'Donnell, F. : Reductions in arterial diameter produced by chronic decreases in blood flow are endothelium-dependent, Science, **231**, pp.405-407 (1986)

29) Langille, B. L., Bendeck, M. P. and Keeley, F. W. : Adaptations of carotid arteries of young and mature rabbits to reduced carotid blood flow, Am. J. Physiol., **256**, pp.H931-H939 (1989)

30) Wong, L. C. Y. and Langille, B. L. : Developmental remodeling of the internal elastic lamina of rabbit arteries. Effect of blood flow, Circ. Res., **78**, pp.799-805 (1996)

31) Guyton, J. R. and Hartley, C. J. : Flow restriction of one carotid artery in juvenile rats inhibits growth of arterial diameter, Am. J. Physiol., **248**, pp.H540-H546 (1985)

32) Miyashiro, J. K., Poppa, V. and Berk, B. C. : Flow-induced vascular remodeling in the rat carotid artery diminishes with age, Circ. Res., **81**, pp.311-319 (1997)

33) Zhuang, Y-J, Singh, T. M., Zarins, C. K. and Masuda, H. : Sequential increases and decreases in blood flow stimulates progressive intimal thickening, Eur. J. Vasc. Endovasc. Surg., 16, pp.301-310 (1998)

34) Sho, E., Sho, M., Singh, T. M., Xu, C., Zarins, C. K. and Masuda, H. : Blood flow decrease induces apoptosis of endothelial cells in previously dilated arteries resulting from chronic high blood flow, Arterioscler. Thromb. Vasc. Biol., **21**, pp.1139-1145 (2001)

35) Sho, M., Sho, E., Singh, T. M., Komatsu, M., Sugita, A., Xu, C., Nanjo, H., Zarins, C. K. and Masuda, H. : Subnormal shear stress-induced intimal thickening required medial smooth muscle cell proliferation and migration, Exp. Mol. Pathol., **72**, pp.150-160 (2002)

36) Sho, E., Nanjo, H., Sho, M., Kobayashi, K., Komatsu, K., Kawamura, K., Xu, C., Zarins, C. K. and Masuda, H. : Arterial enlargement, tortuosity, and intimal thickening in response to sequential exposure to high and low wall shear stress, J. Vasc. Surg., **39**, pp.601-612（2004）

37) Hashimoto, N., Handa, H., Nagata, I. and Hazama, F. : Experimentally induced cerebral aneurysms in rats : Part V. Relation of hemodynamics in the circle of Willis to formation of aneurysm, Surg. Neurol., **13**, pp.41-45（1980）

38) Hazama, F. and Hashimoto, N. : An animal model of cerebral aneurysms, Neuropath. Appl. Neurol., **13**, pp.77-90（1987）

39) Masuda, H., Sugita, A. and Zhuang, Y-J : Pathology of the arteries in the central nervous system with special reference to their dilatation : Blood flow, Neuropathology, **1**, pp.98-103（2000）

40) Rhodin, J. A. : The ultrastructure of mammalian arterioles and precapillary sphincters, J. Ultrastruct. Res., **18**, pp.181-223（1967）

41) Spagnoli, L. G., Villaschi, S., Neri, L. and Palmieri, G. : Gap junctions in myo-endothelial bridges of rabbit carotid arteries, Experimentia., **38**, pp.124-125（1982）

42) Kristek, F. and Gerova, M. : Myoendothelial relations in the conduit coronary artery of the dog and rabbit, J. Vasc. Res., **29**, pp.29-32（1992）

43) 増田弘毅，杉山達朗，石塚正博，直江史郎：血管における血流の意義，血流の変化による動脈変化，および剖検・生検における応用，病理と臨床，**11**，pp.821-827（1993）

44) 増田弘毅：in vivo の実験的観察をもとにしたヒト動脈病変の解釈，BME，**6**，pp.27-34（1992）

45) 佐々木俊樹，増田弘毅，石塚正博：子宮動脈内膜肥厚と妊娠分娩回数の相関—特に内膜肥厚形成における血流の重要性について—，秋田医学，**29**，pp.185-193（2002）

46) Hudlicka, O., Brown, M. and Egginton, S. : Angiogenesis in skeletal muscle and cardiac muscle, Physiol. Rev., **72**, pp.369-417（1992）

47) Ebina, T., Hoshi, N., Kobayashi, M., Kawamura, K., Nanjo, H., Sugita, A., Sugiyama, T., Masuda, H. and Xu, C. : Physiological angiogenesis in electrically stimulated skeletal muscle in rabbits — Characterization of capillary sprouting by ultrastructural three-dimensional reconstruction study, Path. Int., **52**, pp.26-36（2002）

48) Asahara, T., Murohata, T., Sullivan, A., Silver, M., van der Zee, R., Li, T., Witzenbichler, B., Schatteman, G. and Isner, J. M. : Isolation of putative progenitor endothelial cells for angiogenesis, Science, **275**, pp.964-967（1997）

49) Asahara, T., Isner, J. M. et al. : Bone marrow origin of endothelial progenitor cells responsible for postnatal vasculogenesis in physiological and pathological neovascularization, Circ. Res., **85**, pp.221-228（1999）

50) Sho, E., Komatsu, M., Sho, M., Nanjo, H., Singh, T. M., Xu, C., Masuda, H. and Zarins, C. K. : High flow drives vascular endothelial cell proliferation during flow-induced arterial remodeling associated with the expression of vascular endothelial growth factor, Exp. Mol. Pathol., **75**, pp.1-11（2003）

51) Yamauchi, M., Takahashi, M., Kobayashi, M., Sho, E., Nanjo, H., Kawamura, K. and Masuda, H. : Normalization of high-flow or removal of flow cannot stop high-flow induced endothelial proliferation, Biomed. Res., **26**, pp.21-28（2005）

52) Potten, C. S. and Loeffler, M. : Stem cells : attributes, cycles, spirals, pitfalls and uncertainties. Lessons for and from the crypts, Development, **110**, pp.1001-1020（1990）

第4章

1) Mellander, S. and Johansson, B. : Control of resistance, exchange and capacitance functions in the peripheral circulation, Pharmacol. Rev., **20**, pp.17-196 (1968)

2) Folkow, B. and Neil, E. : *in* "Circulation", Oxford University Press, New York (1971)

3) Hudlicka, O. : Development of microcirculation : capillary growth and adaptation, *in* "Handbook of Physiology", Sect.2, Vol. 4, pp.165-216, Am. Physiol. Soc., Bethesda (1984)

4) Duling, B. R., Kuschinsky, W. and Wahl, M. : Measurements of the perivascular pO_2 in the vicinity of the pial vessels of the cat, Pflügers Arch., **383**, pp.29-34 (1978)

5) Intaglietta, M., Johnson, P. C. and Winslow, R. M. : Microvascular and tissue oxygen distribution, Cardiovasc. Res., **32**, pp.632-643 (1996)

6) Tsai, A. G., Johnson, P. C. and Intaglietta, M. : Oxygen gradients in the microcirculation, Physiol. Rev., **83**, pp.933-963 (2003)

7) Renkin, E. M. : Multiple pathways of capillary permeability, Circ. Res., **41**, pp.735-743 (1977)

8) Bollinger, A. and Fagrell, B. : *in* "Clinical Capillaroscopy", Hogrefe & Huber Publishers, New York (1990)

9) Taylor, A. E. and Granger, D. N. : Exchange of macromolecules across the microcirculation, *in* "Handbook of Physiology", Sect.2, Vol. 4, pp.467-520, Am. Physiol. Soc., Bethesda (1984)

10) Mitchel, C. C. : Fluid movements through capillary walls, *in* "Handbook of Physiology", Sect.2, Vol. 4, pp.375-410, Am. Physiol. Soc., Bethesda (1984)

11) Crone, C. and Levit, D. G. : Capillary permeability to small solutes, *in* "Handbook of Physiology", Sect.2, Vol. 4, pp.441-466, Am. Physiol. Soc, Bethesda (1984)

12) Starling, E. H. : On the absorption of fluids from the connective tissue spaces, J. Physiol., pp.312-326 (1896)

13) Landis, E. M. and Pappenheimer, J. R. : Exchange of substances through the capillary walls, *in* "Handbook of Physiology", Sect.2, Vol. 2, pp.961-1034, Am. Physiol. Soc., Bethesda (1963)

14) Garlick, D. G. and Renkin, E. M. : Transport of large molecules to interstitial fluid and lymph in dogs, Am. J. Physiol., **219**, pp.1595-1605 (1970)

15) Bundgaard, M. : Transport pathways in capillaries—in search of pores, Ann. Rev. Physiol., **42**, pp.325-336 (1980)

16) Shibata, M., Ichioka, S. and Kamiya, A. : Dual-beam laser illuminator of fluorescence microscope for in vivo microcirculation studies, Med. Biol. Eng. Comput., **37**, pp.424-427 (1999)

17) Schmidt-Nielsen, K. : *in* "Animal Physiology ; Adaptation and Environment", Cambridge Univ. Press, London (1979)

18) Baker, C. H. and Nastuk, W. L. : *in* "Microcirculatory Technology", Academic Press, Orland (1986)

19) Eriksson, E., Boykin, J. V. and Pittman, R. N. : Method for in vivo microscopy of the cutaneous microcirculation of the hairless mouse ear, Microvasc. Res., **19**, pp.374-379 (1980)

20) Funk, W., Endrich, B., Messmer, K. and Intaglietta, M. : Spontaneous arteriolar vasomotion as a determinant of peripheral vascular resistance, Int. J. Microcirc. Clin. & Exp., **2**, pp.11-25 (1983)

21) Ichioka, S., Minh, T. C., Shibata, M., Ando, J., Nakatsuka, T. and Harii, K. : In vivo model for visualizing flap microcirculation of ischemia-reperfusion, Microsurgery, **22**, pp.304-310 (2002)

22) Ichioka, S., Shibata, M., Kosaki, K., Sato, Y., Harii, K. and Kamiya, A. : In vivo measurement of morphometric hemodynamic changes in the microcirculation during angiogenesis under chronic $α_1$-adrenergic blocker treatment, Microvasc. Res., **55**, pp.165-174 (1998)

23) Kam, Z. : Microscopic imaging of cells, Quarterly Rev. Biophys., **20**, pp.201-259 (1987)

24) Wilson, T. and Sheppard, C. : *in* "Theory and Practice of Scanning Optical Microscopy", Academic Press, London (1984)

25) Boyde, A. : Stereoscopic images in confocal (tandem scanning) microscopy, Science, **230**, pp.1270-1272 (1985)

26) Brakenhoff, G. J., Van Spronsen, E. A., Van Der Voort, H. T. M. and Nanninga, N. : Three-dimensional confocal fluorescence microscopy, *in* "Methods in Cell Biology", Vol 30, pp.379-398, Academic Press, San Diego (1989)

27) Shibata, M., Kawamura, T., Sohirad, M. and Kamiya, A. : A new fluorescence microscopy for tomographic observation of microcirculation by using dual-beam slit laser illumination, Microvasc. Res., **49**, pp.300-314 (1995)

28) 東，神谷編：微小循環—医学と理工学の接点—，コロナ社 (1983)

29) Eriksson, E. and Myrhage, R. : Microvascular dimensions and blood flow in skeletal muscle, Acta Physiol. Scand., **86**, pp.211-222 (1972)

30) Tsai, A. G. and Intaglietta, M. : Evidence of flow motion induced changes in local tissue oxygenation, Int. J. Microcirc. Clin. & Exp., **12**, pp.75-88 (1993)

31) Prewitt, R. L. and Johnson, P. C. : The effect of oxygen on arteriolar red cell velocity and capillary density in the rat cremaster muscle, Microvasc. Res., **12**, pp.59-70 (1976)

32) Klitzman, B., Damon, D. N., Gorczynski, R. J. and Duling, B. R. : Augmented tissue oxygen supply during striated muscle contraction in the hamster. Relative contributions of capillary recruitment, functional dilation, and reduced tissue PO_2, Circ. Res., **51**, pp.711-721 (1982)

33) Jackson, W. F. and Duling, B. R. : The oxygen sensitivity of hamster cheek pouch arterioles. In vitro and in situ studies, Circ. Res., **53**, pp.515-525 (1983)

34) Frisbee, J. C. and Lombard, J. H. : Elevated oxygen tension inhibits flow-induced dilation of in situ skeletal muscle arterioles, Microvasc. Res., **58**, pp.99-107 (1999)

35) Lombard, J. H., Kunert, M. P., Roman, R. J., Falck, J. R., Harder, D. R. and Jackson, W. F. : Cytochrome P-450$ω$-hydroxylase senses O_2 in hamster muscle, but not cheek pouch epithelium microcirculation, Am. J. Physiol., **276**, pp.H 503-H 508 (1999)

36) Lindbon, L., Tuma, R. F. and Arfors, K. E. : Influence of oxygen on perfused capillary density and capillary red cell velocity in rabbit skeletal muscle, Microvasc. Res., **19**, pp.197-208 (1980)

37) Shibata, M. and Kamiya, A. : Microcirculatory responses to carotid sinus nerve stimulation at various ambient O_2 tension in the rabbit tenuissimus muscle, Microvasc. Res., **30**, pp.333-345 (1985)

38) Kamiya, A., Takeda, S. and Shibata, M. : Optimum capillary number for oxygen delivery to tissue in man, Bull. math. Biol., **49**, pp.351-361 (1987)

39) Kamiya, A., Ando, J., Shibata, M. and Wakayama, H. : The efficiency of the vascular-tissue system for oxygen transport in the skeletal muscle, Microvasc. Res., **39**, pp.169-185 (1990)

40) Baba, K., Kawamura, T., Shibata, M., Sohirad, M. and Kamiya, A. : Capillary-tissue arrangement in the skeletal muscle optimized for oxygen transport in all mammals, Microvasc. Res., **49**,

pp.163-179 (1995)

41) Duling, B. R. and Bern, R. M.: Longitudinal gradients in periarteriolar oxygen tension. A possible mechanism for the participation of oxygen in the local regulation of blood flow, Circ. Res., **27**, pp.669-678 (1970)

42) Torres Filho, I. P., Kerger, H. and Intaglietta, M.: pO_2 measurements in arteriolar networks, Microvasc. Res., **51**, pp.202-212 (1996)

43) Tsai, A. G., Friesenecker, B., Mazzoni, M. C., Kerger, H., Buerk, D. G., Johnson, P. C. and Intaglietta, M.: Microvascular and tissue oxygen gradients in the rat mesentery, Proc. Natl. Acad. Sci. USA, **95**, pp.6590-6595 (1998)

44) Kobayashi, H. and Takizawa, N.: Imaging of oxygen transfer among microvessels of rat cremaster muscle, Circulation, **105**, pp.1713-1719 (2002)

45) Shibata, M., Ichioka, S., Ando, J. and Kamiya, A.: Microvascular and interstitial pO_2 measurements in rat skeletal muscle by phosphorescence quenching, J. Appl. Physiol., **91**, pp.321-327 (2001)

46) Silver, I. A.: Some observations on the cerebral cortex with an ultramicro, membrane-covered, oxygen electrode, Med. Biol. Eng., **3**, pp.377-387 (1965)

47) Kessler, M., Harrison, D. K. and Hoper, J.: Tissue oxygen measurement techniques, *in* "Microcirculatory Technology" (Baker, C. H., Nastuk, W. L. and Orlando, F. L. eds.), pp.391-425, Academic Press (1986)

48) Chance, B. and Quistorff, B.: Study of tissue oxygen gradients by single and multiple indicators, Adv. Exp. Med. Biol., **94**, pp.331-338 (1977)

49) Pittman, R. N.: Microvessel blood oxygen measurement technique, *in* "Microcirculatory Technology" (Baker, C. H. and Nastuk, W. L. eds.), pp.367-389, Academic Press, Orlando, FL (1986)

50) Chance, B., Dait, M. T., Zhang, C., Hamaoka, T. and Hagerman, F.: Recovery from exercise-induced desaturation in the quadriceps muscles of competitive rowers, Am. J. Physiol., **262**, pp. C 766-C 775 (1992)

51) van Beek, J. H., Osbakken, M. D. and Chance, B.: Measurement of the oxygenation status of the isolated perfused rat heart using near infrared detection, Adv. Exp. Med. Biol., **388**, pp.147-154 (1996)

52) Vanderkooi, J. M., Maniara, G., Green, T. J. and Wilson, D. F.: An optical method for measurement of dioxygen concentration based on quenching of phosphorescence, J. Biol. Chem., **262**, pp.5476-5482 (1987)

53) Rumsey, W. L., Vanderkooi, J. M. and Wilson, D. F.: Imaging of phosphorescence: A novel method for measuring oxygen distribution in perfused tissue, Science, **241**, pp.1649-1651 (1988)

54) Zheng, L., Golub, A. S. and Pittman, R. N.: Determination of PO_2 and its heterogeneity in single capillaries, Am. J. Physiol., **271**, pp.H 365-H 372 (1996)

55) Buerk, D. G., Tsai, A. M., Intaglietta, M. and Johnson, P. C.: Comparing tissue PO_2 measurements by recessed microelectrode and phosphorescence quenching, Adv. Exp. Med. Biol., **454**, pp.367-374 (1998)

56) Duling, B. R.: Microvascular responses to alterations in oxygen tension, Circ. Res., **31**, pp.481-489 (1972)

57) Parthasarathi, K. and Lipowsky, H. H. : Capillary recruitment in response to tissue hypoxia and its dependence on red blood cell deformability, Am. J. Physiol., **277**, pp. H 2145-H 2157 (1999)

58) Shibata, M., Ichioka, S., Ando, J., Togawa, T. and Kamiya, A. : Non-linear regulation of capillary perfusion in relation to ambient pO_2 changes in skeletal muscle, Eur. J. Appl. Physiol., **94**, pp. 352-355 (2005)

59) Harder, D. R., Narayanan, J., Birks, E. K., Liard, J. F., Imig, J. D., Lombard, J. H., Lange, A. R. and Roman, R. J. : Identification of a putative microvascular oxygen sensor, Circ. Res., **79**, pp. 54-61 (1996)

60) Kerkhof, C. J. M., Bakker, E. N. T. P. and Sipkema, P. : Role of cytochrome P-450 4A in oxygen sensing and NO production in rat cremaster resistance arteries, Am. J. Physiol., **277**, pp. H 1546-H 1552 (1999)

61) Goligorsky, M. S. : Making sense out of oxygen sensor, Circ. Res., **86**, pp. 824-826 (2000)

62) Ellsworth, M. L. : The red blood cell as an oxygen sensor : what is the evidence ? Acta Physiol. Scand., **168**, pp. 551-559 (2000)

63) Michelakis, E. D., Hampl, V., Nsair, A., Wu, X., Harry, G., Haromy, A., Gurtu, R. and Archer, S. L. : Diversity in mitochondrial function explains differences in vascular oxygen sensing, Circ. Res., **90**, pp. 1307-1315 (2002)

64) Kosan, R. L. and Burton, A. C. : Oxygen consumption of arterial smooth muscle as a function of active tone and passive stretch, Circ. Res., **18**, pp. 79-88 (1966)

65) Knehr, H. E. : On the oxygen consumption of intact vessel wall segments and intima-media preparations of rabbit carotid artery, FEBS Lett., **136**, pp. 138-140 (1981)

66) Kjellstrom, B. T., Ortenwall, P. and Risberg, B. : Comparison of oxidative metabolism in vitro in endothelial cells from different species and vessels, J. Cell. Physiol., **132**, pp. 578-580 (1987)

67) Shibata, M., Ichioka, S. and Kamiya, A. : Estimating oxygen consumption rates of arteriolar walls under physiological conditions in rat skeletal muscle, Am. J. Physiol., **289**, pp. H 295-H 300 (2005)

第5章

1) 辻 隆之，戸川達男，宗岡克樹，岡本 誠：PVAホローファイバーを応用した超微細管粘度計測法の開発とヒト血しょう粘度の検討，日本バイオレオロジー学会論文集，pp. 51-53 (1984)

2) 辻 隆之，田村俊世，戸川達男，小山雄次，金子秀実，成味 純，須磨幸蔵：ポリプロピレンホローファイバ人工肺を応用した体外循環時の血液粘度測定法の開発，人工臓器，**12**, pp. 449-452 (1983)

3) 辻 隆之，鹿島良和，宗岡克樹，草野 元，戸川達男：ポリプロピレン・ホローファイバ人工肺を用いた血液細管粘度連続計測法の開発，Report of the Institute for Medical & Dental Engineering, **18**, pp. 67-74 (1984)

索　引

【あ】

アクチン	9
アクチンフィラメント	41
アデノシン三リン酸	1
アポトーシス	55, 121

【い】

一酸化窒素	31
遺伝子応答	62
インテグリン	66, 87
インピーダンスマッチング	19

【う】

ウィリス環	97

【え】

鰓細板	26
エリスロポエチン	5
エンドセリン	32
エンドセリン変換酵素-1	66

【か】

外的仕事量	7
回転粘度計	159
活性酸素	65
家兎耳介憩室	17
カベオラ	80
カベオリン	86
顆粒球マクロファージコロニー刺激因子	54
カルシウム波	86
幹細胞	124
冠状動脈	122

【き】

機械的刺激	30
機能効率	2
ギャップジャンクション	120
求心性壁肥厚	12
虚血再還流時の微小循環	138
巨孔説	134

【け】

血圧	30
血管新生	33, 54, 123
血管のトーヌス	31
血栓形成	61
血流	30
血流感知	92

【こ】

広域循環	128
呼吸鎖	19
骨格筋	123, 140
コレステロール	104

【さ】

細静脈	132
最小容量モデル	11
細動脈	130
細動脈血管壁での酸素消費	152
細胞骨格	41
細胞増殖因子	33
細胞内 Ca^{2+} 濃度	82
酸化ストレス	56
酸素解離曲線	136
酸素感受性リン光プローブ	145
酸素飽和度	135
酸素輸送	135
――の動的解析	143

【し】

子宮動脈	114, 122
シグマ効果	159
シクロオキシゲナーゼ	67
脂質の透過・蓄積	61
シネアンギオ	97
粥状動脈硬化症	93
腫瘍壊死因子	66
循環平衡	20
小窩	13
小孔	13
情報伝達	77
小胞輸送説	134
静脈帰還	20
食胞作用	46
心室エネルギー学	7
伸展張力	30, 74

【す】

水分濾過吸収	132
水溶性	13
水溶性物質の透過	132, 134

【す】（続）

ストレスファイバー	41
スーパーオキシドディスムターゼ	65
ずり応力	30
ずり応力応答配列	51, 68
ずり速度	3, 35
ずり速度依存性	4

【せ】

生体顕微鏡	136
生体の恒常性の維持	29
接着斑	88, 120
接着分子	33
接着分子 VCAM-1	58

【そ】

走査電顕	98
創傷治癒過程の微小循環	138
組織因子	66
組織幹細胞	124
組織酸素分圧	141

【た】

対向流システム	26
大動脈静脈吻合	93
多発性骨髄腫	6
単球走化蛋白	64
蛋白キナーゼ	78
短絡血管	132

【ち】

中間径フィラメント	41
張力負荷装置	39
チロシンキナーゼ型受容体	80

【て】

定常流	59
適応制御	2
電子伝達系	19
転写因子 AP-1	69
転写因子 Egr-1	69
転写因子 Smad 6, Smad 7	65
転写因子 Sp 1	69
転写後調節	70
転写調節	67
テンセグリティモデル	89

【と】

透過電顕	95
動静脈奇形	93
動静脈吻合	93
動静脈瘻	93
糖蛋白	90
動脈狭窄	108
動脈結紮	108
動脈血流制限	109
動脈硬化	60
トロンビンの受容体	67
トロンボモジュリン	32, 53

【な】

内因性 ATP 放出	85
内弾性板ギャップ	105
内弾性板の小孔	117
内的仕事量	7
内皮依存性	10
内皮再生能	43
内皮細胞	30
——の増殖	120
内皮細胞密度	116
内皮前駆細胞	55
内皮増殖能	45
内皮祖先細胞	124
内皮透過性	46
内皮-平滑筋接触	120
流れずり応力	30
流れ負荷装置	37
ナトリウム利尿ペプチド	52

【に】

ニュートン流体	159

【ね】

粘性の管径依存性	4

粘度	157
燃料電池	1, 18

【の】

脳動脈瘤	115
ノックアウトマウス	108

【は】

拍動流	59
ハーゲン-ポアズイユの式	156
白血球との接着	58
白血球の内皮下侵入	60

【ひ】

微小管	41
微小循環	128
——の三次元観察法	139
微小循環酸素分圧の計測	145
非水溶性	1
非線形血流制御	150
非ニュートン流体	159

【ふ】

フィジオームプロジェクト	29
負荷整合	19
副腎皮質ホルモン	115
フラクタル性	9
プラスミノーゲンアクチベーター	32
プロスタグランジン D$_2$	66
プロスタサイクリン	31, 52
ブロモデオキシウリジン	116

【へ】

平滑筋祖先細胞	126
平滑筋の遊走・増殖	61
べき乗則	15
壁ずり応力	3, 92

ヘマトクリット	2

【ほ】

ポアズイユ流れ	3, 156
ホローファイバー	156
本態性高血圧症	12

【ま】

マイクロサージェリー	102
マイクロスフェア	108
膜形人工肺	156
膜の過分極	87
膜の流動性	87
マクログロブリン血症	6
マッチング係数	25

【み】

ミトコンドリア	1, 18

【も】

毛細血管	130
毛細血管血流	141
——の周期的変動	142, 150

【ら】

ラチロゲン	115
乱流	60

【り】

力学的刺激	30
流体の粘性	35
リン光寿命	145
リン光の消光曲線	146
リン酸化	50

【れ】

連続電界刺激法	9

【A】

ACE	53, 66, 93
adaptive regulation	2
adenosine triphosphate	1
allometric law	15
AM	52, 65
aorto-caval fistula	93
arterio-venous fistula	93
atherosclerosis	93
ATP	1
ATP 作動性のカチオンチャネル P2X	84

【B】

AVF	93
AVF 閉鎖	111

beta-aminopropionitrile	115
bFGF	54, 64
BrdU	117

【C】

caveola	13
circle of Willis	97
circulatory equilibrium	20
CNP	52, 65
concentric wall thickening	12
continuous electric field stimulation	9
counter current system	26
COX	67

【D】

desmosome	120
DNA ヒストグラム	43
DNA マイクロアレイ	71

【E】

ECD	116

ECE-1	66	
elastic potential	7	
electron transfer system	19	
endothelial cell density	116	
endothelial progenitor cell	124	
endothelium-dependent	10	
eNOS	64, 77	
EPC	55, 124	
EPO	5	
erythropoietin	5	
E-selectin	59, 65	
essential hypertension	12	
ET	53, 77	
EW	7	
external work	7	

【F】

Fahraeus-Lindqvist 効果	4, 159
FAK	88
fenestrae	119
FGF	120
focal adhesion kinase	88
fractal	9
fuel cell	1, 18
functional efficiency	2

【G】

GATA 6	69
gill lamella	26
GM-CSF	54

【H】

Hb の酸素解離曲線	3
HB-EGF	54
hematocrit	2
homeostasis	29
Ht	2

【I】

ICAM-1	59, 64
impedance matching	19, 21
in situ hybridization	121

【J】

jun N-terminal kinase	79

【K】

K$^+$ チャネル	86
ketamine	97
Krogh の組織円筒モデル	14
Krogh-Erlang の式	14
Krogh-Erlang の定常解	144, 152
Krogh's tissue cylinder model	14

【L】

large pore theory	134
lathyrogen	115
LOX-1	66

【M】

MAPKAP kinase	78
matching index	25
MCP-1	64
mitochondria	1
mRNA	121
multiple myelome	6
Murray の最小仕事モデル	9
myo-endothelial contact	120

【N】

needle puncture method	107
NFκB	70
NO	47
NO 合成酵素	49

【P】

p 38/MAP	78
PAR-1	67
PDGF	54, 63
PE	7
PECAM-1	90
physiome project	29
Poiseuille's flow	3

【R】

rabbit ear chamber	17
respiratory chain	20
Rho	79

【S】

SA チャネル	90
sevoflurane	94
shear rate	3
shear rate-dependency	4
shear thinning 現象	159
small pore	13
SOD	56, 65
sodium pentobarbital	94
sprouting	123
SSRE	69
Stern-Volmer の関係式	145
stretch-activated channels	90
superoxide dismutase	56

【T】

TAC	125
TGF-β	54, 65, 120
the minimum volume model	11
the minimum work model	9
TM	65
TNF-α	66
tPA	63
transit (transient) amplifying	125
transit (transient) amplifying cells	125

【U】

uPA	61

【V】

VCAM-1	58, 64
VEGF の受容体	67
venous return	20
ventricular energetics	7
vesicular transport theory	134
VR	20

【W】

Waldenstrome's macroglobulinemia	6
wall shear stress	3, 92
water-insoluble	1
water-soluble	13
Willis ring	97
WSS	92

【X】

xylazine	97
α-actin	9
$\dot{\gamma}$	3
τ_w	3

―― 編著者・執筆者略歴 ――

神谷　瞭（かみや　あきら）
1964 年　東京大学医学部卒業
1969 年　東京大学大学院博士課程修了
　　　　医学博士
1969 年　東京医科歯科大学助手
1974 年　東京医科歯科大学助教授
1976　　イェテボリ大学生理学教室（スウェーデ
〜78 年　ン）日瑞基金研究員
1980 年　北海道大学教授
1989 年　東京大学教授
1999 年　日本大学教授
　　　　現在に至る

安藤　譲二（あんどう　じょうじ）
1973 年　北海道大学医学部医学科卒業
1973 年　北海道大学医学部第一内科医員
1975 年　北海道大学医学部循環器内科医員
1981 年　医学博士（北海道大学）
1983 年　北海道大学電子科学研究所助手
1985 年　北海道大学電子科学研究所講師
1987　　ウィスター研究所（米国フィラデルフィ
〜88 年　ア）研究員
1991 年　東京大学医学部寄付講座脈管病態生理学
　　　　客員助教授
1997 年　東京大学大学院医学系研究科医用生体工
　　　　学講座システム生理学助教授
1999 年　東京大学大学院医学系研究科医用生体工
　　　　学講座システム生理学教授
　　　　現在に至る

増田　弘毅（ますだ　ひろたけ）
1971 年　東京大学医学部卒業
1973 年　聖マリアンナ医科大学助手
1978 年　昭和大学医学部助手
1982 年　医学博士（昭和大学）
1982 年　昭和大学医学部講師
1983 年　秋田大学医学部助教授
1991 年　秋田大学医学部教授
　　　　現在に至る

柴田　政廣（しばた　まさひろ）
1978 年　北海道大学工学部応用物理学科卒業
1978 年　東京医科歯科大学医用器材研究所専攻生
1982 年　北海道大学応用電気研究所助手
1989 年　工学博士（北海道大学）
1989 年　東京大学医学部助手
1993 年　東京大学医学部講師
　　　　現在に至る

辻　隆之（つじ　たかゆき）
1968 年　東京大学医学部医学科卒業
1969 年　河北総合病院外科医員
1972 年　東京女子医科大学附属日本心臓血圧研究
　　　　所助手
1974 年　東京女子医科大学附属第二病院心臓血管
　　　　外科助手，講師
1981 年　医学博士（東京女子医科大学）
1981 年　東京医科歯科大学医用器材研究所講師，
　　　　助教授
1992 年　国立循環器病センター研究所部長
1999 年　東京大学大学院新領域創成科学研究科環
　　　　境学専攻教授
　　　　現在に至る

佐久間一郎（さくま　いちろう）
1982 年　東京大学工学部精密機械工学科卒業
1985 年　東京大学工学部精密機械工学科助手
1987 年　東京電機大学理工学部応用電子工学科助
　　　　手
1989 年　工学博士（東京大学）
1990　　Baylor College of Medicine, Department
〜91 年　of Surgery, Research Instructor
1991 年　東京電機大学理工学部応用電子工学科講
　　　　師
1992 年　東京電機大学理工学部応用電子工学科助
　　　　教授
1998 年　東京大学大学院工学系研究科精密機械工
　　　　学専攻助教授
1999 年　東京大学大学院新領域創成科学研究科環
　　　　境学専攻助教授
2001 年　東京大学大学院新領域創成科学研究科環
　　　　境学専攻教授
　　　　現在に至る

循環系のバイオメカニクス
Biomechanics of Blood Circulation

© (社) 日本生体医工学会　2005

2005年11月28日　初版第1刷発行

検印省略	編　者　社団法人　日本生体医工学会
	発行者　株式会社　コロナ社
	代表者　牛来辰巳
	印刷所　新日本印刷株式会社

112-0011　東京都文京区千石 4-46-10
発行所　株式会社　コロナ社
CORONA PUBLISHING CO., LTD.
Tokyo Japan
振替 00140-8-14844・電話 (03) 3941-3131 (代)

ホームページ http://www.coronasha.co.jp

ISBN 4-339-07148-X　（楠本）　（製本：愛千製本所）
Printed in Japan

無断複写・転載を禁ずる
落丁・乱丁本はお取替えいたします

電気・電子系教科書シリーズ

(各巻A5判)

- ■編集委員長　高橋　寛
- ■幹　　　事　湯田幸八
- ■編集委員　　江間　敏・竹下鉄夫・多田泰芳
　　　　　　　　中澤達夫・西山明彦

配本順		著者	頁	定価
1.（16回）	電　気　基　礎	柴田尚志・皆藤新二 共著	252	3150円
2.（14回）	電　磁　気　学	多田泰芳・柴田尚志 共著	304	3780円
4.（3回）	電　気　回　路 II	遠藤　勲・鈴木　靖 共著	208	2730円
6.（8回）	制　御　工　学	下西二郎・奥平　鎮正 共著	216	2730円
7.（18回）	ディジタル制御	青木俊幸・西堀立幸 共著	202	2625円
9.（1回）	電　子　工　学　基　礎	中澤達夫・藤原勝幸 共著	174	2310円
10.（6回）	半　導　体　工　学	渡辺英夫 著	160	2100円
11.（15回）	電気・電子材料	中澤・押田・森山・藤服部 共著	208	2625円
12.（13回）	電　子　回　路	須田健二・土田英一 共著	238	2940円
13.（2回）	ディジタル回路	伊原充博・若海弘夫・吉沢昌純 共著	240	2940円
14.（11回）	情報リテラシー入門	室賀　進・山下　巌 共著	176	2310円
15.（19回）	C++プログラミング入門	湯田幸八 著	256	2940円
17.（17回）	計　算　機　システム	春日健治・舘泉雄治 共著	240	2940円
18.（10回）	アルゴリズムとデータ構造	湯田幸八・伊原充博 共著	252	3150円
19.（7回）	電　気　機　器　工　学	前田勉・新谷邦弘 共著	222	2835円
20.（9回）	パワーエレクトロニクス	江間　敏・高橋　勲 共著	202	2625円
21.（12回）	電　力　工　学	江間敏・甲斐隆章 共著	260	3045円
22.（5回）	情　報　理　論	三木成彦・吉川英機 共著	216	2730円
25.（4回）	情報通信システム	岡田　裕・桑原正史 共著	190	2520円
26.（20回）	高　電　圧　工　学	松原孝史・植月唯夫・箕田充志 共著		近刊

■以下続刊

- 3. 電　気　回　路 I　　多田・柴田共著
- 8. ロ　ボ　ッ　ト　工　学　　白水俊之著
- 23. 通　信　工　学　　竹下鉄夫著
- 5. 電気・電子計測工学　　西山・吉沢共著
- 16. マイクロコンピュータ制御プログラミング入門　　柚賀・千代谷共著
- 24. 電　波　工　学　　松田・南部・宮田共著

定価は本体価格+税5%です。
定価は変更されることがありますのでご了承下さい。

図書目録進呈◆

バイオテクノロジー教科書シリーズ

(各巻A5判)

■編集委員長　太田隆久
■編集委員　相澤益男・田中渥夫・別府輝彦

配本順			頁	定価
2.(12回)	遺伝子工学概論	魚住武司 著	206	2940円
3.(5回)	細胞工学概論	村上浩紀／菅原卓也 共著	228	3045円
4.(9回)	植物工学概論	森川弘道／入船浩平 共著	176	2520円
5.(10回)	分子遺伝学概論	高橋秀夫 著	250	3360円
6.(2回)	免疫学概論	野本亀久雄 著	284	3675円
7.(1回)	応用微生物学	谷吉樹 著	216	2835円
8.(8回)	酵素工学概論	田中渥夫／松野隆一 共著	222	3150円
9.(7回)	蛋白質工学概論	渡辺公綱／小島修一 共著	228	3360円
11.(6回)	バイオテクノロジーのためのコンピュータ入門	中村春木／中井謙太 共著	302	3990円
12.(13回)	生体機能材料学 ―人工臓器・組織工学・再生医療の基礎―	赤池敏宏 著	186	2730円
13.(11回)	培養工学	吉田敏臣 著	224	3150円
14.(3回)	バイオセパレーション	古崎新太郎 著	184	2415円
15.(4回)	バイオミメティクス概論	黒田裕久／西谷孝子 共著	220	3150円

以下続刊

1. 生命工学概論　太田隆久 著
10. 生命情報工学概論　相澤益男 著
16. 応用酵素学概論　喜多恵子 著
17. 生理活性物質　瀬戸治男 著

定価は本体価格+税5%です。
定価は変更されることがありますのでご了承下さい。

図書目録進呈◆

再生医療の基礎シリーズ
―生医学と工学の接点―

(各巻B5判)

コロナ社創立80周年記念出版

- ■編集幹事　赤池敏宏・浅島　誠
- ■編集委員　関口清俊・田畑泰彦・仲野　徹

配本順			頁	定価
1.（2回）	再生医療のための**発生生物学**	浅島　誠編著	近刊	
2.	再生医療のための**細胞生物学**	関口清俊編著		
3.（1回）	再生医療のための**分子生物学**	仲野　徹編	近刊	
4.	再生医療のためのバイオエンジニアリング	赤池敏宏編著		
5.	再生医療のためのバイオマテリアル	田畑泰彦編著		

臨床工学シリーズ

(各巻A5判)

- ■監　修　（社）日本生体医工学会
- ■編集委員代表　金井　寛
- ■編集委員　伊藤寛志・太田和夫・小野哲章・斎藤正男・都築正和

配本順			頁	定価
1.（10回）	医　学　概　論（改訂版）	江部　充他著	220	2940円
2.（3回）	基　礎　医　学　Ⅰ	伊藤寛志他著	228	2940円
5.（1回）	応　用　数　学	西村千秋著	238	2835円
7.（6回）	情　報　工　学	鈴木良次他著	268	3360円
8.（2回）	医　用　電　気　工　学	金井　寛他著	254	2940円
9.（11回）	改訂 医　用　電　子　工　学	松尾正之他著	288	3465円
12.（12回）	医　用　材　料　工　学	堀内　孝／村林　俊 共著	近刊	
19.（8回）	臨　床　医　学　総　論　Ⅱ	鎌田武信他著	200	2520円
20.（9回）	電気・電子工学実習	南谷晴之著	180	2520円

以　下　続　刊

4. 基　礎　医　学　Ⅲ	玉置憲一他著	6. 医　用　工　学　概　論	
10. 生　体　物　性	多氣昌生他著	11. 医　用　機　械　工　学	馬渕清資著
13. 生　体　計　測　学	小野哲章他著	14. 医　用　機　器　学　概　論	小野哲章他著
15. 生体機能代行装置学Ⅰ	都築正和他著	16. 生体機能代行装置学Ⅱ	太田和夫他著
17. 医用治療機器学	斎藤正男他著	18. 臨床医学総論Ⅰ	岡島光治他著
21. システム・情報処理実習	佐藤俊輔他著	22. 医用機器安全管理学	小野哲章他著

定価は本体価格+税5％です。
定価は変更されることがありますのでご了承下さい。

図書目録進呈◆

ME教科書シリーズ

(各巻B5判)

■(社)日本生体医工学会編
■編纂委員長　佐藤俊輔
■編纂委員　稲田 紘・金井 寛・神谷 瞭・北畠 顕・楠岡英雄
　　　　　　戸川達男・鳥脇純一郎・野瀬善明・半田康延

	配本順			頁	定価
A-1	(2回)	生体用センサと計測装置	山越・戸川共著	256	4200円
A-2	(16回)	生体信号処理の基礎	佐藤・吉川・木竜共著	216	3570円
B-1	(3回)	心臓力学とエナジェティクス	菅・高木・後藤・砂川編著	216	3675円
B-2	(4回)	呼吸と代謝	小野功一著	134	2415円
B-3	(10回)	冠循環のバイオメカニクス	梶谷文彦編著	222	3780円
B-4	(11回)	身体運動のバイオメカニクス	石田・廣川・宮崎・阿江・林共著	218	3570円
B-5	(12回)	心不全のバイオメカニクス	北畠・堀編著	184	3045円
B-6	(13回)	生体細胞・組織のリモデリングのバイオメカニクス	林・安達・宮崎共著	210	3675円
B-7	(14回)	血液のレオロジーと血流	菅原・前田共著	150	2625円
B-8	(20回)	循環系のバイオメカニクス	神谷 瞭編著	204	3675円
C-1	(7回)	生体リズムの動的モデルとその解析 ―MEと非線形力学系―	川上 博編著	170	2835円
C-2	(17回)	感覚情報処理	安井湘三編著	144	2520円
C-3	(18回)	生体リズムとゆらぎ ―モデルが明らかにするもの―	中尾・山本共著	180	3150円
D-1	(6回)	核医学イメージング	楠岡・西村監修 藤林・田口・天野共著	182	2940円
D-2	(8回)	X線イメージング	飯沼・舘野編著	244	3990円
D-3	(9回)	超音波	千原國宏著	174	2835円
D-4	(19回)	画像情報処理（I） ―解析・認識編―	鳥脇純一郎編著 長谷川・清水・平野共著	150	2730円
E-1	(1回)	バイオマテリアル	中林・石原・岩崎共著	192	3045円
E-3	(15回)	人工臓器（II） ―代謝系人工臓器―	酒井清孝編著	200	3360円
F-1	(5回)	生体計測の機器とシステム	岡田正彦編著	238	3990円

以下続刊

A	生体電気計測	山本尚武編著	A	生体用マイクロセンサ	江刺正喜編著
A	生体光計測	清水孝一著	B	肺のバイオメカニクス ―特に呼吸調節の視点から―	川上・西村編著
C	脳磁気とME	上野照剛編著	D-5	画像情報処理（II） ―表示・グラフィックス編―	鳥脇純一郎編著
D-6	MRI・MRS	松田・楠岡編著	E	電子的神経・筋制御と治療	半田康延編著
E	治療工学（I）	橋本・篠原編著	E	治療工学（II）	菊地眞編著
E	人工臓器（I） ―呼吸・循環系の人工臓器―	井街・仁田編著	E	生体物性	金井寛著
E	細胞・組織工学と遺伝子	松田武久著	F	地域保険・医療・福祉情報システム	稲田紘編著
F	臨床工学(CE)とME機器・システムの安全	渡辺敏編著	F	医学・医療における情報処理とその技術	田中博著
F	福祉工学	土肥健純編著	F	病院情報システム	石原謙編著

定価は本体価格+税5%です。
定価は変更されることがありますのでご了承下さい。

図書目録進呈◆